中国临床案例
ZHONGGUO LINCHUANG ANLI

胸部恶性肿瘤靶向及免疫治疗病例精解

主编 范 云 黄鼎智 林 根

上海科学技术文献出版社
Shanghai Scientific and Technological Literature Press

图书在版编目（CIP）数据

胸部恶性肿瘤靶向及免疫治疗病例精解 / 范云，黄
鼎智，林根主编 . -- 上海：上海科学技术文献出版社，
2023
ISBN 978-7-5439-8917-7

Ⅰ . ①胸… Ⅱ . ①范… ②黄… ③林… Ⅲ . ①胸腔疾
病—肿瘤—诊疗—病案—分析 Ⅳ . ① R734

中国国家版本馆 CIP 数据核字（2023）第 158877 号

策划编辑：张　树
责任编辑：应丽春
封面设计：李　楠

胸部恶性肿瘤靶向及免疫治疗病例精解
XIONGBU EXING ZHONGLIU BAXIANG JI MIANYI ZHILIAO BINGLI JINGJIE
主　　编：范　云　黄鼎智　林　根
出版发行：上海科学技术文献出版社
地　　址：上海市长乐路 746 号
邮政编码：200040
经　　销：全国新华书店
印　　刷：朗翔印刷（天津）有限公司
开　　本：787mm × 1092mm　1/16
印　　张：20.5
版　　次：2023 年 9 月第 1 版　2023 年 9 月第 1 次印刷
书　　号：ISBN 978-7-5439-8917-7
定　　价：248.00 元
http://www.sstlp.com

《胸部恶性肿瘤靶向及免疫治疗病例精解》
编委会

主　编

范　云　浙江省肿瘤医院

黄鼎智　天津医科大学肿瘤医院

林　根　福建省肿瘤医院

副主编

王佳蕾　复旦大学附属肿瘤医院

赵艳秋　河南省肿瘤医院

徐艳珺　浙江省肿瘤医院

徐晓玲　上海市肺科医院

编　委

（按姓氏笔画排序）

王　谨　浙江省肿瘤医院

王柳春　天津医科大学肿瘤医院

卢红阳　浙江省肿瘤医院

江海涛　浙江省肿瘤医院

刘　杰　河南省肿瘤医院

刘竹君　天津医科大学肿瘤医院

杜向慧　浙江省肿瘤医院

李　晖　浙江省肿瘤医院

何　琼　浙江省肿瘤医院

余新民　浙江省肿瘤医院

黄志煜　浙江省肿瘤医院

张翠翠　天津医科大学肿瘤医院
陈　鹏　天津医科大学肿瘤医院
陈凯燕　浙江省肿瘤医院
陈金良　天津医科大学肿瘤医院
邵　岚　浙江省肿瘤医院
金　莹　浙江省肿瘤医院
郑晓彬　福建省肿瘤医院
施　勋　浙江省肿瘤医院
娄广媛　浙江省肿瘤医院
徐贻佺　福建省肿瘤医院
季永领　浙江省肿瘤医院
黄　纯　天津医科大学肿瘤医院
章　瑶　复旦大学附属肿瘤医院
蒋　侃　福建省肿瘤医院
覃　晶　浙江省肿瘤医院
蔡玉节　浙江省肿瘤医院温州院区（温州市肿瘤医院）

学术秘书

李　娜　温州医科大学
周子超　浙江中医药大学
谢明颖　浙江中医药大学

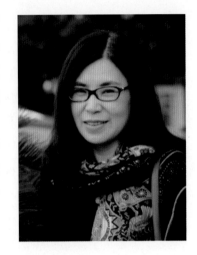

范云，女，主任医师，博士生导师，浙江省肿瘤医院胸部肿瘤内科科室主任。兼任中国临床肿瘤学会（CSCO）常务理事，国家肿瘤质控中心肺癌质控专家委员会委员，中国临床肿瘤学会（CSCO）小细胞肺癌专业委员会副主任委员，中国临床肿瘤学会（CSCO）患者教育专业委员会副主任委员，中国医师协会肿瘤多学科诊疗专业委员会常务委员，浙江省抗癌协会肿瘤内科专业委员会主任委员及浙江省医师协会肿瘤精准治疗专业委员会主任委员等多项学术兼职。

长期致力于胸部恶性肿瘤的临床诊疗及转化研究。以第一作者、通讯作者身份在 *Journal of Thoracic Oncology*、*Clinical Cancer Research* 等国际知名学术刊物上发表 SCI 论文 50 余篇。多次在欧洲肿瘤内科学会年会（ESMO）、世界肺癌大会（WCLC）等大型国际会议做口头报告。曾获 2019 年国家科技进步二等奖（第三完成人），2021 年浙江省科学技术进步二等奖（第一完成人）。主持国家自然科学基金及省部级项目多项。主持及参与多项国际、国内多中心临床研究。

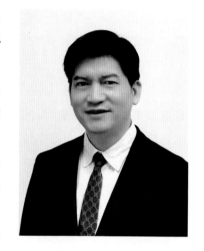

黄鼎智，男，主任医师，肿瘤学博士，博士生导师，天津医科大学肿瘤医院副院长。兼任天津市抗癌协会秘书长，天津市抗癌协会肺癌专业委员会候任主任委员，中国抗癌协会（CACA）肿瘤临床研究管理学专业委员会副主任委员，中国临床肿瘤学会（CSCO）老年肿瘤防治专家委员会常务委员，中国老年保健协会肺癌专业委员会副主任委员，中国抗癌协会（CACA）肺癌专业委员会委员，中国临床肿瘤学会（CSCO）非小细胞肺癌专业委员会委员，中国抗癌协会（CACA）肿瘤靶向治疗专业委员会委员，中国抗癌协会（CACA）肿瘤精准治疗专业委员会委员，国家肿瘤质控中心肺癌质控专家委员会委员，中国医疗保健国际交流促进会肿瘤内科分会常务委员，《中华肿瘤》《中国肿瘤临床》编委。

主持国家科技重大专项 – 重大新药创制专项子课题 1 项，国家自然科学基金面上项目 2 项，市科学技术委员会、教育委员会项目各 1 项。牵头主持新药注册多中心临床研究 5 项。发表论文 30 余篇。获天津市科技进步一、二、三等奖各一项。牵头制定《老年晚期肺癌内科治疗中国专家共识（2022 版）》。参与制定 9 个国家级专家指南、共识。

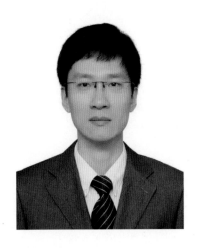

林根，男，主任医师，医学博士，福建医科大学博士研究生导师。兼任福建省肿瘤医院大内科副主任、胸部肿瘤内科亚专科学科带头人、临床医学研究中心副主任（主持工作）、福建医科大学肿瘤临床学院肿瘤学教研室主任。

主要学术兼职：国家卫生健康委"健康中国2030"——肺癌规范化诊疗专家顾问，中华医学会肿瘤学分会肺癌学组委员，中国临床肿瘤学会患者教育专家委员会副主任委员，中国临床肿瘤学会神经系统肿瘤专家委员会常务委员，中国临床肿瘤学会免疫治疗专家委员会常务委员，中国抗癌协会青年理事会常务委员，中国抗癌协会肺癌专业委员会委员，中国抗癌协会肿瘤临床化疗专业委员会委员，中国南方肿瘤协作组肺癌专家委员会常务委员，福建省抗癌协会肿瘤内科专业委员会主任委员，福建省抗癌协会肺癌专业委员会副主任委员兼青年委员会主任委员，福建省抗癌协会免疫治疗专家委员会副主任委员等学术职务。

师从世界著名肺癌专家莫树锦教授，主要从事肺癌、食管癌、胸腺及纵隔肿瘤、胸膜间皮瘤等胸部肿瘤的内科诊疗工作，对靶向及免疫治疗、肺结节、脑和脑膜转移、术后预防复发转移及老年肺癌的诊疗经验尤为丰富。

主持多项国家自然科学基金面上项目及省部级课题，以第一作者和（或）通讯作者身份在 AO、JTO、EJC、Lung Cancer 等高影响力杂志发表中英文论文 60 余篇，为国际顶尖肿瘤杂志 Journal of Clinical Oncology 审稿专家。研究成果多次在世界肺癌大会、美国临床肿瘤学会年会、美国肿瘤研究协会、欧洲肿瘤内科学会年会等进行口头报告和壁报交流。获第一届"人民好医生–金山茶花"肺癌领域杰出贡献奖，福建省卫生系统突出贡献中青年专家称号。

　　肺癌是全球范围内癌症相关死亡的最常见原因。在过去的二十年里，肺癌的分子靶向治疗和免疫治疗显著改善了患者的预后和生活质量，重塑了肺癌的治疗格局。

　　随着对肺癌发病及耐药机制的深入认识，基于分子分型的肺癌精准诊疗已成为非小细胞肺癌尤其是肺腺癌的主要治疗策略。针对经典的 EGFR 突变、ALK 和 ROS1 重排的靶向药物风起云涌；其他少见罕见靶点，包括 BRAF V600E、EGFR 外显子 20 插入、MET 14 外显子跳读、HER2 外显子 20 插入突变和 RET 重排等靶向药物相继问世；尤其可喜的是，以往被认为不可"成药"的难治性靶点 KRAS G12C 突变亦在近期取得突破。本书第一篇内容汇集了多例肺癌精准治疗方面的疑难或"有趣"病例，供广大同行参考与指正。

　　近年来，以 PD-1/PD-L1 免疫检查点抑制剂为代表的免疫治疗在肿瘤治疗方面高歌猛进，为驱动基因阴性的肺癌患者打开了另一扇窗。然而，与之伴随的免疫不良反应仍需引起重视。本书第二篇内容汇集了非小细胞肺癌免疫治疗多学科案例和不良反应的处理经验。

　　除外经典的病理类型，特殊或少见病理类型如黏液腺癌及肝样腺癌等病例的成功处理经验，我们亦稍作梳理列为第三篇内容，供大家审阅。

　　小细胞"人小鬼大"，最难攻克。近年来，免疫治疗为小细胞肺癌的治疗突破瓶颈，开启新征程。第四篇内容汇集小细胞肺癌治疗的成功与失败经验。

　　本书邀请了全国多个肺癌知名诊疗团队共同编写，挑选 30 余例案例精剖细解，希望与各位同行分享经验教训，亦期盼得到大家的批评指正，一同在肺癌精准诊疗之路上慎思笃行，臻于至善。道阻且长，我们医者行而不辍。

范　云
2023 年 5 月于杭州

目 录

第一篇　非小细胞肺癌靶向治疗

第二篇　非小细胞肺癌免疫治疗

第三篇 非小细胞肺癌其他少见及特殊病例

第四篇 小细胞肺癌

第一篇

非小细胞肺癌靶向治疗

病例 1 EGFR 突变晚期肺腺癌 TKI 耐药鳞癌转化后免疫治疗长生存病例的处理与实践

一、病历摘要

（一）病史介绍

患者男性，28 岁。因"干咳 1 个月"于 2017 年 11 月 13 日至当地医院就诊，胸部平扫 CT 提示"左肺肿物"。2017 年 11 月 14 日行支气管镜检查，病理示：（左上肺尖活检）少量异型细胞，首先考虑腺癌。免疫组化：P53（−），Ki-67（40%，+），CK7（+），TTF-1（+），NapsinA（+），P40（−）。2017 年 11 月 23 日至浙江省肿瘤医院就诊。相关辅助检查如下示：

PET-CT 检查（2017-12-02，病例 1 图 1）：左上肺纵隔旁占位（3.3cm×3.3cm），伴左侧胸膜及斜裂多发结节，FDG 代谢增高，SUVmax 值约 12.05。纵隔淋巴结肿大，首先考虑胸膜恶性间皮瘤，左上肺癌伴胸膜转移不除外。

颅脑增强 CT（2017-12-04，体内有钢钉）：未见明显异常。

病理和分子检测：①外院左肺肿块穿刺病理（2017-12-01）：少量低分化癌伴坏死。②我院病理会诊（2017-12-01）：腺癌可能性大。③二代测序（2017-12-05）：EGFR Ex19 缺失（丰度 27.6%），TP53 突变（丰度 10%），BIM 基因杂合缺失多态性。

既往史：既往否认吸烟史。

家族史：无肿瘤疾病家族史。

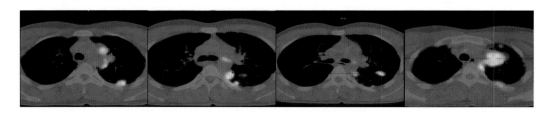

病例 1 图 1 基线 PET-CT（2017-12-02）

（二）体格检查

一般情况可，ECOG PS 评分＝1 分，双侧锁骨上未及肿大淋巴结；双肺呼吸音正常，未闻及干湿性啰音；未闻及异常心音及心脏杂音。

（三）诊断

左上肺腺癌伴纵隔淋巴结转移、胸膜转移（$cT_2N_2M_{1a}$ ⅣA 期），EGFR Ex19 缺失，TP53 突变。

二、诊治经过

（一）一线治疗经过

2017 年 11 月 30 日起予吉非替尼 250mg 口服、1 次 / 日靶向治疗。2017 年 12 月 29 日复查胸腹部增强 CT 示：肺癌靶向治疗后：①左上肺占位仍可见（2.7cm×1.4cm），请结合前片。②左肺斜裂结节、肿块状增厚影，转移考虑。③左肺胸膜结节状增厚。疗效评估 SD（缩小 18.2%）。继续吉非替尼 250mg 口服、1 次 / 日靶向治疗 2 个月，2018 年 2 月 26 日再次复查胸腹部增强 CT 示：①左上肺占位较前相仿。②左肺斜裂结节、肿块状增厚影，转移考虑，部分较前增大（2.8cm×1.2cm）。③左侧胸膜结节状增厚，较前大致相仿。

一线 EGFR-TKI 治疗前后影像见病例 1 图 2。

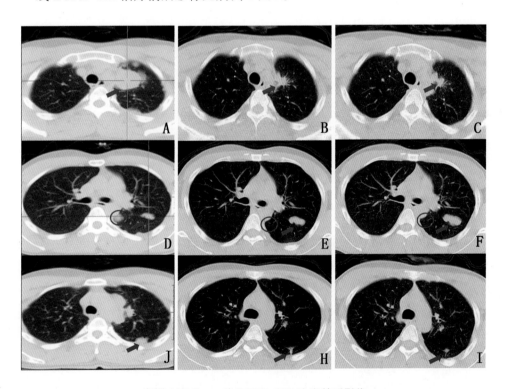

病例 1 图 2　一线 EGFR-TKI 治疗前后影像

A、D、J：基线 PET-CT（2017-11-21）；B、E、H：EGFR-TKI 治疗 1 个月 CT（2017-11-29）；C、F、I：EGFR-TKI 治疗 3 个月 CT（2018-02-26）。

（二）第一次 MDT 讨论

胸部肿瘤外科医生：患者左上肺腺癌伴纵隔淋巴结转移、胸膜转移，携带 EGFR Ex19 缺失突变，接受一代 EGFR-TKI 靶向抗肿瘤治疗 3 个月后，肺原发病灶较前缩小，大部分胸膜结节较前缩小、减少，但出现右侧斜裂病灶增大，考虑寡进展。对于 IV 期 NSCLC 患者治疗后寡转移的姑息手术治疗指征目前尚缺乏大样本的前瞻性随机对照临床研究数据，仅有少数小样本的回顾性研究表明部分寡转移患者可以从外科姑息手术中获益；对于 PS 0 ~ 1 分 IV 期 NSCLC 寡转移患者，T_1 患者手术的疗效优于 T_2、T_3，N_0 手术疗效优于 N_1、N_2，对于 N_2、T_4 患者，手术获益小，不建议姑息手术治疗。

放疗科医生：患者初诊即为晚期患者，无根治性放疗指征。目前考虑靶向治疗后的寡进展，针对寡进展病灶采取积极局部治疗，可能延长疾病控制时间和生存时间，获得潜在的根治效果；且根据 2017 版 CSCO 指南，寡进展 I 级推荐为继续原 EGFR-TKI 治疗＋局部治疗。建议寡进展病灶行放疗。

胸部肿瘤内科医生：同意放疗科医生意见，患者靶向治疗后原发灶仍能得到控制，考虑出现寡进展。多个回顾性分析显示继续原 EGFR-TKI 治疗的基础上联合局部治疗可进一步获益，遵循 2017 版 CSCO 非小细胞肺癌指南，继续靶向治疗联合左肺斜裂病灶局部放疗，密切监测病情变化。

讨论小结：患者接受一代 EGFR-TKI 治疗 3 个月后，部分胸膜结节增大（病例 1 图 3），考虑为寡进展，建议继续口服一代 EGFR-TKI，同时行左肺斜裂病灶的局部放疗。1 个月后复查疗效。

治疗经过：2018 年 3 月 21 日至 2018 年 4 月 25 日行胸部放疗：左肺病灶，容积旋转调强放疗（VMAT）设计，50Gy/25F。2018 年 5 月 23 日复查胸腹部＋颅脑增强 CT 示（病例 1 图 3，对比 2018-03-26 CT）：①左上肺占位，较前明显缩小。左侧胸膜转移灶较前明显缩小。②余两肺多发转移考虑，最大长径约 1.1cm，部分较前为新出现；颅脑 CT 未见明显异常占位。疗效评价 PD。

患者接受一代 EGFR-TKI 治疗出现原发耐药，2018 年 6 月 1 日行外周血 NGS 检测：T790M 阴性，无三代 EGFR-TKI 治疗指征。2018 年 6 月 5 日起开始接受化疗联合抗血管治疗，具体方案：培美曲塞 0.8g 第 1 天＋顺铂 40mg 第 1 ~ 3 天＋贝伐珠单抗 0.4g 第 1 天。1 周期治疗后患者肌酐升高，最高 133.5μmol/L；故顺铂改为卡铂。2018 年 6 月 26 日至 2018 年 9 月 27 日行第 2 ~ 6 周期治疗，具体方案：培美曲塞 0.8g 第 1 天＋卡铂注射液 0.4g 第 1 天＋贝伐珠单抗 0.4g 第 1 天。治疗期间，2018 年 8 月 27 日复查胸腹部增强 CT，疗效评估 PR。2018 年 10 月 17 日至 2020 年 1 月 10 日予第 7 ~ 22 周期维持治疗，具体方案：培美曲塞 0.8g 第 1 天＋贝伐珠单抗 0.4g 第 1 天。期间复查疾病稳定，全身骨显像、颅脑增强 CT 未见异常，无明显不良反应。2020 年 3 月 30 日复

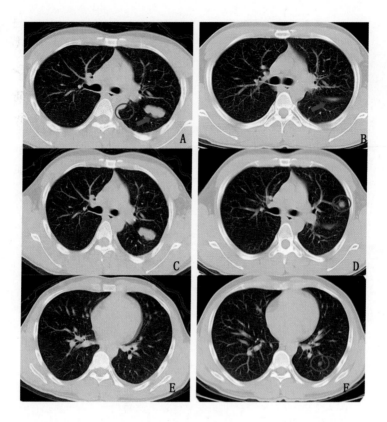

病例 1 图 3　寡进展后继续 EGFR TKI ＋局部放疗前后影像

A、C、E：EGFR-TKI 治疗 3 个月（2018-02-26）；B、D、E：EGFR-TKI ＋放疗 1 个月（2018-05-23）

查胸腹部增强 CT 示：①左上肺纵隔旁实变影，考虑放射性肺炎，范围较前相仿。②左肺斜裂小片状增厚，两肺少许粟粒灶，较前相仿；左下肺胸膜下类结节，较前增大，请随访。③纵隔多发增大淋巴结，较前增大，请结合临床并随访。考虑纵隔淋巴结进展，左下肺底胸膜下结节进展。

二线化疗联合抗血管治疗前后影像见病例 1 图 4。

根据 2020 版 CSCO 指南推荐，2020 年 4 月 2 日至 2020 年 7 月 7 日行 5 周期 TC 方案化疗联合贝伐珠单抗抗血管治疗，具体方案：白蛋白紫杉醇 0.16g 第 1 天，第 8 天＋卡铂 0.4g 第 1 天＋贝伐珠单抗 0.4g 第 1 天。期间，2020 年 5 月 14 日复查提示疗效评价 PR（病例 1 图 5）。患者拒绝维持治疗，定期复查。2020 年 11 月 2 日复查胸腹部增强 CT 示（病例 1 图 5，对照 2020-09-09）：双肺多发小结节，左下肺底胸膜下（1.5cm×1.3cm）结节较前明显增大，转移瘤考虑；余较前相仿。疗效评价 PD。

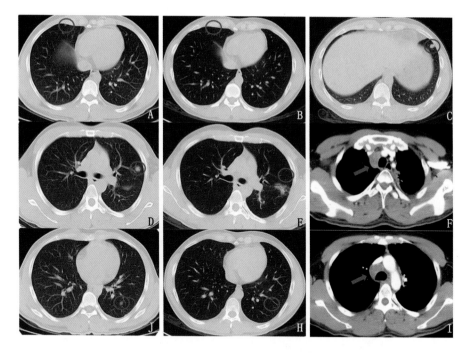

病例 1 图 4　二线治疗前后影像

A、D、J：EGFR-TKI ＋放疗 1 个月（2018-05-23）；B、E、H：PC 方案化疗＋贝伐珠单抗 4 周期（2018-08-27）；C、F、I：卡铂＋贝伐珠单抗维持治疗 16 周期（2020-03-30）

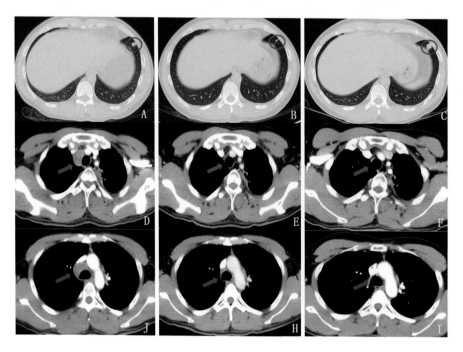

病例 1 图 5　三线治疗前后影像

A、D、J：卡铂＋贝伐珠单抗维持治疗 16 周期（2020-03-30）；B、E、H：TC 方案化疗＋贝伐珠单抗 2 周期（2020-05-14）；C、F、I：末次治疗后 4 个月复查（2020-11-02）

（三）第二次 MDT 讨论

胸部肿瘤外科医生： 患者初诊晚期肺腺癌经靶向治疗联合放疗后出现两肺多发转移，血液样本行 NGS 检测后提示 EGFR Ex20 T790M 阴性。后续接受化疗后，大部分病灶控制尚可，目前出现左下肺底胸膜下结节较前明显增大，考虑患者既往即存在多发转移，姑息性手术意义不大，不建议行姑息性手术治疗。

放疗科医生： 患者一线靶向治疗后出现寡进展时接受过一次 VMAT 设计局部放疗，放疗部位局部控制可，但仍出现了其他转移瘤的进展；放疗在杀灭肿瘤细胞的同时也会对照射野内的正常组织造成损伤，导致放射性食管炎、放射性肺炎等不良反应；此次患者进展部位为"左下肺底胸膜下结节"，大小 1.5cm×1.3cm，仍然考虑为寡进展，若该部位并未纳入第一次胸部放疗的照射野内，可考虑进行局部 SBRT 治疗。

胸部肿瘤内科医生： 该患者先后接受了靶向治疗、局部放疗、全身化疗、抗血管生成治疗，患者在经过多线治疗后，对全身化疗及局部放疗存在心理抗拒，后续治疗方案极其有限。可以考虑从以下两个方面寻找治疗机会：第一，患者期间曾行外周血 NGS 检测提示 EGFR Ex20 T790M 阴性，但使用外周血行 T790M 检测存在假阴性可能，建议可考虑行组织 NGS 寻找三代 EGFR-TKI 治疗的机会；第二，考虑患者为不吸烟、EGFR-TKI 耐药、存在 TP53 共突变的年轻患者，可能是免疫治疗潜在获益人群。因此，建议对进展病灶重新穿刺活检，组织标本再次行 NGS 基因检测以及 PD-L1 的检测，评估有无三代 EGFR-TKI 靶向治疗或免疫治疗的指征。

讨论小结： 患者对全身化疗及局部放疗存在心理抗拒，目前考虑仅左下肺底胸膜下病灶明显增大，考虑为寡进展，拟对其进行穿刺活检，再次行 NGS 基因检测及 PD-L1 检测，根据结果再制订后续的治疗策略。

治疗经过： 2021 年 3 月 3 日患者于浙江省肿瘤医院再次行肺部穿刺活检示：（左肺肿块 / 左肺穿刺组织条）鳞状细胞癌。2021 年 3 月 13 日再次行组织基因检测（NGS）：EGFR 19del（33.6%），TP53 突变（41.3%），NF1 突变（8.6%），ROS1 突变（14.7%），SETD2 突变（22.5%）。PD-L1 高表达，TPS ≥ 50%。同时行基线组织标本 PD-L1 检测提示：阴性，TPS ≤ 1%。

基线及三线治疗进展后 HE 及 PD-L1 见病例 1 图 6。

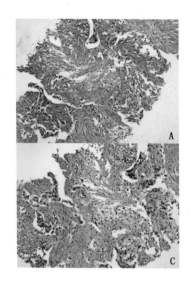
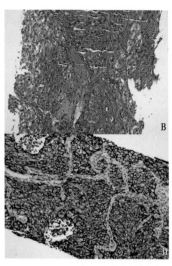

病例 1 图 6　基线与第二次寡进展的病理及 PD-L1 表达

A、C：基线 HE 及 PD-L1（2017-12-01）；B、D：三线治疗进展后 HE 及 PD-L1（2021-03-16）

患者左下肺底胸膜下病灶病理提示"鳞状细胞癌"，且两次组织基因检测结果均保持有 EGFR 19del 突变和 TP53 突变，考虑发生了腺癌向鳞癌的转化，此类患者往往预后不佳，且目前对此类病例诊治手段尚无标准方案。考虑患者 PD-L1 高表达，TPS ≥ 50%，且免疫检查点抑制剂联合抗血管生成药具有协同作用。2021 年 3 月 18 日至 2021 年 7 月 15 日开始免疫联合抗血管治疗 5 周期：信迪利单抗 200mg 第 1 天＋安罗替尼 12mg 口服、1 次 / 日，使用 2 周停 1 周。当地医院复查胸腹部 CT 提示疗效评价 PR。患者后续继续接受治疗至截稿日期，最佳疗效 PR。

（四）诊疗结局与随访

随访至截稿日期，患者仍继续免疫＋安罗替尼维持治疗中，最佳疗效 PR（病例 1 图 7）。疗效持续。

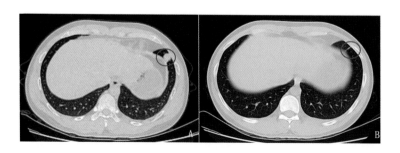

病例 1 图 7　四线治疗前后影像

A：末次治疗后 4 个月（2021-11-02）；B：免疫治疗＋安罗替尼 11 个月（2022-04-01）

三、病例小结

本例患者初诊为左上肺腺癌伴纵隔淋巴结转移、胸膜转移，$cT_2N_2M_{1a}$ ⅣA 期，EGFR Ex19 缺失。一线接受一代 EGFR-TKI 治疗 1 个月后有效，但 3 个月后出现左肺斜裂转移寡进展，联合针对寡转移灶的放疗后再次进展。后续接受二线培美曲塞、铂类联合贝伐珠单抗治疗，最佳疗效 PR。三线治疗为白蛋白紫杉醇、铂类联合贝伐珠单抗治疗，最佳疗效 PR。2021 年 3 月再次出现寡进展，考虑"腺癌向鳞癌转化"，2021 年 3 月 18 日起行四线免疫联合抗血管治疗至截稿日期，最佳疗效 PR。

患者完整诊疗经过见病例 1 图 8。

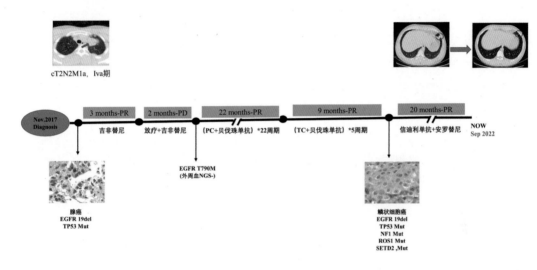

病例 1 图 8　治疗经过

四、诊疗经验总结

表皮生长因子受体（EGFR）突变是非小细胞肺癌（NSCLC）患者常见的致癌事件。与化疗相比，EGFR-TKI 治疗显著延长了 EGFR 突变患者的无进展生存期（PFS）和总生存期（OS）[1]。研究表明，EGFR 19del 突变的 NSCLC 患者通常有良好的 PFS，然而大约 25% 的 EGFR 突变 NSCLC 患者对 EGFR-TKIs 的反应欠佳[2]。结合本病例，患者接受吉非替尼作为一线治疗，PFS 仅为 3 个月，考虑原发耐药。可能是因为患者基线即存在 TP53 共突变和 BIM 杂合缺失多态性[3]。

本例为 EGFR 19del 突变的Ⅳ期肺腺癌患者，对一代 EGFR-TKI 反应不佳，在发生 EGFR-TKI 耐药并接受寡进展放疗后肿瘤仍在进展，接受全身化疗联合抗血管治疗时，疗效持续时间可，在第二次寡进展时进行了进展部位的穿刺活检及 NGS 基因检测，提示向鳞状细胞癌转化且 PD-L1 高表达（TPS ≥ 50%）。对此，存在以下几种可能性：①原发肿瘤即是个混合组织学类型，包括腺鳞癌，可能由于小样本的活检未能充分反映肿瘤异质性从而诊断为 ADC。② ADC 在 EGFR-TKI 和其他治疗的选择压力下，ADC 逐渐转化为 SCC。③发生了第二原发肿瘤。但考虑到本患者从不吸烟，在基线和多线治疗进展后进行的组织基因 NGS 检测中均保持有 EGFR 19del 突变和 TP53 突变；且进展后标本中的肿瘤细胞显示 PD-L1 高表达，而基线组织标本为 PD-L1 阴性，因此在第二次穿刺活检的组织不太可能来自第二原发肿瘤。我们认为本患者发生了从 ADC 到 SCC 的组织转化。由于患者接受了 EGFR-TKI 治疗，随后进行了放疗和化疗，我们不能确定的是肿瘤学组织改变是由 EGFR-TKI 单一因素引起的。

多项研究表明，EGFR 突变肺腺癌同时具有以下特征的患者可能从免疫治疗中受益：PD-L1 高表达、罕见的 EGFR 突变、接受 TKI 治疗的 PFS 较短（＜ 6 个月）、EGFR 和 TP53 突变共存或 TKI 耐药而没有 EGFR T790M 突变[4]。同样，有不少的临床研究表明，ICIs 与抗血管生成药物具有一定的协同作用。结合本病例，患者经过多线治疗后进展，出现鳞癌转化且 PD-L1 高表达，随后接受 ICIs 加抗血管生成药物的联合治疗，实现了长期生存。综上，当后续治疗选择受限的情况下，尤其是对于年轻、不吸烟晚期 NSCLC 患者，重新行组织活检、基因检测及 PD-L1 检测是意义重大的。

五、亮点思辨

组织学转化是 NSCLC 靶向治疗耐药机制之一，包括向小细胞肺癌（SCLC）和鳞状细胞癌（SCC）的转化[5]。有 3% ~ 14% 的 EGFR-TKI 治疗后耐药的 EGFR 突变患者从肺腺癌（ADC）转化为小细胞肺癌（SCLC）[4]。相比较而言，在 EGFR 突变的 NSCLC 患者发生 EGFR-TKI 耐药后，从腺癌（ADC）到鳞癌（SCC）的组织学转变则更为罕见。本例为 EGFR 19del 突变的 Ⅳ 期肺腺癌患者，对一代 EGFR-TKI 反应不佳，在发生 EGFR-TKI 耐药并接受后续局部放疗和全身化疗后，再次行肺部穿刺活检及 NGS 基因检测，提示出现了鳞癌转化和 PD-L1 高表达（TPS ≥ 50%）。

ADC 向 SCC 转化的组织学机制尚不清楚。目前已知的 ADC-SCC 转化机制如下：①在 EGFR-TKI 治疗和其他治疗选择压力下，ADC 逐渐转化为 SCC。一项研究表明，免疫相关信号转导和泛素特异性加工蛋白酶（USP）可能在这一过程中发挥着重要作用[6]。这可能是本例中 ADC-SCC 转换的最可能原因。②与 LKB1 失活的相关性。根据以前的报道，在小鼠模型中，LKB1 的失活可以促进高效的 ADC-SCC 转化[7]。③ PI3K/AKT/mTOR 通路改变。通过对转化后收集的样本进行配对基因组分析，Sehhoon 发现

ADC-SCC 的转化可能与 EGFR-TKI 治疗期间 PI3K/AKT/mTOR 通路的改变有关[8]。

EGFR-TKI 耐药后发生 ADC-SCC 转化比小细胞转化更少见，目前只报告了 23 例；其中女性占 69.6%，年龄中位数为 61 岁（28 ~ 79 岁），且大多数患者在转化后保持了原来的突变[9]。不幸的是，携带 EGFR 突变的患者在发生鳞癌转化后往往预后较差，mOS 约为 3.5 个月[10]。这些患者缺乏后续的标准治疗，免疫治疗的疗效也缺乏相关数据。在既往所报道的 22 例中，只有 2 例患者在 ADC-SCC 转化后接受了单免疫治疗，在第一周期治疗后均发生了疾病进展；遗憾的是，未对他们进行 PD-L1 检测[11]。我们这例患者随后接受了免疫联合抗血管生成药物治疗，显示出较佳疗效。我们推测，可能是由于 PD-L1 的高表达及 ICI 和抗血管生成药物的协同作用。在 NSCLC 患者中，EGFR-TKI 耐药后 PD-L1 的表达水平往往高于耐药前。这可能是由于 EGFR-TKI 耐药通过上调 PD-L1 的表达来促进免疫逃逸而导致的[12]。不少临床研究证实了 ICI 和抗血管生成药联合治疗的协同作用，抗血管生成药不仅可以逆转血管内皮生长因子（VEGF）的免疫抑制作用，而且可以使 NSCLC 的肿瘤血管正常化[13]。

该患者在多线治疗后发生了鳞癌转化及 PD-L1 高表达，且在后续免疫联合抗血管治疗实现了长期生存。ICIs 联合抗血管生成药物治疗可以作为此类亚群患者后期治疗的有效选择。

六、专家点评

该病例是 EGFR 19del 突变的晚期肺腺癌患者，但对一代 EGFR-TKI 原发耐药，期间接受了姑息性放疗，全身化疗联合抗血管治疗，出现鳞癌转化后接受了免疫治疗联合抗血管生成治疗。目前 OS 已达 5 年，总体治疗效果显著。有几点值得思考：

1. 对于 EGFR 敏感突变但 EGFR-TKI 原发耐药的患者，明确原发耐药的原因是关键，可以通过基线的基因景观特征进行分析；该患者基线既存在 TP53 共突变以及 BIM（BCL2L11）基因杂合缺失多态性，这可能是该患者对 EGFR-TKI 原发耐药的主要原因。

2. 该患者先后两次出现寡进展，第一次在继续 EGFR-TKI 的基础上接受了姑息性放疗，但控制欠佳；第二次在重新组织活检的情况下发现了腺癌向鳞癌的转化，并通过 NGS 检测以及 PD-L1 检测指导了后续的治疗策略，并让患者从中获益，获得了长期的生存。因此，对于在肿瘤进展的关键节点，能够获取组织标本的情况下，仍然要建议进行再次的穿刺活检，在精准检测指导下的治疗策略往往更能给患者带来获益。

对于 EGFR 敏感突变的晚期肺腺癌患者，优先推荐靶向治疗，但在出现 EGFR-TKI 耐药之后，经过传统的标准治疗无效之后，仍然有机会从免疫治疗中获益。此时，再次明确基因状态、PD-L1 状态等，综合考虑其他的临床因素非常重要。

（病案整理：彭中盛　温州医科大学）
（点评专家：徐艳珺　浙江省肿瘤医院）
（审核专家：范　云　浙江省肿瘤医院）

参考文献

[1]LEE DH.Treatments for EGFR-mutant non-small cell lung cancer（NSCLC）：The road to a success, paved with failures[J].Pharmacology & therapeutics, 2017, 174：1-21.

[2]LEE JK, SHIN JY, KIM S, et al.Primary resistance to epidermal growth factor receptor（EGFR）tyrosine kinase inhibitors（TKIs）in patients with non-small-cell lung cancer harboring TKI-sensitive EGFR mutations：an exploratory study[J].Annals of oncology：official journal of the European Society for Medical Oncology, 2013, 24（8）：2080-2087.

[3]Xu Y, Tong X, Yan J, et al.Short-Term responders of Non-Small cell lung cancer patients to EGFR tyrosine kinase inhibitors display high prevalence of TP53 mutations and primary resistance mechanisms[J].Translational oncology, 2018, 11（6）：1364-1369.

[4]Qiao M, Jiang T, Liu X, et al.Immune checkpoint inhibitors in EGFR-Mutated NSCLC：dusk or dawn？[J].Journal of thoracic oncology, 2021, 16（8）：1267-1288.

[5]Pathak R, Villaflor VM.Histologic Transformation in EGFR-Mutant lung adenocarcinomas：mechanisms and therapeutic implications[J].Cancers, 2021, 13（18）：4641.

[6]Jiang Y, Zhang J, Feng J, et al.Adenocarcinoma transformed into squamous cell carcinoma in non-small cell lung cancer[J].Journal of genetics and genomics Yi chuan xue bao, 2021, 48（7）：656-659.

[7]Han X, Li F, Fang Z, et al.Transdifferentiation of lung adenocarcinoma in mice with Lkb1 deficiency to squamous cell carcinoma[J].Nat Commun, 2014, 5：3261.

[8]Park S, Shim JH, Lee B, et al.Paired genomic analysis of squamous cell carcinoma transformed from EGFR-mutated lung adenocarcinoma[J].Lung cancer（Amsterdam, Netherlands）, 2019, 134：7-15.

[9]Liao J, Li Y, Liu C, et al.Case Report：EGFR-Positive Early-Stage lung adenocarcinoma transforming to squamous cell carcinoma after TKI treatment[J].Frontiers in oncology, 2021, 11：696881.

[10]Roca E, Pozzari M, Vermi W, et al.Outcome of EGFR-mutated adenocarcinoma NSCLC patients with changed phenotype to squamous cell carcinoma after tyrosine kinase inhibitors：A pooled

analysis with an additional case[J].Lung cancer（Amsterdam，Netherlands），2019，127：12-18.

[11]Uruga H，Fujii T，Nakamura N，et al.Squamous cell transformation as a mechanism of acquired resistance to tyrosine kinase inhibitor in EGFR-mutated lung adenocarcinoma：a report of two cases[J].Respirology case reports，2020，8（2）：e00521.

[12]Peng S，Wang R，Zhang X，et al.EGFR-TKI resistance promotes immune escape in lung cancer via increased PD-L1 expression[J].Molecular cancer，2019，18（1）：165.

[13]Tian L，Goldstein A，Wang H，et al.Mutual regulation of tumour vessel normalization and immunostimulatory reprogramming[J].Nature，2017，544（7649）：250-254.

病例 2　EGFR 少见突变肺癌接受免疫治疗病例的处理与实践

一、病历摘要

（一）病史介绍

患者男性，64 岁，2017 年 6 月 6 日因"体检发现右肺占位"至浙江省肿瘤医院就诊，查胸腹部增强 CT（病例 2 图 1）：右肺上叶类结节灶截面约 2.0cm×1.5cm，伴右侧锁骨上、纵隔多发肿大淋巴结大者约 3.7cm×2.3cm；两肺慢性支气管炎、肺气肿；心包中等量积液。PET-CT（2017-06-08，病例 2 图 1）：右肺上叶前段占位伴 FDG 代谢增高，右侧锁骨上、纵隔多发肿大淋巴结伴 FDG 代谢增高，考虑右上肺癌伴纵隔、右侧锁骨上淋巴结转移；中量心包积液。B 超：右下颈、右锁骨上多发淋巴结肿大，转移性考虑；心包中等量积液。支气管镜和颅脑 MRI（2017-06-15）均未见明显异常。"心包积液穿刺置管术"下引流血性积液 600ml，心包积液脱落细胞学病理：未见肿瘤依据。右侧锁骨上淋巴结穿刺病理（2017-06-13）：低分化（腺）癌。免疫组化：Napsin A（+）、CK7（+）、TTF1（+）。淋巴结穿刺组织和外周血送检二代测序（NGS）检测（2017-06-15）：EGFR 基因第 18 外显子 G719A 突变（血浆丰度 47.3%；组织丰度 73.4%）；EGFR 基因扩增（血浆丰度 1.7 倍；组织丰度 3.5 倍）；TP53 基因 S127F 突变（血浆丰度 10.1%；组织丰度 43.7%）。

既往史：吸烟史 125 包 / 年，有高血压、房性期前收缩病史 10 余年。

家族史：无肿瘤疾病家族史。

（二）体格检查

一般情况可，PS = 1 分，右侧锁骨上可扪及 1 枚直径约 3cm、质硬、肿大淋巴结，双肺未闻及明显干湿性啰音。心律失常，心音低钝。

（三）诊断

右上肺腺癌 $cT_{1b}N_3M_{1a}$（临床考虑恶性心包积液）Ⅳ A 期；EGFR 基因 Ex18 G719A 突变。

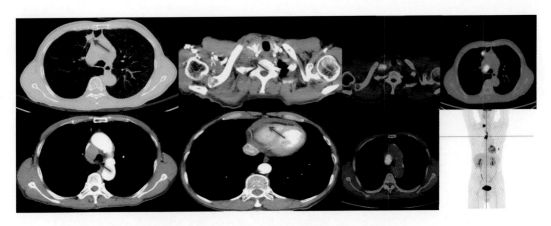

病例 2 图 1　患者基线 CT 和 PET-CT 检查

二、诊治经过

（一）第一次 MDT 讨论

胸外科医生：患者右肺腺癌伴右侧锁骨上淋巴结转移，心包积液，目前分期 $cT_{1b}N_3M_{1a}$ ⅣA 期，无根治性手术指征。建议根据患者身体状况、疾病分期、病理类型及基因突变情况给予综合治疗。

放疗科医生：患者心包积液中等量且为血性，虽未找到肿瘤依据，但结合患者病史仍考虑恶性心包积液可能性大，分期 $cT_{1b}N_3M_{1a}$ ⅣA 期，目前无根治性放射治疗指征。

胸部肿瘤内科医生：同意上述意见。该患者诊断肺腺癌，分期 $cT_{1b}N_3M_{1a}$ ⅣA 期，伴有 EGFR G719A 突变。LUX-LUNG 2/3/6 研究分析显示，阿法替尼治疗 G719X 突变肺癌疗效可观，ORR 为 77.8%，中位 PFS 为 13.8 个月[1]。然而本例患者合并 EGFR 扩增和 TP53 突变，合并突变越多提示对靶向治疗疗效欠佳。综合考虑患者 PS = 1 分，体力状况可，一线治疗可选择化疗联合贝伐珠单抗治疗。由于贝伐珠单抗存在高血压的不良反应且该患者既往有高血压病史，治疗中需每日监测血压。

讨论小结：该患者目前诊断为右上肺腺癌伴纵隔、右锁骨上淋巴结转移，恶性心包积液，$cT_{1b}N_3M_{1a}$ ⅣA 期，EGFR G719A 突变；一线治疗予化疗联合抗血管生成治疗。

治疗经过：2017 年 6 月 15 日、2017 年 7 月 6 日行一线化疗：培美曲塞 0.75g，第 1 天，1 次 /3 周；顺铂 35mg，第 1 ~ 3 天，1 次 /3 周；贝伐珠单抗 500mg，第 1 天，1 次 /3 周，同时予以博来霉素 3 万 U 心包腔内给药化疗。2 周期治疗后复查胸腹部增强 CT（2017-07-27，病例 2 图 2）示：右肺上叶结节灶较前缩小，纵隔及右锁骨上淋巴结较前缩小。心包积液明显吸收。疗效 PR。继续行第 3 ~ 6 周期原方案化疗和第 7 ~ 11 周期培美曲塞＋贝伐珠单抗维持治疗。胸腹部增强 CT（2018-02-05，病例 2 图 2）示纵隔淋巴结较前明显增大和右肝新发转移瘤，疗效评估 PD，一线治疗 PFS 为 8 个月。

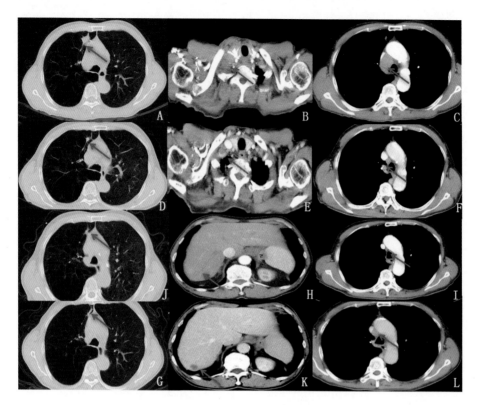

病例 2 图 2　患者一线治疗前后影像

A、B、C：基线（2017-06-12）；D、E、F：2 周期治疗后（2017-07-27）；J、H、I：2017-12-12；G、K、L：一线治疗进展（2018-02-05）

（二）第二次 MDT 讨论

放疗科医生：对于晚期 NSCLC 患者，放疗多用于缓解症状及寡转移灶的姑息治疗，有望改善患者的 PFS 乃至 OS。该患者一线治疗进展模式非局部进展，包括纵隔淋巴结增大和肝脏新发病灶，建议先行二线全身药物治疗；若该患者治疗有效、肿瘤退缩明显，可再次评估能否进行放射治疗。

介入科医生：同意放疗科意见。无论是局部放疗还是肝脏介入射频消融术，均为局部治疗手段，目前可先尝试二线药物治疗控制全身病灶，若药物治疗有效再评估肝脏病灶是否行射频消融术。

胸部肿瘤内科医生：同意上述意见。患者一线化疗后出现纵隔淋巴结增大和肝转移，由于患者存在 EGFR G719A 突变，二线治疗可以选择阿法替尼靶向治疗[1]。JO25567 研究结果表明厄洛替尼联合贝伐珠单抗治疗 EGFR 突变的晚期非鳞 NSCLC 患者的 PFS 为 16 个月，而对照组厄洛替尼单药治疗的 PFS 仅 9.7 个月（$P = 0.0015$）[2]。AvaAll 研究显示贝伐珠单抗跨线治疗虽然 OS 没有达到统计学意义，但其次要终点 PFS2 及 PFS3 在数值上均有延长，PFS3 的延长甚至达到了统计学意义[3]。并且，肝脏病灶对抗血管生成药物的应答较好。综上，该患者可以考虑行阿法替尼联合贝伐珠单抗治疗。

讨论小结：该患者目前诊断右上肺腺癌伴纵隔淋巴结增大、新发肝转移，二线治疗建议予阿法替尼联合贝伐珠单抗治疗。

治疗经过：2018 年 3 月 7 日开始二线靶向联合抗血管治疗，具体方案：贝伐珠单抗 500mg、第 1 天、1 次 /3 周＋阿法替尼 40mg 口服、1 次 / 日。胸腹部增强 CT（2018-04-04，病例 2 图 3）示：右上肺前段结节灶、纵隔淋巴结较前明显减小。右肝低密度结节，较前相仿。肝门淋巴结较前减小。疗效评估 PR。胸腹部增强 CT（2018-07-16，病例 2 图 3）示：右肝转移瘤，较前增大、增多。肝门淋巴结肿大，较前增大。疗效评估 PD，二线 PFS 为 4 个月。2018 年 8 月 8 日行肝脏穿刺活检，病理示：转移性低分化腺癌。免疫组化：PD-L1（+，TPS 95%，Dako22C3），CD8（50%）。血浆及肝脏组织 NGS 检测结果（2018-08-19）：EGFR 基因：第 18 外显子 G719A 突变（血浆丰度 4.93%；组织丰度 61.41%）；EGFR 基因扩增（组织丰度 4.7 倍）；TP53 基因 S127F 突变（血浆丰度 0.56%；组织丰度 25.87%）；ATM 第 12 号外显子剪切突变（血浆丰度 1.11%；组织丰度 28.48%）；TMB（血浆 17.5 个突变 /Mb，组织 15.9 个突变 /Mb）。

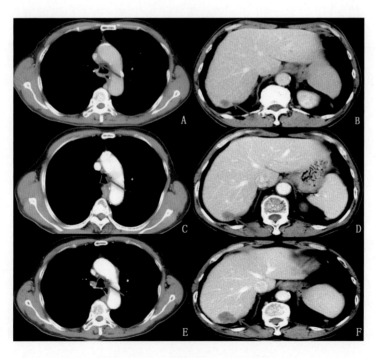

病例 2 图 3　患者二线治疗前后影像

A、B：一线治疗进展（2018-02-05）；C、D：2 周期治疗后（2018-04-04）；E、F：二线治疗进展（2018-07-16）

（三）第三次 MDT 讨论

介入科医生：该患者二线靶向治疗后出现多发肝转移灶，较大的肝转移灶部位靠近肝包膜，容易发生包膜破裂出血，消融治疗风险较大，且多发肝转移消融治疗残余可能性大，暂无消融治疗指征。TACE 治疗多用于肠癌肝转移及原发肝癌的患者，在肺癌肝转移中疗效不确切，建议内科治疗。

放疗科医生：该患者主要是肝转移病灶及肝门部淋巴结控制不佳，治疗应先考虑控制患者全身病灶，建议先进行内科治疗，后续再考虑局部姑息放疗。

胸部肿瘤内科医生：该患者肺腺癌晚期，携带 EGFR G719A 突变，既往二线治疗后进展。虽然 EGFR 突变人群并非免疫治疗的优势人群[4]，但 2018 年 ASCO 会议上一项小样本研究表明 EGFR 少见突变患者可从免疫治疗中获益。结合本例患者肝穿刺组织为 PD-L1 高表达、TMB-H 和 CD_8^+ TILs 富集状态，可以尝试 PD-1 单抗治疗。

讨论小结：患者携带 EGFR 少见突变，目前化疗及靶向治疗后进展；PD-L1、CD_8^+ 淋巴细胞表达和 TMB 检测提示患者可能是免疫治疗的获益人群，故三线予 PD-1 单抗治疗。

治疗经过：2018 年 8 月 24 日开始三线免疫单药治疗，具体方案：帕博利珠单抗 200mg、1 次 /3 周。2 周期治疗后复查疗效 SD，继续免疫治疗。复查胸腹部 CT（2018-10-24，病例 2 图 4）示：右上肺纵隔旁小结节灶和左侧锁骨上、纵隔淋巴结较前减小；

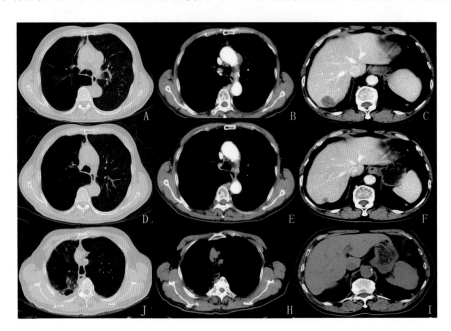

病例 2 图 4　患者三线治疗前后影像

A、B、C：二线治疗进展（2018-09-06）；D、E、F：3 周期治疗后（2018-10-24）；J、H、I：最近一次随访（2022-07-07）。

原右肝转移瘤基本消退。两肺慢性支气管炎、肺气肿，伴多发肺大泡形成，较前相仿；双肺下叶新发片状影，考虑炎症。疗效评估 PR。患者继续行帕博利珠单抗治疗共 15 个周期（末次时间：2019-07-16）。2019 年 1 月 25 日血浆送检 NGS 检测示：未检测出基因变异（ctDNA 清除），MRD 阴性（病例 2 表 1）。

病例2表1　患者治疗期间NGS基因检测结果

标本检测时间	送检样本	TMB（突变/MB）	基因突变结果	突变丰度/拷贝数
初诊治疗前（2017-06-15）	血浆/淋巴结组织	–	EGFR p.G719A EGFR 扩增 TP53 p.S127F	47.3%/73.4% CN：1.7/3.5 10.1%/43.7%
一线化疗进展后（2018-03-14）	血浆	TMB-H（≥ 20）	EGFR p.G719A TP53 p.S127F TP53 p.Y220C	13.16% 3.56% 0.74%
二线靶向进展后（2018-08-19）	血浆/肝脏组织	17.5/15.9	EGFR p.G719A EGFR 扩增 TP53 p.S127F CDKN2A p.S12L ATM 剪切突变	4.93%/61.41% CN：-/4.7 0.56%/25.87% 0.97%/- 1.11%/28.48%
免疫维持治疗中（2019-01-25）	血浆	–	–	–

（四）诊疗结局与随访

2019 年 8 月 6 日患者出现肺部感染，心电图示房颤心率（心室率 109 次/分），均考虑非免疫相关性，予抗感染及抗心律失常治疗后好转。患者住院期间时有胸闷气促，伴下肢水肿，2019 年 8 月 12 日复查 BNP 4075.00pg/ml，提示心功能不全。考虑患者基础疾病多，体力不耐受，后停止三线免疫治疗，定期随访。随访至截稿日期，疗效评价接近 CR，三线 PFS 超过 4 年。

三、病例小结

该患者初诊为右上肺腺癌，$cT_{1b}N_3M_{1a}$ ⅣA 期，EGFR G719A 突变。一线培美曲塞和顺铂联合贝伐珠单抗治疗后出现纵隔淋巴结增大，肝转移，二线阿法替尼联合贝伐珠单抗治疗后仍是肝脏病灶进展和肝门部淋巴结肿大，三线予帕博利珠单抗免疫治疗 15 个周期，疗效评价接近 CR，三线 PFS 超过 4 年（病例 2 图 5）。

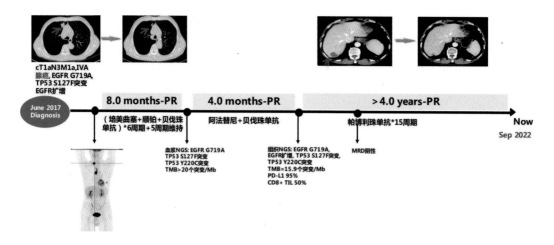

病例 2 图 5　患者诊治经过

四、诊疗经验及总结

本例携带 EGFR G719A 突变的肺腺癌患者一线化疗 PFS 为 8 个月，与驱动基因阴性的 NSCLC 患者接受化疗的疗效相当，二线接受阿法替尼联合贝伐珠单抗治疗的 PFS 仅为 4 个月，远低于以往的数据报道[5]，这可能与其存在 TP53 突变、EGFR 扩增等共突变和 PD-L1 高表达相关。TP53 是 EGFR 突变的常见共突变基因，发生率为 55% ~ 65%，该突变类型与 EGFR-TKI 疗效较差有关[6]。研究发现 PD-L1 高水平表达是 EGFR 敏感突变患者 TKI 原发耐药机制之一[7]。目前对于 EGFR 少见突变人群的临床证据较为缺乏，相比单药靶向治疗，哪些群体更适合联合治疗及其联合治疗模式仍需更多探索。

肿瘤细胞 PD-L1 表达、肿瘤突变负荷（TMB）和肿瘤免疫细胞浸润是晚期 NSCLC 接受 PD-1/PD-L1 单抗治疗取得积极疗效的关键特征。与 EGFR 经典突变相比，少见突变肿瘤的 PD-L1 表达水平显著增加[8]，提示免疫治疗对少见突变患者的疗效可能更好。本例患者表现为 PD-L1 高表达、TMB-H 和 CD_8^+ TILs 富集，三线 PD-1 单抗治疗后疗效显著，为该亚型患者后线选择免疫治疗提供了证据支撑。

五、亮点思辨

EGFR 是非小细胞肺癌最常见的变异基因，其中 80% ~ 90% 为经典突变（19del、L858R），对 EGFR TKIs 治疗敏感；剩余 10% ~ 20% 的 EGFR 突变患者携带少见基因位点突变，包括 18 ~ 25 外显子的点突变、插入和缺失，其中比较常见形式为复合突变（17%）、Ex20ins（17%）、G719X（14%）、L861X（10%）、S768I/V（6%）等[9]。

针对 EGFR 少见突变（G719X、S768I、L861Q），EGFR TKIs 疗效证据仅限于少量前瞻性研究。LUX-Lung 系列研究分析显示，18 例 G719X 突变患者接受阿法替尼治疗的 ORR 为 78%，PFS 为 13.8 个月 [5]。KCSG-LU15-09 研究中 [10]，共 36 例 EGFR 少见突变患者接受奥希替尼治疗，其中 19 例 G719X 患者 ORR 为 53%，PFS 为 8.2 个月。因此，NCCN 指南针对 G719X、S768I、L861Q 点突变优先推荐阿法替尼或奥希替尼。但该亚型患者在靶向耐药后仍缺乏有效的治疗策略，接受姑息化疗是患者常用的临床方案。相较于敏感突变（19del、L858R），EGFR 少见突变患者靶向治疗疗效有限，急需探索新的治疗模式改善预后。

EGFR 经典突变患者二线免疫单药疗效欠佳 [4]。然而，并非所有的 EGFR 突变患者都不能从免疫治疗中获益，EGFR 少见突变人群显示对免疫单药治疗有应答 [11]。PD-1/PD-L1 抑制剂联合化疗对 EGFR-TKI 耐药后患者显示较好的疗效，ORR、DCR 和中位 PFS 分别为 50.0%、87.5% 和 7 个月 [12]。在 IMpower150 研究中，阿替利珠单抗＋卡铂＋紫杉醇＋贝伐珠单抗四药联合组相比化疗组，对 EGFR-TKI 耐药人群显示了更长的 PFS 和 OS[13]。免疫联合治疗在 EGFR-TKI 耐药患者中显示了良好的治疗前景，但其具体治疗模式尚无定论。上述研究多聚焦于 EGFR 敏感突变患者，少见突变人群免疫疗效仍需进一步研究证实。

与 EGFR 经典突变 NSCLC 患者相比，PD-L1 的表达在 EGFR 少见突变患者中显著增加 [8]。EGFR 经典突变患者在 EGFR-TKI 耐药后接受免疫治疗疗效与 PD-L1 的表达并无相关性 [8, 12]。因为在驱动基因阳性肿瘤免疫微环境中，PD-L1 的表达上调并非由 γ-干扰素诱导，而是本身基因变异驱动的；从而不能体现较好的预测效能。EGFR 少见突变非小细胞肺癌的免疫微环境调节机制尚未完全阐明，其疗效预测生物标志物仍需进一步探索。本例患者肿瘤呈现 PD-L1 高表达、TMB-H 和 CD_8^+ TILs 富集，三者均可能有助于诱导该患者的免疫应答。

根据《非小细胞肺癌分子残留病灶专家共识（2021 版）》，肺癌分子残留病变（MRD）是指经过治疗后，传统影像学技术或者实验室检查不能发现，但通过液体活检发现的癌来源分子异常，代表肺癌持续存在和临床进展可能 [14]。基于 ctDNA 检测技术的 MRD 在实体瘤中的价值逐步得到认可。MRD 阴性是判断患者是否能够停药的标准之一，其意义在于减少药物的不良反应，提高患者耐受性，同时帮助患者减轻一定的经济负担。对于长期使用某种药物的晚期肺癌患者，经过系统治疗后影像学及实验室检查均呈阴性，建议进行 MRD 检测，有助于判断预后及指定进一步的诊疗策略。但 MRD 的临床应用还有一些问题有待解决，其中包括 panel 大小，基因组成，测序深度和采样节点等。相信随着技术的进步以及临床的探索验证，未来 MRD 在肺癌领域的应用会愈加宽广。

六、专家点评

该例患者是 EGFR G719A 突变的肺腺癌患者，一线化疗后进展，二线接受阿法替尼联合贝伐珠单抗治疗的 PFS 仅为 4 个月，三线 PD-1 单抗治疗 PFS 超过 4 年，MRD 阴性，总体疗效显著。有几点值得思考：

1. 本例 EGFR G719A 突变患者接受阿法替尼后出现早期耐药，需要明确其早期耐药机制。该患者基线存在 EGFR 扩增、TP53 突变，这可能是该患者对 EGFR-TKI 早期耐药的原因；此外，PD-L1 高表达也可介导本例患者的靶向早期耐药。

2. EGFR TKI 耐药后的后线免疫治疗模式仍在探索之中，联合治疗是目前的发展方向，但尚未找到疗效预测的最佳生物标志物。未来需鉴定 EGFR 少见突变患者的免疫微环境特征和调节机制，并开展前瞻性临床试验评估免疫治疗的价值。

3. 对于晚期不可切除的患者来说，MRD 有望作为巩固免疫治疗的新指标，但需警惕检测灵敏度不足所带来的 MRD 假阴性；期待前瞻性研究的结果带来更多的循证医学证据。

（病案整理：李　娜　温州医科大学）
（点评专家：陈凯燕　浙江省肿瘤医院）
（审核专家：范　云　浙江省肿瘤医院）

参考文献

[1]Yang JC，Sequist LV，Geater SL，et al.Clinical activity of afatinib in patients with advanced non-small-cell lung cancer harbouring uncommon EGFR mutations：a combined post-hoc analysis of LUX-Lung 2，LUX-Lung 3，and LUX-Lung 6[J].Lancet Oncol，2015，16（7）：830-838.

[2]Seto T，Kato T，Nishio M，et al.Erlotinib alone or with bevacizumab as first-line therapy in patients with advanced non-squamous non-small-cell lung cancer harbouring EGFR mutations（JO25567）：an open-label，randomised，multicentre，phase 2 study[J].Lancet Oncol，2014，15（11）：1236-1244.

[3]Gridelli C，de Castro Carpeno J，Dingemans AC，et al.Safety and efficacy of bevacizumab plus Standard-of-Care treatment beyond disease progression in patients with advanced Non-Small cell lung cancer：the avaALL randomized clinical trial[J].JAMA Oncol，2018，4（12）：e183486.

[4]Lee CK，Man J，Lord S，et al.Checkpoint inhibitors in metastatic EGFR-Mutated Non-Small cell lung Cancer-A Meta-Analysis[J].J Thorac Oncol，2017，12（2）：403-407.

[5]Passaro A，Mok T，Peters S，et al.Recent Advances on the role of EGFR tyrosine kinase inhibitors in the management of NSCLC with uncommon，non exon 20 insertions，EGFR mutations[J].J Thorac Oncol，2021，16（5）：764-773.

[6]Skoulidis F，Heymach J V.Co-occurring genomic alterations in non-small-cell lung cancer biology and therapy[J].Nat Rev Cancer，2019，19（9）：495-509.

[7]Su S，Dong ZY，Xie Z，et al.Strong programmed death ligand 1 expression predicts poor response and de novo resistance to EGFR tyrosine kinase inhibitors among NSCLC patients with EGFR mutation[J].J Thorac Oncol，2018，13（11）：1668-1675.

[8]Dudnik E，Bshara E，Grubstein A，et al.Rare targetable drivers（RTDs）in non-small cell lung cancer（NSCLC）：outcomes with immune check-point inhibitors（ICPi）[J].Lung Cancer，2018，124：117-124.

[9]Lohinai Z，Hoda M A，Fabian K，et al.Distinct epidemiology and clinical consequence of classic versus rare EGFR mutations in lung adenocarcinoma[J].J Thorac Oncol，2015，10（5）：738-746.

[10]Cho JH，Lim SH，An HJ，et al.Osimertinib for patients with Non-Small-Cell lung cancer harboring uncommon EGFR mutations：a multicenter，Open-Label，phase Ⅱ trial（KCSG-LU15-09）[J].J Clin Oncol，2020，38（5）：488-495.

[11]Hastings K，Yu HA，Wei W，et al.EGFR mutation subtypes and response to immune checkpoint blockade treatment in non-small-cell lung cancer[J].Ann Oncol，2019，30（8）：1311-1320.

[12]Jiang T，Wang P，Zhang J，et al.Toripalimab plus chemotherapy as second-line treatment in previously EGFR-TKI treated patients with EGFR-mutant-advanced NSCLC：a multicenter phase-Ⅱ trial[J].Signal Transduct Target Ther，2021，6（1）：355.

[13]Socinski MA，Jotte RM，Cappuzzo F，et al.Atezolizumab for First-Line treatment of metastatic nonsquamous NSCLC[J].N Engl J Med，2018，378（24）：2288-2301.

[14]吴一龙,陆舜,程颖,等.非小细胞肺癌分子残留病灶专家共识[J].循证医学,2021,21(3):129-135.

病例 3　EGFR 突变合并原发性 ERBB2 扩增的晚期肺癌病例的处理与实践

一、病历摘要

（一）病史介绍

患者黄某某，女，55 岁，于 2020 年 8 月就诊我院，查胸部 CT 示：①考虑右肺上叶癌并双肺多发转移瘤，双侧锁骨区、右肺门、纵隔淋巴结转移；②右侧胸腔积液、心包积液。颅脑 MRI 示：右小脑强化灶，转移可能。PET-CT 示：考虑右肺上叶癌并纵隔、双侧锁骨区、左中下颈部及腹腔肝胃间隙多发淋巴结转移；双肺多发转移；肝 Ⅳ 段转移（病例 3 图 1）。进一步行气管镜肺活检，病理示：（右肺上叶黏膜）黏膜间质中见少许腺癌。IHC：CK7（＋），CK5/6（－），TTF-1（＋），NapsinA（＋），P40（－），Ki-67 约 50%（＋），Syn（－）。左锁骨上淋巴结活检病理示：（左锁骨上淋巴结）淋巴结见转移性腺癌。2020 年 8 月 7 日淋巴结组织 1021 个基因（NGS 法）：EGFR L858R 28.8%，ERBB2 扩增 1.9。PD-L1（22C3）TPS < 1%，CPS < 1。

既往史：无烟酒嗜好；既往史及个人史无特殊。

家族史：家族史无异常。

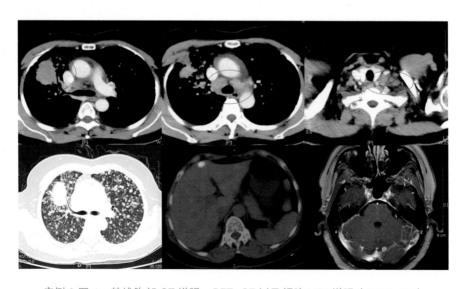

病例 3 图 1　基线胸部 CT 增强、PET-CT 以及颅脑 MRI 增强（2020-08）

（二）体格检查

一般情况可，PS 评分＝ 1 分，左锁骨上可触及 1.5cm×1.0cm 大小的肿大淋巴结，余全身浅表淋巴结未扪及肿大，右上肺呼吸音减弱，右下肺呼吸音消失。

（三）诊断

右上肺腺癌右肺门、纵隔、双锁骨区、肝胃间隙淋巴结、双肺、肝、脑转移［$cT_{2b}N_3M_{1c}$ Ⅳ B 期；EGFR L858R 突变，ERBB2 扩增，ALK/ROS1−，PD−L1（22C3）TPS ＜ 1%，CPS ＜ 1］。

二、诊治经过

（一）第一次科内讨论

该患者为 EGFR 突变阳性晚期非小细胞肺癌，一线治疗原则为靶向治疗。根据多个随机对照临床试验，包括 LUX−Lung7、ARCHER 1050 研究、FLAURA 研究和 AENEAS 研究分别显示阿法替尼、达克替尼、奥希替尼和阿美替尼疗效优于一代 TKI，尤其以三代 TKI 效果最佳、不良反应最小。因此，一线治疗方案建议予以三代 TKI 靶向治疗。

一线治疗：2020 年 8 月 15 日起予"奥希替尼 80mg、1 次 / 日"靶向治疗，最佳疗效 PR；2020 年 10 月 18 日复查胸部 CT 示肺癌治疗后，右肺上叶病灶、纵隔淋巴结较前缩小，双肺多发转移部分较前增大（病例 3 图 2）。

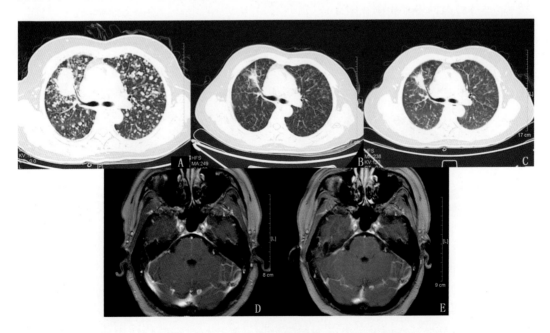

病例 3 图 2　一线治疗后复查胸部 CT 及颅脑 MRI

A：2020−07−31；B：2020−09−07；C：2020−10−18；D：2020−07−31；E：2020−10−18

（二）第二次科内讨论

考虑患者双肺转移病灶增大，但右上肺病灶、纵隔淋巴结及脑部病灶控制良好，建议在靶向治疗基础上加用化疗以增强疗效。

二线治疗：2020 年 10 月 23 日至 2021 年 1 月 7 日给予"奥希替尼联合培美曲塞 800mg ＋卡铂 0.5g 方案"化疗 4 周期（Ⅳ度骨髓抑制）。疗效评价为 PR。胸部 CT 影像见病例 3 图 3。

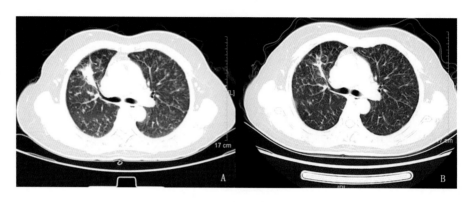

病例 3 图 3　二线治疗后复查胸部 CT

A：2020-10-18；B：2020-12-07

2021 年 4 月 10 日复查胸部 CT 示肺癌治疗后，右肺上叶病灶较前略增大，双肺多发转移部分较前增大（病例 3 图 4）。

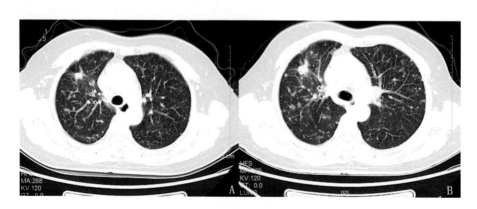

病例 3 图 4　二线治疗后复查胸部 CT

A：2020-12-07；B：2021-04-10

（三）第三次科内讨论

患者右上肺病灶略增大，考虑为缓慢进展，既往抗血管治疗还未使用，建议在原有治疗方案基础上加用抗血管治疗。

三线治疗：2021 年 4 月 17 日至 2021 年 7 月 21 日继续"奥希替尼 80mg 联合培美曲塞 800mg ＋贝伐珠单抗 400mg"方案治疗 4 周期。2021 年 10 月复查胸部 CT 示双肺结节部分增大增浓；颅脑 MRI 示小脑表面及桥脑新增小结节，转移可能大。病情进展（病例 3 图 5）。

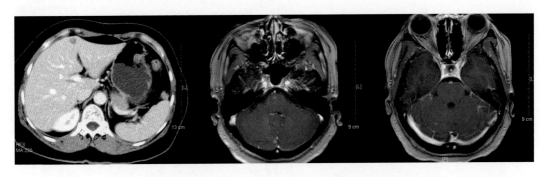

病例 3 图 5　三线治疗后复查胸部 CT 及颅脑 MRI（2021-10）

（四）第四次科内讨论

患者病情进展，建议行二次肺活检以明确耐药原因。

2021 年 10 月 26 日患者自行血液基因检测（血液 NGS 法）示：EGFR L858R 0.19%，EGFR T790M 0.07%，MSH2EX10p.Leu533IIe 突变 1.12%，NTRK1 EX8p.Ala377Val 突变 3.84%，POLEEX16p.Pro564Thr 48.69%，MSS。2021 年 10 月 11 日行"彩超引导下肝肿物穿刺活检术"，术后病理示：（肝）腺癌，结合病史及免疫组化结果符合肺癌转移。IHC：CK7（＋），CK20（－/＋），Villin（＋），CDX-2（－），CDH17（－），SATB2（－），TTF-1（＋），NapsinA（＋），Herp（－），CK19（＋）。2021 年 11 月 1 日我院肺癌 1021 个基因检测（肝穿刺组织 NGS 法）示：①检测到 RAD50 基因变异，变异类型为无义突变，变异结果为外显子 20p.E1030*（c.3088G ＞ T），突变丰度为 18.6%。②检测到 EGFR 基因变异，变异类型为错义突变，变异结果为外显子 21p.L858R（c.2573T ＞ G），突变丰度为 16.3%。③检测到 ERBB2 基因变异，变异类型为扩增突变，拷贝数为 9.6。④检测到 KRAS 基因变异，变异类型为扩增突变，拷贝数为 5.0。⑤检测到 CCNE1 基因变异，变异类型为扩增突变，拷贝数为 4.2。

四线治疗：2021 年 10 月 10 日至 2022 年 2 月 19 日行"白蛋白结合型紫杉醇 400mg 第 1 天"化疗 6 周期。治疗过程中复查胸部 CT 见病例 3 图 6。2022 年 3 月复查颅脑 MRI 示脑病灶较前增多（病例 3 图 7）。病情进展（最佳疗效为 SD，PFS 5.3 个月）。

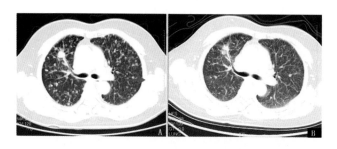

病例 3 图 6 四线治疗过程中复查胸部 CT

A. 2021 年 10 月 20 日；B. 2022 年 1 月 13 日

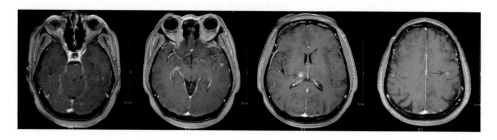

病例 3 图 7 四线治疗后复查颅脑 MRI

（五）第五次科内讨论

从患者颅脑 MRI 表现，不排除脑膜转移可能，脑脊液细胞学找到癌细胞是诊断脑膜转移的金标准。因此，建议患者行腰椎穿刺以明确诊断。考虑患者三线治疗进展后基因检测出 ERBB2 扩增，脑脊液可送检行基因检测以指导精准诊疗。

患者进一步行腰穿穿刺，脑脊液细胞学示：（脑脊液）癌疑。因肿瘤细胞量不足，无法行基因检测。

五线治疗：2022 年 3 月 28 日至 4 月 8 日行姑息性全脑放疗，DT 30Gy/（10F·2 周）。2022 年 4 月 26 日至 2022 年 6 月 26 日予"曲妥珠单抗＋长春瑞滨 40mg 1 次 / 日口服＋安罗替尼 8mg 口服第 1 ~ 14 天"联合治疗 4 周期。2022 年 6 月 28 日复查胸部 CT 示双肺转移瘤增多、增大（病例 3 图 8）。病情进展（最佳疗效 SD，PFS 4 个月）。

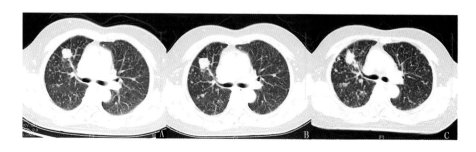

病例 3 图 8 五线治疗前后影像学改变

A：2022-03；B：2022-04；C：2022-06

（六）诊疗结局与随访

随访至截稿日期，患者"曲妥珠单抗＋长春瑞滨 40mg 1 次 / 日口服＋安罗替尼 8mg 口服第 1 ~ 14 天"联合治疗出现进展，最佳疗效 SD。

三、病例小结

肺腺癌双肺、肝、骨及脑多发转移ⅣB 期患者，基因检测 EGFR L858R、ERBB2 扩增。一线采用奥希替尼靶向治疗，治疗 2 个月后复查肺部转移灶较前稍增大，二线治疗加用"培美曲塞＋卡铂"化疗 4 周期，最佳疗效 PR，后奥希替尼＋培美曲塞方案维持治疗，3 个月后肺部病灶稍增大，三线治疗加用"贝伐珠单抗"联合"奥希替尼＋培美曲塞"治疗（PFS 6 个月），肺部转移灶及脑部进展，再次活检基因检测 EGFR L858R、ERBB2 扩增（拷贝数 9.6），四线改用"白蛋白紫杉醇"化疗 6 周期（PFS 5.3 个月，最佳疗效 SD），脑部进展明显，五线治疗再次行脑放疗，全身治疗方案改为曲妥珠单抗＋长春瑞滨＋安罗替尼（PFS 4 个月，最佳疗效 SD），随访至截稿日期，患者第五线治疗出现进展。治疗经过汇总见病例 3 图 9。

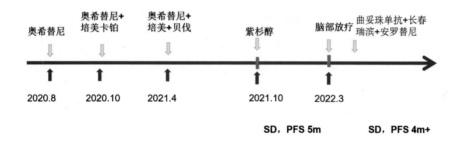

病例 3 图 9　治疗经过

四、诊疗经验总结

靶向治疗为晚期非小细胞肺癌的治疗带来根本性的变革，改善了驱动基因突变相关患者的生存。针对 ERBB2 阳性肺癌的相应靶向药物治疗已经取得一定疗效，主要包括抗体耦联药物、泛 HER 家族小分子酪氨酸激酶抑制剂等。EGFR 合并 ERBB2 扩增是否影响 EGFR-TKI 疗效尚无明确定论，相应的治疗方案仍主要以 EGFR-TKI 为主。结合本病例，患者初诊时即出现 EGFR L858R 突变合并 ERBB2 扩增，在 EGFR-TKI 及化疗进展后，采用 EGFR 抑制剂奥希替尼联合 ERBB2 抑制剂曲妥珠单抗，目前取得至少 4 个月的 PFS。目前针对于原发 ERBB2 扩增合并 EGFR 突变，治疗策略如何选择？是否采用抗 ERBB2 + EGFR-TKI 尚无明确定论，需要大型临床试验进行验证。

五、亮点思辨

ERBB2 为原癌基因，其编码产物 ERBB2 蛋白为具有酪氨酸蛋白激酶活性的跨膜糖蛋白，分子量为 185kD，和 EGFR 基因同属人类表皮生长因子受体家族成员。目前已证实 ERBB2 基因异常与多种恶性肿瘤如乳腺癌、胃癌、肺癌、结直肠癌等的发生以及侵袭相关[1]，约 30% 恶性肿瘤组织中检测出 ERBB2 阳性。

ERBB2 基因变异包括基因突变、基因扩增和蛋白过表达[2]，而蛋白过表达通常是因前两者引起。NSCLC 患者中 ERBB2 基因突变中最常见的为酪氨酸激酶区 20 外显子框内非移码插入突变[1]。目前研究结果表明，ERBB2 突变更倾向于出现在女性、不吸烟人群、年龄 ≤ 65 周岁、病理类型为腺癌的 NSCLC 人群中[3]。

ERBB2 蛋白的表达水平主要是采用免疫组化法和荧光原位杂交法（FISH），其中 FISH 是目前最为准确的检测方法。针对 ERBB2 基因突变检测，目前多采用突变扩增阻滞系统法（ARMS）或者二代测序。

ERBB2 过表达或基因扩增在多种恶性肿瘤如乳腺癌、胃癌、食管鳞状细胞癌中都被证实与预后更差相关[4~6]。在 NSCLC 中，现有的研究表明 ERBB2 扩增是 EGFR-TKI 继发耐药的原因之一，但原发 ERBB2 扩增是否提示更差的预后，不同的研究中结果并不一致，尚存在争议。一项研究表明 ERBB2 基因扩增是 NSCLC 患者的化疗效果不佳的预后指标[7]；在一项 Meta 分析中，ERBB2 过表达提示 NSCLC 预后更差，但 ERBB2 基因扩增与 NSCLC 的预后并不相关[8]；与之相反，另外一项研究表明，ERBB2 基因扩增与 NSCLC 患者预后更差有相关性[9]。已经研究报道，EGFR 突变合并 ERBB2 扩增的 NSCLC 患者对 EGFR-TKI 疗效较无 ERBB2 扩增的更好[10]，但目前针对 EGFR 突变合并原发 ERBB2 扩增，主要以 EGFR-TKI 单药靶向治疗，是否采用抗 ERBB2 + EGFR-TKI 尚无明确定论。

六、专家点评

该病例为晚期肺腺癌合并多脏器转移的患者，合并 EGFR L858R 和 ERBB2 扩增，在一线采用奥希替尼靶向治疗耐药后，经历了靶向联合化疗、化疗＋抗血管以及 EGFR-TKI 联合 ERBB2 抑制剂等治疗，目前 OS 超过 2 年，总体治疗效果尚可。有几点值得思考：

1. 临床上 EGFR L858R/19del 合并 ERBB2 扩增该选用何种治疗方案？单药 TKI 还

是联合治疗，如何排兵布阵？

2. 患者一线奥希替尼单药靶向治疗效果不佳，ERBB2扩增是否为其关键因素？

3. 靶向治疗后改用免疫治疗，这中间的洗脱期达多久较为安全？另外ERBB2扩增是否为患者免疫治疗疗效差的因素？

（病案整理：郑晓彬　徐贻佺　福建省肿瘤医院）

（点评专家：林　根　福建省肿瘤医院）

（审核专家：林　根　福建省肿瘤医院）

参考文献

[1]Oh DY，Bang YJ.HER2-targeted therapies-a role beyond breast cancer[J].Nature reviews Clinical oncology，2020，17（1）：33-48.

[2]Mar N，Vredenburgh JJ，Wasser JS.Targeting HER2 in the treatment of non-small cell lung cancer[J].Lung Cancer，2015，87（3）：220-225.

[3]Arcila ME，Chaft JE，Nafa K，et al.Prevalence，clinicopathologic associations，and molecular spectrum of ERBB2（HER2）tyrosine kinase mutations in lung adenocarcinomas[J].Clin Cancer Res，2012，18（18）：4910-4918.

[4]Smith I，Procter M，Gelber RD，et al.2-year follow-up of trastuzumab after adjuvant chemotherapy in HER2-positive breast cancer: a randomised controlled trial[J].Lancet，2007，369（9555）：29-36.

[5]Bang YJ.Advances in the management of HER2-positive advanced gastric and gastroesophageal junction cancer[J].Journal of clinical gastroenterology，2012，46（8）：637-648.

[6]Kato H，Arao T，Matsumoto K，et al.Gene amplification of EGFR，HER2，FGFR2 and MET in esophageal squamous cell carcinoma[J].Int J Oncol，2013，42（4）：1151-1158.

[7]Kuyama S，Hotta K，Tabata M，et al.Impact of HER2 gene and protein status on the treatment outcome of cisplatin-based chemoradiotherapy for locally advanced non-small cell lung cancer[J].J Thorac Oncol，2008，3（5）：477-482.

[8]Liu L，Shao X，Gao W，et al.The role of human epidermal growth factor receptor 2 as a prognostic factor in lung cancer: a meta-analysis of published data[J].J Thorac Oncol，2010，5（12）：1922-1932.

[9]Grob TJ，Kannengiesser I，Tsourlakis MC，et al.Heterogeneity of ERBB2 amplification in adenocarcinoma，squamous cell carcinoma and large cell undifferentiated carcinoma of the lung[J].

Modern pathology，2012，25（12）：1566-1573.

[10]Nagasaka M，Singh V，Baca Y，et al.The Effects of HER2 Alterations in EGFR mutant non-small cell lung cancer[J].Clin Lung Cancer，2022，23（1）：52-59.

病例 4　EGFR 敏感突变脑转移病例的 临床处理及实践

一、病历摘要

（一）病史介绍

患者女性，51 岁，2013 年 4 月出现晨起咳血痰，间断痰中带血，无明显咳嗽、胸闷，无胸背部疼痛，无发热、消瘦，2013 年 4 月 24 日查胸部增强 CT 提示：左肺上叶占位性病变（1.79cm×1.48cm），性质待定，建议必要时穿刺活检。2013 年 4 月 25 日查颅脑平扫 CT 未见明显异常。2013 年 5 月 8 日行左肺上叶切除术＋纵隔淋巴结清扫术，术中见左肺上叶肿物约 2.0cm×2.0cm 大小，术后病理：（左）肺中低分化腺癌未侵及被膜，气管残端未见癌侵犯；（5 组）淋巴结 0/2、（6 组）淋巴结 0/1、（11 组）淋巴结 0/2、（7组）淋巴结 0/4、（9 组）淋巴结 0/3 癌转移，其中（7 组）淋巴结局灶钙化；癌细胞：GAT π（−）、TP（−）、TOPO Ⅱ α（Ⅱ级）、EGFR（+++）、LRP（+++）。EGFR（18、19、20、21）无突变。术后分期 $pT_{1a}N_0M_0$ Ⅰ A 期（第 7 版 TNM 分期），无敏感驱动基因突变，术后未行辅助放化疗，定期复查，病情稳定。2014 年 12 月常规复查肿瘤标志物提示 CEA 较前升高，胸部 CT 未见明显异常，为明确病情就诊于我院门诊，2014 年 12 月 15 日 ECT：未见明显骨转移影像。2014 年 12 月 16 日颅脑增强 MRI：系"肺癌"，右侧枕叶（1.8cm×1.7cm×2.1cm）及左侧顶叶可见异常信号结节，T_1 Flair 呈稍低 – 等信号，T_2 Flair 呈稍高信号影，无强化。诊断意见：右侧枕叶及左侧顶叶异常信号结节，考虑转移瘤，右侧枕叶病灶与相邻上矢状窦分界不清，伴瘤周水肿（病例 4 图 1）。

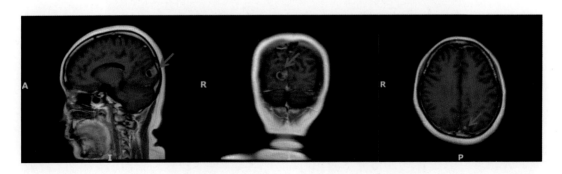

病例 4 图 1　颅脑 MRI（2014-12-16）

既往史：无吸烟史。

家族史：其父亲、姐姐患肺癌。

（二）诊断

初步诊断：左肺腺癌术后脑转移（$cT_0N_0M_{1c}$ ⅣB 期），无敏感驱动基因改变。

2014 年 12 月 22 日就诊于某部队医院行头部伽马刀治疗，TPS 规划病灶 2 个，靶点 3 个，肿瘤边缘剂量分别为 18Gy；等剂量曲线 50% ~ 60%（病例 4 图 2）。

2015 年 2 月 5 日我院会诊 2013 年 5 月 8 日手术标本病理及免疫组化：（左肺）浸润性腺癌，腺泡型为主，部分呈乳头状癌及微乳头状癌，肺门淋巴结多枚（-）；免疫组化：TP（-）、GST（-）、EGFR（+）、TOPO Ⅱ α（+）、LRP（+）。

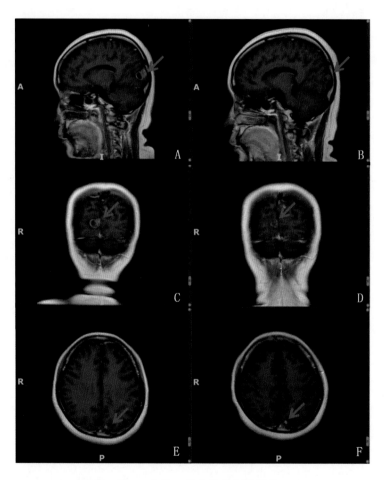

病例 4 图 2　伽马刀放疗前后颅脑强化 MRI

A、C、E：2014 年 12 月 16 日；B、D、F：2015 年 3 月 5 日

2015 年 2 月 5 日至 2015 年 6 月 10 日接受培美曲塞 + 奥沙利铂治疗 6 周期，疗效评价 SD。化疗后（具体日期表述不清）于河北沧州完善血液基因检测提示 EGFR 19 外

显子突变。

修正诊断：左肺腺癌术后脑转移（$cT_0N_0M_{1c}$ ⅣB期），EGFR 19 外显子缺失突变。

二、诊治经过

（一）第一次 MDT 讨论

肺部肿瘤科医生：对于 R_0 切除的Ⅰ期肺癌患者，均不推荐进行常规辅助化疗。临床研究证实，ⅠA 期患者化疗组与观察组比较，在总体生存期指标上并不能获益。但并不是所有的早期肺癌患者进行完全切除术后能够获得临床治愈并长期存活，约 20% 左右的患者可能会出现复发转移[1]。虽然肺腺癌早期经过了手术发生脑转移的概率较低，但 20% 出现复发转移的患者中，有一小部分是直接发生了脑转移，而没有其他脏器转移。这种情况在临床上是存在的，该患者术后分期ⅠA 期，术后病理有微乳头型成分，是预后不良指标，更容易出现早期的远处转移，术后 19 个月出现脑转移复发，因此对早期肺腺癌患者术后复查颅脑强化 MRI 检查是有必要的。患者术后组织标本基因检测阴性，近期血液基因检测 EGFR 19 外显子缺失突变，可能与当时年代检测技术有关，目前可以口服 EGFR TKI 治疗。

放疗科医生：EGFR 敏感突变阳性的患者更易发生脑转移，EGFR 敏感突变阳性脑转移 NSCLC 的治疗与放疗联合策略尚待优化。无论一代、二代还是三代 TKI，它都能良好的通过血脑屏障，达到良好的治疗效果，因此对于 EGFR 敏感突变的脑转移患者，TKI 应当是治疗的不二之选。有症状脑转移还是推荐及早进行放射治疗，这个目前基本上也没有争议。对于有限个数脑转移，指南推荐 SRS 优先，不建议进行局部加量＋全脑的联合治疗模式，因为在 SRS 基础上加入 WBRT，虽然略微提升了局部控制率和降低颅内转移率，但 OS 没有差别，反而造成明显的认知功能下降。该患者脑转移复发后 TKI 联合伽马刀治疗

肺部肿瘤内科医生：同意上述意见。该患者分期 $cT_0N_0M_{1c}$ ⅣB 期，伴有 EGFR Ex19del 突变，对于驱动基因阳性的晚期肺腺癌患者，可行 TKI 治疗[2]。基本上对于三代 EGFR-TKI 奥希替尼的入脑能力以及脑转移控制效果公认最佳，并且我国专家共识中也推荐对于 EGFR 突变的脑转移患者一线优先选用奥希替尼，但实际治疗中，由于担心过早使用奥希替尼，万一耐药后无药可用，所以仍有不少患者选择从一代或二代药物开始。该患者靶向药选择吉非替尼 250mg、1 次 / 日口服，1 个月后复查 CT，评估疗效。

讨论小结：该患者目前诊断 $cT_0N_0M_{1c}$ ⅣB 期，伴有 EGFR Ex19del 突变，已完成颅脑转移瘤伽马刀放疗，给予 EGFR TKI 治疗。

诊疗过程：2015 年 7 月开始口服吉非替尼 250mg、1 次 / 日抗肿瘤治疗至 2020 年 8 月，

共 5 年，最佳疗效 PR，期间 2018 年 11 月 9 日颅脑强化 MRI：与 2015 年 3 月 5 日比较：右侧枕叶结节（0.8cm×0.4cm）较前缩小，左顶叶及右枕叶病灶周围水肿范围增大；右额叶隐约小片状强化影，建议密切随诊；余无著变。行腰椎穿刺收集脑脊液行基因检测未发现新的基因突变位点，并至放疗科会诊，建议继续口服吉非替尼观察，遂继续口服吉非替尼。2020 年 7 月 21 日颅脑强化 MRI：与 2020 年 5 月 4 日颅脑 MRI 比较：右额叶结节（2.5cm×2.3cm）较前增大，余未见明显变化，考虑脑转移复发（病例 4 图 3）。

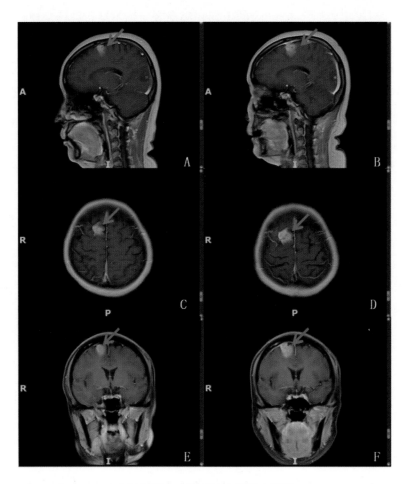

病例 4 图 3　颅脑 MRI 示颅内进展

A、C、E：2020-05-04；B、D、F：2020-07-21

再次行血液基因检测：EGFR T790M 突变，于 2020 年 8 月 19 日开始口服奥希替尼 80mg、1 次 / 日至 2022 年 2 月，共 18 个月，最佳疗效 SD，2022 年 1 月开始出现头部不适，无明显头晕、头痛、恶心、呕吐。2022 年 2 月 10 日胸腹部 CT（病例 4 图 4）：①与 2018 年 10 月 11 日上腹部 CT 比较：肝右后叶及右肾肿物（5.5cm×2.9cm），建议 CT 增强检查；肝左叶小低密度灶，考虑囊性，建议结合超声或 CT 增强检查；②与

2015 年 3 月 24 日胸部 CT 片比较：未见明显变化。2022 年 2 月 14 日颅脑 MRI（病例 4 图 4）：与 2020 年 7 月 21 日颅脑 MRI 比较，右额叶病灶（4.6cm×3.7cm×3.8cm）较前增大，周围水肿较前明显，余未见明显变化。

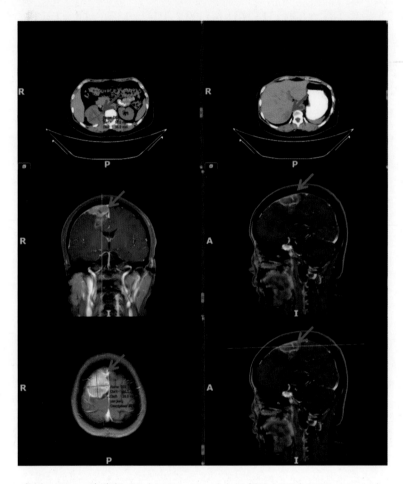

病例 4 图 4　胸腹部 CT（2022-02-10）及颅脑 MRI（2022-02-14）

2022 年 2 月 21 日全麻下行右额叶肿瘤切除术，2022 年 2 月 28 日病理：（右胼胝体及右额叶）转移性腺癌，结合病史及免疫组化结果考虑肺来源可能性大，请结合临床；免疫组化：TTF1（+）、PAX8（−）、NapsinA（+）、CK7（+）、CgA（−）、Syn（−）、ki-67（约 50%）、CD56（−）、CK5/6（−）、CKpan（+）。2022 年 3 月 9 日行肾脏肿物穿刺活检术，2022 年 3 月 14 日病理：（肾脏肿物穿刺活检）小细胞癌，免疫表型考虑肺来源可能性大，请结合临床及全身检查。免疫组化结果：CKpan（弱 +）、CD56（+）、CD99（−）、TTF-1（+）、P40（−）、CgA（+）、Syn（+）、Ki-67（80%，+）。2022 年 3 月 20 日基因检测（脑转移瘤）：EGFR p.E746-A750del 丰度 55.7%；RB1 c.13321+1G ＞ A 丰度 67.5%；TP53 c.993+2T ＞ C 丰度 73.4%；RET

CCDC6-exon1-RET-exon12 融合 丰度 23.08%；EGFR p.T790M 丰度 6.26%；EGFR 扩增 6.4 拷贝；PDL1 TPS = 5%，CPS = 5%；TMB：7.24Muts/Mb，MSS，病毒未检出。基因检测（肾穿刺组织）：EGFR p.E746-A750del 丰度 2.53%；RB1 c.13321+1G > A 丰度 8.87%；TP53 c.993+2T > C 丰度 6.63%；EPHB1 p.1393V 丰度 5.13%；AR p.L371Q 丰度 2.33%；PDL1 TPS < 1%，CPS < 1%；TMB：1.97Muts/Mb，MSS，病毒未检出。

（二）第二次 MDT 讨论

颅脑肿瘤科医生：患者一代 EGFR TKI 耐药后 T790M 阳性，口服三代 EGFR TKI 耐药，颅内单发转移瘤，且有脑转移症状，颅内已行伽马刀放疗，此次行脑转移瘤切除。切除后可行基因检测明确三代 EGFR TKI 耐药机制。建议内科与放疗科进一步治疗。

放疗科医生：患者颅内转移瘤伽马刀放疗后 EGFR TKI 治疗后颅内进展，目前颅内转移瘤已切除，颅内转移瘤及肾脏转移瘤 TKI 耐药机制出现异质性，应以内科治疗为主，无放疗指征。建议内科进一步治疗。

肺部肿瘤内科医生：患者三代 EGFR TKI 治疗后出现颅内转移瘤及颅外转移瘤耐药机制的异质性，颅内转移瘤仍存在 T790M 突变，仍可选择三代 EGFR TKI 治疗，临床前研究提示 VEGFR 和 EGFR 通路的双重抑制可提高抗肿瘤疗效 [3]。JO25567 研究 [3] 结果表明厄洛替尼联合贝伐珠单抗治疗 EGFR 突变的晚期非鳞 NSCLC 患者的 PFS 为 16 个月，而对照组厄洛替尼单药治疗仅 9.7 个月（P = 0.0015），且联合组不良反应明显增加。但该患者年龄较轻，PS 评分为 0，可考虑行 EGFR TKI 联合贝伐珠单抗治疗，肾脏转移瘤出现小细胞转化，因此考虑患者下一步阿美替尼联合贝伐珠单抗联合依托泊苷卡铂治疗。

讨论小结：患者三代 EGFR TKI 耐药后，根据耐药机制不同给予阿美替尼＋贝伐珠单抗＋依托泊苷＋卡铂治疗。

诊疗经过：2022 年 4 月 2 日至 2022 年 7 月 15 日接受 6 周期阿美替尼＋贝伐珠单抗＋依托泊苷＋卡铂治疗，最佳疗效 PR。6 周期化疗继续阿美替尼维持治疗，定期复查。

（三）诊疗结局及随访

随访至截稿日期，患者仍口服阿美替尼维持治疗，无明显症状，2022 年 8 月 16 日复查胸腹部 CT：肝内稍低密度灶，平扫边界不清，右肾外突性肿物，范围约 2.6cm × 3.5cm，与 2022 年 7 月 1 日 CT 片比较，总体未见明显变化。最佳疗效 PR（病例 4 图 5）。

本例诊疗经过见病例 4 图 6。

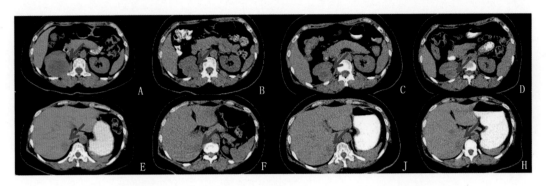

病例 4 图 5　四联方案治疗（阿美替尼＋贝伐株单抗＋依托泊苷＋卡铂）前后 CT 影像

A、E：2022-04-09；B、F：2022-05-16；C、J：2022-07-01；D、H：2022-08-16

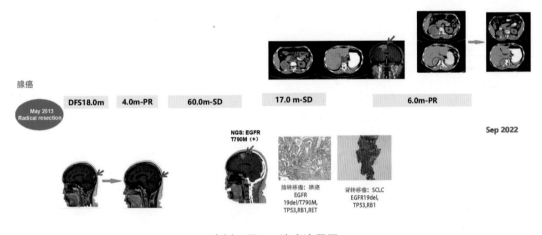

病例 4 图 6　诊疗流程图

三、病例小结

患者 2013 年 5 月 18 日接受左肺上叶切除＋纵隔淋巴结清扫术，术后分期 $T_{1b}N_0M_0$ Ⅰ A 期，术后未行辅助化疗，2014 年 12 月 16 日颅脑 MRI 发现多发脑转移伴瘤周水肿，DFS 19 个月，2014 年 12 月开始脑多发转移瘤咖玛刀放疗，放疗后接受一线 6 周期培美曲塞联合奥沙利铂化疗，化疗后发现 EGFR 19 缺失突变，2015 年 6 月开始一线口服吉非替尼至 2020 年 7 月，脑转移复发，PFS 5 年；再次行血液基因检测发现 EGFR T790M 突变，2020 年 8 月 19 日开始二线口服奥希替尼，PFS 18 个月，脑转移进展，肾脏、肝脏转移进展，脑转移病灶取病理转移性腺癌，基因检测 EGFR 19 缺失，RET 融合，T790M 突变，肾脏转移灶病理：小细胞癌，基因检测 EGFR 19 缺失，RB1 突变，2022 年 4 月 2 日接受三线阿美替尼＋贝伐珠单抗＋依托泊苷＋卡铂治疗，共治疗 6 周期，末次治疗时间 2022 年 7 月 25 日，之后口服阿美替尼维持治疗，目前复查病情稳定，疗效 PR。

四、诊疗经验总结

对于 EGFR 敏感突变阳性且有症状的脑转移瘤患者，口服 EGFR TKI 同时，可进行局部治疗（SRS 治疗或手术）。对于无症状的脑转移瘤患者，可对脑转移病灶进行监测，口服 EGFR TKI 作为一线治疗。对于在第一代或第二代 TKI 治疗期间或之后出现进展的有症状的脑转移瘤患者，建议对有症状的脑转移瘤进行局部治疗，然后进行全身性治疗（如果 T790M 呈阳性，则使用三代 EGFR TKI 治疗；如果 T790M 阴性，则化疗）。对于无症状的脑转移瘤患者，推荐三代 EGFR TKI 治疗同时对脑转移病灶进行严密监测。三代 EGFR TKI 耐药机制复杂，并且存在不同器官组织耐药机制的异质性，推荐重新组织活检进行基因检测，根据不同的耐药机制采用不同的治疗策略。

五、亮点思辨

2022 年 NCCN 指南推荐 EGFR TKIs 是 EGFR 敏感突变晚期非小细胞肺癌（NSCLC）的一线标准治疗方案，这其中包括一代 TKIs 吉非替尼[2]、厄洛替尼[4]、埃克替尼[5]；二代 TKIs 达可替尼[6]、阿法替尼[7]；三代 TKIs 奥希替尼[8]、阿美替尼[9]。一代 EGFR TKIs 问世至今，无进展生存期（PFS）只有 10 个月左右，总生存时间（OS）也大致在 20 个月余。2019 年 FLAURA 研究结果显示一线使用奥希替尼治疗实现了史上最长的 PFS 和 OS，患者的 PFS 可以达到 18.9 个月，OS 可以达到约 38.6 个月[8]。对脑转移亚组人群进行分析发现，在总 556 例研究对象中有 116 例为初始脑转移患者，所占比例为 20.9%，奥希替尼组 53 例，对照组（一代药物吉非替尼或厄洛替尼）63 例。奥希替尼组 PFS 15.2 个月明显好于一代 TKIs 的 9.6 个月，同时显著降低了患者脑部进展的风险，1 年时中枢神经系统进展风险奥希替尼组 8%，一代 TKIs 组则高达 24%。TKIs 对脑转移疗效如此显著的情况下，对 EGFR 敏感突变 NSCLC 脑转移的治疗策略带来了巨大的改变，也引起了诸多的争议。

对于放射治疗介入的时机，目前临床上有三种治疗方式，第一种先放射治疗，同时联合 TKI，进展后根据基因检测情况再选择后续治疗策略，好处是可以快速缓解脑转移症状。另一个是先 TKI 治疗，颅内进展后再进行放射治疗，好处是可以规避放疗的风险。第三种是先 TKI 治疗至病灶最大程度缓解后加放射治疗，好处是可以减少受照射病灶的体积，减轻额外的脑组织损伤。到目前为止，在 TKI 治疗基础上，放射治疗介入的时机尚无定论。从放射治疗的角度，更倾向第一、三种治疗策略，原因为：首先，放射外科技术的进步避免了全脑放疗对认知功能的影响，并且通过控制放射剂量可以进一步降低脑放射性损伤的程度；另外，即便奥希替尼作为一线治疗延长了PFS，一旦耐药由于耐药机制复杂性，很难找到特别有效的治疗方案。在此基础上，我们希望能够通过局部治疗消灭可能耐药肿瘤细胞克隆，增加局部控制率，尽量延长TKI发生耐药的时间。

另外不同线数接受奥希替尼治疗，耐药的机制虽然整体相似，但二线耐药相对更复杂，甚至多种同时存在。TKI耐药后可能会出现向小细胞肺癌（SCLC）和肺鳞癌转化的可能，发生率在3%～14%左右[10～12]。原发SCLC的标准化疗有效率在局限期为70%～90%，而在广泛期中则为60%～70%，局限期SCLC OS为14～20个月，广泛期SCLC OS为9～11个月[13]。TKI治疗后腺癌转化为SCLC的预后相对较差，OS为7.1个月。然而，铂类联合治疗的应答率可高达83%[13]。因此，如果患者年轻、不吸烟、EGFR突变或混合组织病理类型，则应进行再次活检，同时还应相应监测NSE/proGRP和CEA，以便能够接受适当的治疗。

六、专家点评

该患者为EGFR敏感突变早期肺癌术后脑转移复发，一代EGFR TKI耐药后T790M突变，三代EGFR耐药后不同器官转移瘤出现不同耐药机制患者，OS 9年余，治疗效果显著，目前治疗有以下几点思考总结：

1. EGFR敏感突变阳性肺腺癌脑转移患者的诊治涉及学科众多，包括神经外科、放射外科、放疗科、化疗科、影像科、病理科等。另外需要考虑各种治疗方式的联合应用，其中包括药物及放射治疗的应用顺序、协同作用和毒副反应，还需要根据患者本身的一般状态及伴随疾病做出个体化的治疗决策。因此，肺癌脑转移需要一个密切合作的MDT团队对患者进行诊治及全程管理。

2. 对于EGFR敏感突变EGFR TKI耐药后患者，尤其三代EGFR TKI耐药，因耐药机制复杂，各器官组织之间存在异质性，需要进行多转移进展部位组织活检以明确具体耐药机制，制订全面的治疗应对策略。

3. 患者6周期阿美替尼＋贝伐珠单抗＋依托泊苷＋卡铂治疗后，疗效PR，目前口服阿美替尼维持治疗，再进展后如果治疗仍需要多学科MDT讨论。

（病例整理：刘竹君　天津医科大学肿瘤医院）

（点评专家：黄鼎智　天津医科大学肿瘤医院）

（审核专家：黄鼎智　天津医科大学肿瘤医院）

参考文献

[1]Wang CY, Wu J, Shao, et al.Clinicopathological variables influencing overall survival, recurrence and post-recurrence survival in resected stage Ⅰ non-small-cell lung cancer[J].BMC Cancer, 2020, 20（1）: 150.

[2]Mok TS, Wu YL, Thongprasert S, et al.Gefitinib or carboplatin-paclitaxel in pulmonary adenocarcinoma[J].N Engl J Med, 2009, 361（10）: 947-957.

[3]Seto T, Kato T, Nishio M, et al.Erlotinib alone or with bevacizumab as first-line therapy in patients with advanced non-squamous non-small-cell lung cancer harbouring EGFR mutations （JO25567）: an open-label, randomised, multicentre, phase 2 study[J].Lancet Oncol, 2014, （15）: 1236-1244.

[4]Zhou C, Wu YL, Chen G, et al.Erlotinib versus chemotherapy as first-line treatment for patients with advanced EGFR mutation-positive non-small-cell lung cancer （OPTIMAL, CTONG-0802）: a multicentre, open-label, randomised, phase 3 study[J].Lancet Oncol, 2011, （12）: 735-742.

[5]Shi YK, Wang L, Han BH, et al.First-line icotinib versus cisplatin/pemetrexed plus pemetrexed maintenance therapy for patients with advanced EGFR mutation-positive lung adenocarcinoma （CONVINCE）: a phase 3, open-label, randomized study[J].Ann Oncol, 2017, （28）: 2443-2450.

[6]Wu YL, Cheng Y, Zhou X, et al.Dacomitinib versus gefitinib as first-line treatment for patients with EGFR-mutation-positive non-small-cell lung cancer （ARCHER 1050）: a randomised, open-label, phase 3 trial[J].Lancet Oncol, 2017, （18）: 1454-1466.

[7]Wu YL, Zhou C, Hu CP, et al.Afatinib versus cisplatin plus gemcitabine for first-line treatment of Asian patients with advanced non-small-cell lung cancer harbouring EGFR mutations （LUX-Lung 6）: an open-label, randomised phase 3 trial[J].Lancet Oncol, 2014, （15）: 213-222.

[8]Ramalingam, SS, Vansteenkiste J, Planchard D, et al.Overall Survival with Osimertinib in Untreated, EGFR-Mutated Advanced NSCLC[J].N Engl J Med, 2020, （382）: 41-50.

[9]Lu S, Dong X, Jian H, et al.AENEAS: A Randomized Phase Ⅲ Trial of Aumolertinib Versus Gefitinib as First-Line Therapy for Locally Advanced or MetastaticNon-Small-Cell Lung Cancer With EGFR Exon 19 Deletion or L858R Mutations[J].J Clin Oncol, 2022, （40）: 3162-3171.

[10]Oser MG, Niederst MJ, Sequist LV, et al.Transformation from non-small-cell lung cancer to small-cell lung cancer: molecular drivers and cells of origin[J].Lancet Oncol, 2015, （16）: e165-172.

[11]Yu HA，Arcila ME，Rekhtman N，et al.Analysis of tumor specimens at the time of acquired resistance to EGFR-TKI therapy in 155 patients with EGFR-mutant lung cancers[J].Clin Cancer Res，2013，19（8）：2240-2247.

[12]Sequist LV，Waltman BA，Dias-Santagata D，et al.Genotypic and histological evolution of lung cancers acquiring resistance to EGFR inhibitors[J].Sci Transl Med，2011，3（75）：75ra26.

[13]Jiang SY，Zhao J，Wang MZ，et al.Small-Cell Lung Cancer Transformation in Patients With Pulmonary Adenocarcinoma：A Case Report and Review of Literature[J].Medicine（Baltimore），2016，（95）：e2752.

病例 5　晚期 EGFR 19del 肺腺癌长生存病例的临床实践

一、病历摘要

（一）病史介绍

患者女性，50岁，无吸烟史、饮酒史，无肿瘤家族史。2018年5月31日因"头痛进行性加重1个月"就诊于本院行头颅 MRI 检查（病例5图1）示：右侧额顶叶、左侧颞叶及两侧枕叶多发囊实性占位（大者左侧颞叶，5.2cm×3.5cm×3.8cm），周旁大片水肿。2018年6月11日患者至上海医院就诊，突发剧烈头痛伴昏迷，急诊行"左侧颞叶及左枕叶病变切除术"。2018年6月15日术后病理示：转移性腺癌。免疫组化：CEA（+/-）、CK（+）、CK7（+）、CK20（-）、ER（-）、PR（-）、TTF-1（+）、NapsinA（+）、P53（+）。术后患者头痛缓解，左上肢肌力Ⅰ级，生活不能自理。2018年07月03日查 PET-CT（病例5图2）示：①右肺下叶肿块（4.0cm×1.9cm SUVm8.2），右肺门、纵隔内隆突下、气管旁、肺动脉干旁多发肿大淋巴结（大者2.1cm×1.4cm SUVm3.5），考虑右下肺叶癌伴多发淋巴结转移；②颅内转移瘤术后改变，右额叶多发囊样肿块，结合病史考虑多发转移瘤；③右咽旁间隙、左后颈区多发淋巴结伴 FDG 增高，考虑转移不除外。肿瘤标志物未见明显异常。2018年7月2日脑组织送检肺癌68基因检测：EGFR 19del 突变，丰度为49.65%；TP53 Exon5 p.K132Q 错义突变，丰度为68.70%。

（二）体格检查

一般情况可，PS 评分＝1分，全身浅表淋巴结未触及；心肺听诊（-）；腹软，肝脾肋下未及。

（三）诊断

右肺下叶腺癌伴纵隔淋巴结、颈部淋巴结、脑转移；AJCC 分期（第8版）：$cT_{2a}N_2M_{1c}$ ⅣB 期；分子分型：EGFR 19del 突变。

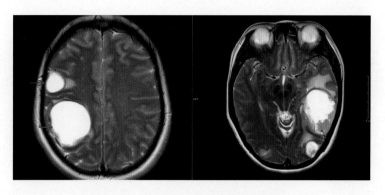

病例 5 图 1　头颅 MRI（2018-05-31）

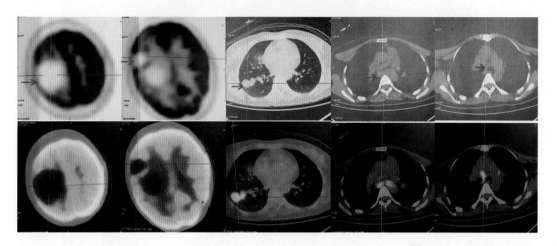

病例 5 图 2　PET-CT（2018-07-03）

二、诊治经过

（一）第一次 MDT 讨论前治疗

1. 一线治疗及疗效评估　患者 2018 年 7 月 3 日开始口服 "奥希替尼 80mg，1 次 / 日" 治疗。服药一周后，左上肌力好转Ⅳ－，生活基本能自理。胸部 CT、头颅 MRI 复查结果参见病例 5 图 3，根据实体瘤疗效评价标准 1.1 版（RECIST 1.1）评价肺部病灶、颅内病灶疗效评估 PR。

2. 服用奥希替尼 20 个月，肺内病灶进展　患者 2020 年 3 月 10 日复查胸 CT 示：右肺下叶肿块 1.5cm×1.5cm，较前增大（病例 5 图 4）。2020 年 3 月 19 日 PET-CT 示：①右肺下叶前基底段见 1.7cm×1.6cm 结节影，呈分叶状伴见毛刺（最大 SUV6.4），肿瘤活性活跃；②两侧肺门、纵隔未见明显淋巴结肿大；③脑转移瘤术后，左侧颞枕叶术后，脑软化灶；右额顶叶囊腔病灶，未见肿瘤活性存在。肿瘤标志物无异常。患者无不适。

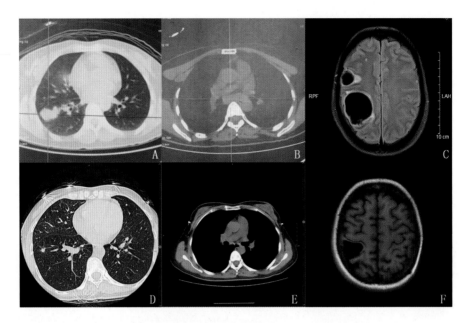

病例 5 图 3　服用奥希替尼 10 个月后胸部 CT、头颅 MRI 复查结果

A、B、C：2018-07-03；D、E、F：2019-05-13

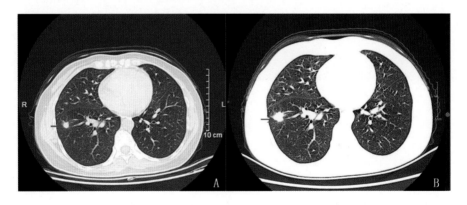

病例 5 图 4　肺部病灶影像（服用奥希替尼 20 个月）

A. 2019-11-30；B. 2020-03-10

（二）第一次 MDT 讨论

胸外科医生：患者为 EGFR 敏感突变晚期肺腺癌，EGFR TKI 治疗后肺部原发病灶出现影像学进展，大小 1.7cm×1.6cm，全身情况稳定，无明显临床症状，根据 NCCN 指南、CSCO 指南[1, 2]，寡进展患者，可继续原 EGFR TKI 治疗联合局部治疗。评估该患者身体状况，可考虑局部原发灶手术治疗。

放疗科医生：患者目前临床分期 Ⅳ B 期，EGFR TKI 靶向治疗后出现耐药寡进展，局部立体定向放疗或手术治疗均可以作为后续治疗选择，针对该患者，手术进一步获得病理的同时，可送检耐药基因检测。如患者无法耐受手术或拒绝手术，可考虑局部行立体定向放疗。

　　肿瘤内科医生：同意上述意见。该患者确诊EGFR敏感突变晚期肺腺癌，奥希替尼一线治疗PFS达20个月，目前出现影像学寡进展，考虑奥希替尼耐药。根据指南推荐，耐药后建议进行二次活检，明确耐药机制，并针对不同的耐药机制选择对应的治疗策略。该例患者PS评分1分，目前全身其他病灶控制良好，肺内病灶较小，同意予肺部局部治疗，明确病理及耐药机制，根据耐药机制制订后续全身治疗计划。

　　讨论小结：该患者确诊右肺下叶腺癌伴纵隔淋巴结、颈部淋巴结、脑转移；AJCC分期（第8版）：$cT_{2a}N_2M_{1c}$ ⅣB期；分子分型：EGFR 19del突变。经一线奥希替尼治疗20个月后出现肺部病灶寡进展，目前全身其他病灶均控制良好。建议患者予肺内病灶手术切除治疗，若患者拒绝手术或存在手术禁忌，可选择二次活检明确耐药机制，根据耐药机制制订后续全身治疗方案，并予肺部病灶立体定向放射治疗。

　　二线治疗：患者于2020年3月28日行"胸腔镜下右下肺楔形切除术"，2020年4月20日术后病理示（病例5图5）：右下肺浸润性非小细胞癌，脉管见癌栓，符合鳞癌伴灶神经内分泌分化，另见腺癌成分占5%，PD-L1 22C3（TPS约15%）。免疫组化：CgA（灶区+）、CK（+）、CK20（-）、CK7（灶区+）、ER-α（-）、Her-2（0）、Ki-67（+，60%）、PR（-）、Syn（-）、NapsinA（-）、TTF-1（-）、VIM（-）、P40（+）、P63（+）。2020年5月28日上海复旦大学附属肿瘤医院病理会诊示：（右下肺肿块）非小细胞低分化癌，免疫组化提示鳞状细胞癌，小灶为腺癌（＜5%），脉管侵犯（+）。免疫组化：P40（+），TTF-1个别（+），NapsinA个别（+），CK7（+），P16（-），GATA3（+），Ki-67（+，80%），PD-L1 22C3（TPS约15%）。

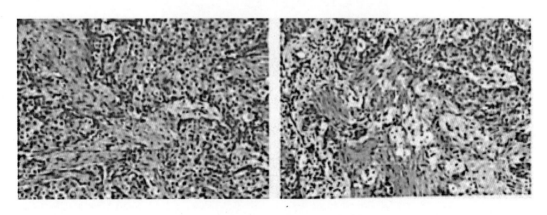

病例5图5　右下肺病灶术后病理

　　患者于2020年6月10日行"白蛋白结合型紫杉醇400mg＋卡铂400mg"化疗1周期，化疗后感乏力明显，拒绝再次化疗，继续"奥希替尼80mg，口服，1次/日"治疗。

　　术后胸部影像检查见病例5图6。

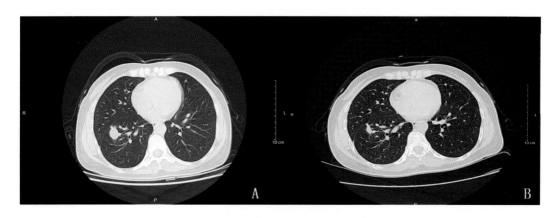

病例 5 图 6　术后肺部病灶影像

A. 术后 2 个月，术区见一约 1.6cm 实性结节影，考虑术后积液；B. 术后 4 个月，术区结节吸收

（三）第二次 MDT 讨论前治疗

1. 服用奥希替尼 24 个月，颅内病灶进展　2020 年 7 月 2 日患者出现左上肢乏力伴抽搐 1 个月，进行性加重。2020 年 7 月 31 日头颅 MRI 示（病例 5 图 7）：右侧顶叶见团块状高信号，大小约 4.7cm×4.0cm。胸部 CT、腹部 B 超、肿瘤标志物检查均无明显异常。

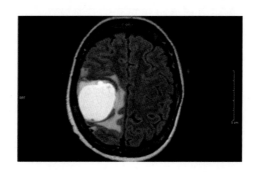

病例 5 图 7　颅脑病灶进展影像

患者于 2020 年 8 月 2 日在脑外科行"右侧颞顶叶转移瘤切除术"（病例 6 图 8），术后上肢乏力及抽搐症状缓解，术后病理示："右大脑"结合形态、病史及免疫组化结果，诊断转移性腺癌，考虑肺来源。免疫组化：肿瘤细胞 TTF-1（+）、NapsinA（+）、CK（+）、CK7 灶性（+）、CK20（-）、GFAP（-）、TG（-）、S-100（-）、Ki-67 约 60%（+）。继续口服奥希替尼靶向治疗。2020 年 10 月 8 日复查头颅 MRI 示：右侧额顶叶术后改变，术区强化影，考虑瘢痕胶质增生可能，建议随访，左侧枕部术后，左侧枕颞叶软化灶（病例 5 图 8）。

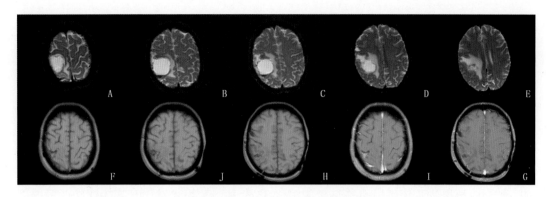

病例 5 图 8　右颞顶叶病灶手术前后影像

A ~ E：术前；F ~ G：术后 2 个月

2. 服用奥希替尼 33 个月，颅内病灶再次进展　2021 年 3 月 6 日患者再次出现左侧肢体乏力，伴僵直，偶有抽搐，无明显头晕头痛，无恶心呕吐等，2021 年 4 月 18 日查头颅增强 MRI 示（病例 5 图 9）：结合病史，肺癌脑转移术后及药物治疗后，左侧颅骨见术后痕迹，右侧额顶叶交界区见 3.6cm × 3.0cm × 3.5cm（较前片增大），其旁另见一新发小结节强化影，约 0.4cm。胸部 CT、腹部 B 超、肿瘤标志物检查均无明显异常。

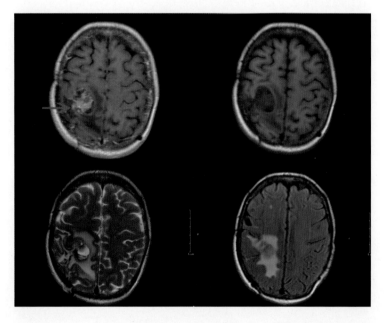

病例 5 图 9　颅脑病灶进展影像（2021-04-18，服用奥希替尼 33 个月）

（四）第二次 MDT 讨论

影像科医生：患者 2021 年 4 月 18 日头颅 MRI 示：右侧额顶叶肿瘤术后区域占位，增强后有强化，伴有周边水肿，考虑为肿瘤术后复发。患者既往颅内转移病灶囊性病变为主，此次复查，以转移瘤实变为主。胸部 CT 未见明显复发转移灶，全身其他检查未见转移灶。

病理科医生：该患者初诊时脑转移灶病理提示转移性腺癌，结合病史及辅助检查考虑肺癌来源。使用奥希替尼治疗 20 个月后肺内病灶术后病理示鳞癌，腺癌成分不足 5%。颅脑病灶 2 次术后病理免疫组化均为腺癌。综合患者多次病理，考虑患者原发肺内病灶可能为腺鳞癌成分，经奥希替尼治疗后腺癌成分被抑制，以鳞癌为主，但腺癌成分分化差，转移灶以腺癌为主。

肿瘤内科医生：患者奥希替尼靶向治疗 33 个月，颅脑复发伴有临床症状，考虑奥希替尼耐药，无全身其他地方转移，考虑为局部肿瘤寡进展，无法获得近期组织标本，建议送检既往脑组织及血标本进一步基因检测。根据基因检测考虑全身治疗用药，颅内病灶可考虑放射治疗。排除治疗禁忌，可考虑联合贝伐珠单抗治疗。

放疗科医生：随着肺癌患者生存时间的逐渐延长，全脑放疗导致的神经认知功能损伤，会降低患者的生活治疗。患者右侧额顶叶术后区域肿瘤复发，伴周边新发小结节灶，患者基本情况可，根据肿瘤位置及大小，考虑予病灶局部放疗。

讨论小结：①重新基因检测，明确耐药机制。②颅内局部放疗联合贝伐珠单抗治疗。③全身治疗：结合耐药机制考虑是否更改药物方案。

治疗及疗效评估：2021 年 5 月 4 日送检脑组织术后标本及血液全基因检测：EGFR 19del 突变丰度为 34.61%，TP53 5 号外显子 p.K132Q 错义突变丰度为 32.79%，血液标本未检测出具有临床意义的突变。全身治疗上继续奥希替尼治疗，2021 年 4 月 26 日行右额顶病灶放疗（病例 5 图 10），PTV DT：45Gy/15F，2021 年 4 月 23 日至 8 月 6 日行贝伐珠单抗注射液 400mg 第 1 天抗血管靶向治疗 6 周期。治疗 1 周后，左上肢乏力、抽搐症状明显好转，5 个月后复查颅脑 MRI，疗效评估 PR（病例 5 图 11）。

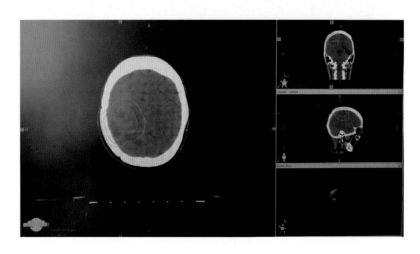

病例 5 图 10　右侧额顶叶放疗计划

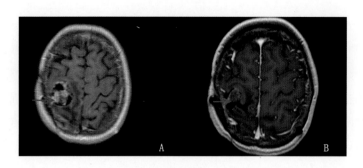

病例5图11　颅脑病灶放疗后MRI对比

A：2021-04-18；B：2021-09-19

（五）第三次MDT讨论前治疗

口服奥希替尼49个月，颅内病灶第三次进展：2022年7月17日复查头颅MRI示（病例5图12）：脑转移术后及药物治疗后改变右额顶叶交界区病灶（2.7cm×3.6cm），较前范围增大，提示肿瘤复发、左侧额叶新发小结节（1.5cm×1.3cm），考虑转移，右侧额叶小囊性结节（1.5cm×0.9cm）。患者无不适。

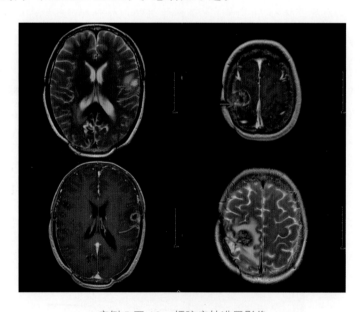

病例5图12　颅脑病灶进展影像

（六）第三次MDT讨论

影像科医生：对比患者颅脑MRI，7月17日头颅MRI右侧额顶叶肿瘤复发，左侧额叶见一小转移灶，伴有周边水肿。肺部CT未见明显复发转移灶。

神经外科医生：患者右侧额顶叶病灶反复肿瘤复发、转移，不建议再次行手术治疗，建议行局部放疗。

肿瘤内科医生：患者奥希替尼靶向治疗 49 个月，反复颅脑复发及转移，耐药后送检基因检测仍为 EGFR 19del 突变、TP53 突变，未发现明确的耐药机制。考虑奥希替尼耐药，不排除脑膜转移可能，建议行脑脊液穿刺活检明确病理及进一步基因检测。进一步完善全身检查，评估全身情况。若全身其他病灶稳定，可继续原剂量奥希替尼或奥希替尼加倍剂量治疗，联合局部放疗。后线全身治疗可考虑化疗联合贝伐珠单抗及免疫治疗。

放疗科医生：患者右脑转移瘤曾行放疗，45Gy/15F，放疗后肿瘤明显退缩，现出现放疗区域肿瘤复发，放疗间歇期超过 1 年，患者 PS 评分 1 分，可考虑行立体定向放疗。左侧额叶行 SRT 治疗，根据情况联合贝伐珠单抗治疗。

讨论小结：①完善全身检查，评估病灶情况。②右侧额叶、左侧额叶行脑 SRT，联合贝伐珠单抗治疗。③脑脊液穿刺活检、重新基因检测。④根据基因检测情况评估是否继续奥希替尼治疗。

治疗及疗效评估：2022 年 7 月 22 日患者行 PET-CT 示（病例 5 图 13）：①右侧额顶叶（3.0cm×2.7cm）、左侧额叶结节伴周围脑水肿，糖代谢增高，结合临床及 MRI 检查提示转移瘤；颅脑术后改变，左侧颞枕叶、右侧额叶软化灶，左侧侧脑室颞角增大；②右肺下叶术后改变，右肺少许纤维灶；③肝脏多发小囊肿；脊柱轻度侧弯、退行性变；④余全身显像未见 FDG 代谢明显异常。患者拒绝行脑脊液穿刺，行脑转移病灶 SRT：左 28Gy/2F；右 24Gy/3F，联合"贝伐珠单抗 200mg"治疗。3 个月后复查颅脑 MRI 示：右额顶叶交界区病灶（1.5cm×1.8cm），病灶及水肿范围较前缩小，左侧额顶叶小转移灶（0.7cm×0.4cm），较前片范围缩小（病例 5 图 14）。疗效评估 PR。

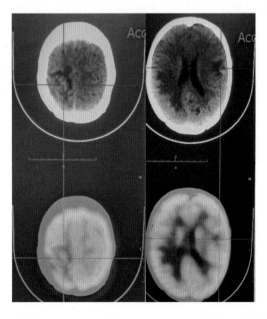

病例 5 图 13　颅脑 PET-CT 病灶（2022-07-22，服用奥希替尼 49 个月）

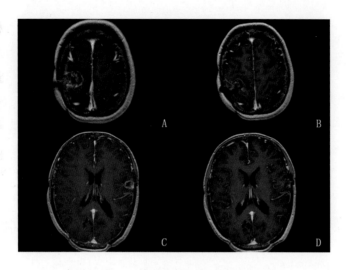

病例 5 图 14　颅脑病灶 SRT 前后 MRI 对比

A、C：右额顶叶（2022-07-17）；B、D：左侧额叶（2022-10-09）

（七）诊疗结局与随访

随访至截稿日期（2022-10），患者仍继续奥希替尼靶向治疗中，PS 评分＝1 分。

三、病例小结

该患者初诊行急诊"颅脑转移瘤切除术"，术后诊断为右肺下叶腺癌伴纵隔淋巴结、颈部淋巴结、脑转移；AJCC 分期（第 8 版）：$cT_{2a}N_2M_{1c}$ ⅣB 期；分子分型：EGFR 19del 突变。术后一线奥希替尼靶向治疗，PFS 20 个月，出现肺内病灶进展，予肺内病灶切除术，术后病理提示鳞癌，予 TP 方案化疗 1 周期后患者拒绝，继续单药奥希替尼靶向治疗。在服用奥希替尼第 24 个月、33 个月、49 个月时反复出现颅内寡进展，分别予行手术切除、放疗、SRT 等局部治疗手段，颅脑转移病灶病理仍为腺癌。至截稿日期，患者病情稳定，OS 超过 51 个月（病例 5 图 15）。

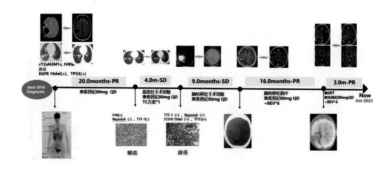

病例 5 图 15　治疗小结

四、诊疗经验总结

奥希替尼作为 EGFR 突变晚期非小细胞肺癌一线治疗的优选方案，在获得较长 PFS 的同时，不可避免地产生耐药。当患者出现耐药时，重新获取组织病理及基因检测明确耐药机制对于后续治疗方案的制订具有重要指导价值[3]。该例患者在重新组织活检及基因检测，仍然是 EGFR 19del 突变合并 TP53 突变，未发现明确耐药机制。患者多次进展均为寡进展，选择继续奥希替尼治疗的情况下，联合局部治疗，总生存期超过 4 年，体现了精准治疗时代，以靶向药物为主的综合治疗给患者带来的生存获益。

五、亮点思辨

奥希替尼作为 EGFR 突变Ⅳ期非小细胞肺癌患者一线治疗的优选方案，给患者带来了生存获益，但继发性耐药不可避免。随着目前三代 EGFR TKI 越来越多地被临床应用在晚期 EGFR 敏感突变非小细胞肺癌的一线治疗中，三代 EGFR TKI 的耐药机制成为研究热点。目前三代 EGFR TKI 已知获得性耐药机制，包括以下几方面[4]：① EGFR 基因的继发二次突变，最常见的为 C797X 位点突变，约 15% 患者出现耐药是由 C797X 突变引起；②下游信号通路的激活：如 RAS–RAF–ERK–MAPK 及 PI3K/AKT/mTOR 信号通路；③旁路信号通路激活：如 MET 扩增、HER2 扩增、BRAF 突变；④组织学类型转化及上皮间质转换。针对奥希替尼耐药患者，除了明确耐药机制，还需充分评估患者进展状态，对于寡进展、无症状恶化的患者，继续奥希替尼治疗的基础上联合局部治疗（放疗或手术）是推荐的治疗选择。

六、专家点评

该病例初诊时急诊行颅内转移灶减症切除术，术后病理提示转移性腺癌，结合辅助检查诊断：右肺下叶腺癌伴纵隔淋巴结、颈部淋巴结、脑转移；AJCC 分期（第 8 版）：$cT_{2a}N_2M_{1c}$ Ⅳ B 期；分子分型：EGFR 19del 突变。术后奥希替尼靶向治疗，经历肺部进展、颅脑多次进展，继续奥希替尼治疗的基础上，联合手术切除、放疗等局部治疗，目前 OS 超过 51 个月，总体治疗效果显著。针对该病例，有几点问题值得思考：

1. 该病例初诊时脑部病灶术后病理诊断为腺癌，此时未获取肺部原发灶病理，经过奥希替尼治疗 20 个月后，肺部病灶出现进展；肺部病灶术后病理诊断为鳞状细胞癌，小灶为腺癌（＜5%）。此时较难判断该患者肺部原发灶是腺鳞癌还是经靶向治疗后发生了组织学类型转化，对于后续治疗选择亦存在一定的困惑。

2. 对于驱动基因阳性的肺癌脑转移患者，何时介入局部放疗，仍值得探索。针对该患者，两次脑转移灶术后均选择了继续服用靶向药物，是否可以在复发前提前进行局部放疗，从而降低后期反复复发的风险。

3. 该例患者奥希替尼治疗过程中反复出现颅内寡进展，未找到明确的耐药机制，在局部治疗后，如何选择全身治疗方案，目前尚无明确的选择标准。后续含铂双药化疗、联合免疫治疗等是否能带来获益，仍需进一步探索。

［病案整理：蔡玉节 浙江省肿瘤医院温州院区（温州市肿瘤医院）］

（点评专家：金 莹 浙江省肿瘤医院）

［审核专家：林权冰 浙江省肿瘤医院温州院区（温州市肿瘤医院）］

参考文献

[1]David S，et al.National comprehensive cancer network（NCCN）clinical practice guidelines in oncology–Small Cell Lung Cancer[J].NSCL，2020，（v3）：20–21.

[2] 中国临床肿瘤学会指南工作委员会 . 非小细胞肺癌诊疗指南 2020[M]. 北京：人民卫生出版社，2020，42–43.

[3]Piper–vallillo AJ，et al.Emerging treatment paradigms for EGFR–Mutant lung cancers progressing on osimertinib：a review[J].J Clin Oncol，2020，（18）：JCO1903123.

[4]Schoenfeld AJ，Yu HA，et al.The evolving landscape of resistance to osimertinib[J].J Thorac Oncol，2020，15（1）：18–21.

病例 6　EGFR 基因突变局部晚期非小细胞肺癌病例的处理与实践

一、病历摘要

（一）病史介绍

患者女性，59 岁。2015 年底因体检发现右肺阴影，故前往浙江省肿瘤医院，完善胸部 CT 提示：右肺中叶见约 2.5cm×1.5cm 结节灶，病灶分叶明显，并可见细短毛刺，增强后均匀强化。两侧肺门区、纵隔 2R 组、4R 组、5 组、6 组、7 组均可见淋巴结肿大，大者约 2.7cm×1.4cm（7 组），增强后均匀强化，左锁骨上扁平状淋巴结。左肺清晰。诊断结果：右肺中叶周围型肺癌首先考虑；两侧肺门、同侧及对侧纵隔淋巴结肿大，首先考虑转移性。左锁骨上淋巴结显示。B 超引导下行左锁骨上淋巴结穿刺：见散在淋巴细胞及成团纤毛柱状上皮细胞，未见肿瘤依据。颅脑增强 CT：脑实质内未见明显占位灶。骨扫描：未发现转移。肺部穿刺：非小细胞肺癌，倾向腺癌。免疫组化：ALK（D5F3）（–）、ALK–NC（–）、Napsin A（+）、TTF1（+）。分子检测结果：EGFR 基因（ARMS）（肿瘤样本中检测到 EGFR 基因 Ex19del 突变，未发现其他已知突变）。

既往无殊，无肿瘤家族史。

（二）体格检查

一般情况可，PS 评分＝0，生命体征平稳，双锁骨上未及肿大淋巴结，心脏听诊未闻及病理性杂音，双肺未闻及干湿性啰音，腹平软，无压痛，未及异常包块，移动性浊音阴性。

（三）诊断

右上肺腺癌伴两侧肺门、纵隔淋巴结转移，$cT_2N_3M_0$ ⅢB 期，EGFR 基因 Ex19del 突变。基线 CT 见病例 6 图 1。

二、诊治经过

（一）第一次 MDT 讨论

胸部肿瘤外科医生：患者右肺中叶肿瘤，纵隔 2R 组、4R 组、5 组、6 组、7 组均可见淋巴结肿大，大者约 2.7cm×1.4cm（7 组），目前分期：$cT_2N_3M_0$ Ⅲ B 期，不适合行手术治疗。建议给予放化综合治疗。

放疗科医生：患者目前诊断为右上肺腺癌（$cT_2N_3M_0$ Ⅲ B 期，EGFR 基因 Ex19del 突变）。不适合手术治疗，根据 NCCN 指南首选根治性放化疗。需要注意的是，患者有 EGFR 基因 Ex19del 突变，后续复发或进展时可采用 TKI 类药物进行治疗，因此放疗时应尽量降低肺损伤。

目前这类患者是同期放化疗更好，还是放疗同期靶向治疗效果更好，暂无定论。我院目前开展"一项前瞻性、开放性、随机对照、多中心 Ⅱ 期临床研究评估同步厄罗替尼联合放疗对比同步依托泊苷/顺铂（EP）方案联合放疗用于伴有表皮因子受体 19 或 21 外显子活化突变的不可切除 Ⅲ 期非小细胞肺癌（NSCLC）的疗效及安全性（ML28545）"正在进行，本例患者可考虑筛选参加此研究 [1]。

胸部肿瘤内科医生：同意上述意见，目前患者诊断为右上肺腺癌（$cT_2N_3M_0$ Ⅲ B 期，EGFR 基因 Ex19del 突变），目前的证据是对于驱动基因阳性的局部晚期不可手术 NSCLC、首先考虑同步放化疗，如果身体不能耐受，或预计靶区较大，放射性肺炎发生率高的患者，可行靶向治疗，辅以局部治疗。但鉴于伴有 EGFR 基因 Ex19del 突变的 NSCLC 患者靶向治疗获益大，单用 TKI 的 PFS 超过 10 个月，而既往数据显示同期放化疗 PFS 多在 6～8 个月，中位 OS 为 24～26 个月，因而对本例患者而言，参加对比同期放化疗或靶向的临床研究也是一个不错的选择 [2]。

讨论小结：该患者目前诊断右上肺腺癌（$cT_2N_3M_0$ Ⅲ B 期 EGFR 基因 Ex19del 突变）。患者 PS 评分可，首先考虑同期放化疗，或参加同期放化疗或靶向的临床研究。

治疗经过：与患者及家属充分沟通后，入组"一项前瞻性、开放性、随机对照、多中心 Ⅱ 期临床研究评估同步厄罗替尼联合放疗对比同步依托泊苷/顺铂（EP）方案联合放疗用于伴有表皮因子受体 19 或 21 外显子活化突变的不可切除 Ⅲ 期非小细胞肺癌（NSCLC）的疗效及安全性（ML28545）"临床研究，随机进入同步依托泊苷/顺铂（EP）方案组，2016 年 1 月 12 日至 2 月 23 日期间行胸部放疗，剂量 60Gy/30F，4D-CT 扫描，VMAT 设计，IGRT 实现，每天 1 次，每周 5 天。照射靶区包括：右肺中叶肿瘤，纵隔 2R 组、4R 组、5 组、6 组、7 组淋巴结区域。放疗期间，分别于 2016 年 1 月 12 日至 2016 年 1 月 19 日、2016 年 2 月 14 日至 2016 年 2 月 22 日行 EP 方案（依托泊苷注射液 85mg 第 1～5 天；顺铂 85mg 第 1 天、第 8 天）化疗 2 周期。放化疗后胸部 CT 评价疗效达 PR。此后定期随访。

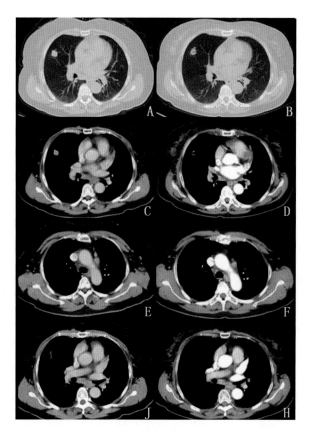

病例 6 图 1　同期放化疗前后肺部病灶及纵隔肿大淋巴结对比

A、C、E、J：2015-12-28 放化疗前；B、D、F、H：2016-02-17 放化疗后

2017 年 1 月 9 日复查 B 超示：右侧锁骨上区见低回声结节，界尚清，形态稍欠规则。综合病史，恶性不能排除，穿刺病理示腺癌。颅脑 MRI、骨 ECT、胸腹部 CT 等检查未发现其他转移。考虑诊断为右上肺腺癌（EGFR19 外显子 del 突变）放化疗后右锁骨上淋巴结复发。因肿瘤进展出组临床研究。

（二）第二次 MDT 讨论

胸外科医生：患者右上肺腺癌（$cT_2N_3M_0$ ⅢB 期，EGFR 基因 Ex19del 突变）放化疗后右锁骨上淋巴结转移，不适合行手术治疗。建议给予内科治疗。

放疗科医生：患者局部晚期肺癌放化疗后锁骨上淋巴结转移，可考虑靶向治疗，联合局部放疗。在一项 Ⅱ 期临床研究中，靶向治疗联合局部治疗可极大程度改善此类患者的局部控制率和生存期[1]。

胸部肿瘤内科医生：对于驱动基因阳性的局部晚期不可手术、不适合同步放化疗患者，可行靶向治疗。JO25567 研究结果表明厄洛替尼联合贝伐珠单抗治疗 EGFR 突变的晚期非鳞 NSCLC 可改善 PFS[3]。但该患者年龄较轻，仅有锁骨上淋巴结转移，也可以考虑靶向治疗联合局部放疗的方式。

讨论小结：患者右上肺腺癌（cT₂N₃M₀ ⅢB 期，EGFR 基因 Ex19del 突变）放化疗后右锁骨上淋巴结转移，可考虑全身治疗（靶向治疗）联合局部放疗的策略。

治疗经过：患者 2017 年 1 月 16 日开始接受"埃克替尼 125mg，3 次 / 日，口服"治疗。2017 年 2 月 1 日至 2017 年 3 月 2 日行局部放疗：照射双侧锁骨上淋巴结区域，IMRT 设计，DT 60Gy/30F，1 次 / 日，每周 5 天。

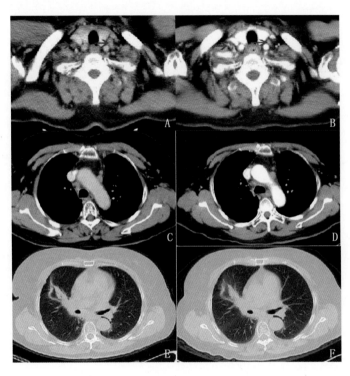

病例 6 图 2　锁骨上淋巴结治疗前后对比

A、C、E：2017-01-09 治疗前；B、D、F：2017-03-01 治疗后

（三）诊疗结局与随访

该例患者末次随访时间为 2022 年 11 月 28 日，肿瘤无复发（病例 6 图 2）。

三、病例小结

该例患者为初治 EGFR 基因 Ex19del 突变的 ⅢB 期 NSCLC，经同期放化疗后右锁骨上淋巴结转移。因仅出现锁骨上淋巴结区域复发，故在第一代 TKI 药物治疗的基础上辅以局部放疗。治疗未出现 3 级以上的毒副反应。目前该患者 OS 已经超过 82 个月，靶向治疗的 PFS 已经超过 70 个月，患者的生活质量几乎未受到影响。

治疗流程图如病例 6 图 3。

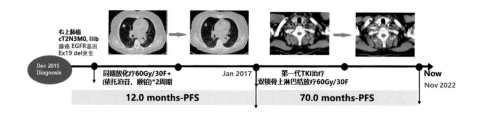

病例 6 图 3　治疗流程图

四、诊疗经验及总结

截至成稿之日，依然缺乏有关 EGFR 基因突变的不可手术的局部晚期 NSCLC（LA-NSCLC），最佳治疗模式高质量证据，给临床诊治带来一系列疑问。如：最佳方案依然是同期放化疗吗？靶向治疗辅以局部治疗是否疗效更佳？同期放化疗续贯免疫治疗的模式是否能给此类患者带来获益？目前这些问题还没有答案。对于伴有 EGFR 突变的局部晚期 NSCLC 患者，由于患者肿瘤异质性极强，患者身体状况、基础肺功能差别较大，我院 MDT 团队更倾向于根据患者实际病情，制订个体化的治疗方案，即对身体状况好、肺功能好、肿瘤负荷较小的患者仅放化疗，并酌情行 TKI 维持治疗；对肿瘤较大、PS 状态差、伴随基础肺疾病的患者，先以 TKI 诱导治疗，再进行放化疗，之后继续 TKI 维持治疗。最佳治疗策略尚待临床研究结果的发布。

五、亮点思辨

1. 局部晚期 EGFR 突变 NSCLC 的治疗选择。

在 EGFR 突变的不可切除的 Ⅲ 期 NSCLC 中，放化疗的作用一直存在争议。研究表明，与野生型肿瘤相比，接受根治性放化疗的 EGFR 突变 Ⅲ 期 NSCLC 的中位 PFS 显著缩短（12.0 个月 VS 9.6 个月，$P = 0.003$）。虽然接受根治性放化疗组的中位 OS 可能更长，但差距没有统计学意义。推测其可能的原因是，CCRT 后 EGFR 突变患者的远处转移率高于野生型，如脑转移的发生率可高达 44%[4]。

既然如此，那么 EGFR TKI 可否代替 CCRT，成为 EGFR 突变的不可切除的 Ⅲ 期 NSCLC 的首选治疗方案？国内王绿化教授等的针对 EGFR 突变阳性 Ⅲ A/ Ⅲ B 期患者的真实世界研究（REFRACT），纳入 12 个中心的 511 例患者。根据治疗模式可分为同步 / 序贯放化疗、EGFR-TKI 单药治疗、EGFR-TKI ＋放疗 / 放疗三种，其中 EGFR-TKI 单药治疗组人数超过 50%。放化疗组和 TKI 单药组的中位 PFS 分别为 12.4 个月和 16.2

个月，放疗＋ TKI 组的中位 PFS 达到 26.2 个月，显著优于以上两种治疗模式。而在 OS 方面，放疗＋ TKI 组中位 OS 达到 67.4 个月，也是显著优于同步 / 续贯放化疗组（51 个月）和 TKI 单药组（49 个月，$P = 0.039$）。由此可见，放疗和 TKI 都是Ⅲ期 NSCLC 重要的治疗选择[5]。

2. 目前的 PACIFIC 模式（放化疗＋免疫巩固）能否挑战？

局部晚期 NSCLC 患者，在 CCRT 后进行免疫治疗巩固可以从中获益，尤其是 PD-L1 高表达的患者。但是，在 PACIFIC 模式中纳入了约 6% 的 EGFR 突变的局部晚期 NSCLC，发现巩固治疗并未改善这类患者的 PFS 和 OS，甚至 EGFR 突变患者 PFS 更短[6]。一项回顾性研究纳入了 37 例 EGFR 突变的不可切除的Ⅲ期 EGFR 患者，比较在 CCRT 后使用度伐利尤单抗或 EGFR-TKI 巩固治疗的有无差异。13 名患者在 CCRT 后行度伐利尤单抗巩固治疗，8 名患者在 CCRT 后行 EGFR-TKI 巩固治疗。CCRT 后续贯 TKI 组的 PFS 最长，达到 26.1 个月，显著高于其他组（$P = 0.023$）；而 CCRT 后续贯度伐利尤单抗巩固治疗组的 PFS 为 10.3 个月，仅 CCRT 组的 PFS 为 6.9 个月（$P = 0.993$）[7]。

3. 未来的研究方向？

临床前研究表明，EGFR 突变的 NSCLC 细胞对放疗相对敏感，而 EGFR TKI 具有放射增敏作用。这是 EGFR TKI 与放疗联合应用的理论基础。RECEL（NCT0174908）研究是一项Ⅱ期临床研究，纳入 41 例不可手术切除的 EGFR 突变Ⅲ期 NSCLC 患者，随机分配到接受 2 年的厄洛替尼联合放疗组或 CCRT 组。与 CCRT 组相比，厄洛替尼组的 PFS 显著改善（27.9 个月 VS 6.4 个月，$HR = 0.053$，95% CI：$0.006 \sim 0.463$，$P < 0.001$），不良事件发生率相同（AE，等级 ≥ 1，86.7%，13/15），最常见的 AE ≥ 3 级皮疹（20%）和血液学毒性（27%）。该数据结果令人鼓舞，但需要Ⅲ期临床试验进一步证实[1]。

Ⅲ期 LAURA 临床试验（NCT03521154）目前正在进行中。该研究入组不可切除的 EGFR 突变Ⅲ期 NSCLC 患者，研究同步或续贯放化疗后，奥希替尼或安慰剂维持治疗的疗效和安全性。主要终点是 PFS；次要终点包括 CNS PFS、按突变状态分层的 PFS、OS、安全性和耐受性[8]。此外，新的第三代 EGFR TKI 如阿美替尼等与胸部放疗联合治疗 EGFR 突变的局晚期 NSCLC 也在进行中。这些研究的顺利进行将为临床实践提供坚实的证据。

六、专家点评

尽管 TKI 是伴有 EGFR 突变的晚期 NSCLC 的首选治疗，但在Ⅲ期 NSCLC 应用证据不多。目前各大指南推荐的 EGFR 突变的Ⅲ期 NSCLC 的首选治疗依然是同期放化疗。小型前瞻性临床试验、回顾性研究证实了第一代和第二代 EGFR-TKIs 在Ⅲ期 NSCLC 中的疗效，但缺乏高质量数据。

尽管回顾性研究认为，放疗及 TKI 均是Ⅲ期不可切除 NSCLC 重要治疗手段，但由于 LA-NSCLC 仍有治愈可能，因此对"去化疗"的放疗＋ TKI 模式仍需慎重，在 LAURA、ADVANCE 等前瞻性Ⅲ期研究结果正式发表前，同步放化疗序贯 TKI 维持治疗仍应成为优选方案。同时，患者的基础肺功能、ECOG 评分，以及肿瘤部位及大小等，也对治疗选择有一定影响，如对肿瘤负荷高、年龄大、预计肺受量大的患者，视为接近Ⅳ期的 LA-NSCLC，应仍以系统性全身治疗为主、放疗为辅。

（病案整理：王　谨　浙江省肿瘤医院）

（点评专家：季永领　浙江省肿瘤医院）

（审核专家：杜向慧　浙江省肿瘤医院）

参考文献

[1]Xing L，Wu G，Wang L，et al.Erlotinib versus etoposide/cisplatin with radiation therapy in unresectable stage Ⅲ epidermal growth factor receptor mutation-positive non-small cell lung cancer[J]. Int J Radiat Oncol Biol Phys，2021，109（5）：1349-1358.

[2]Bradley JD，Paulus R，Komaki R，et al.Standard-dose versus high-dose conformal radiotherapy with concurrent and consolidation carboplatin plus paclitaxel with or without cetuximab for patients with stage Ⅲ A or Ⅲ B non-small-cell lung cancer（RTOG 0617）[J].Lancet Oncol，2015，16（2）：187-199.

[3]Atagi S，Goto K，Seto T，et al.Combined analysis of two Phase Ⅱ studies evaluating first-line erlotinib in NSCLC with EGFR mutation：JO22903/JO25567.Annals of Oncology，2015，26（S7）：79-105.

[4]Desai S，Kim C，Veytsman I.Role of Anti-EGFR targeted therapies in stage Ⅲ locally advanced Non-small cell lung cancer：give or not to Give？[J]Curr Oncol Rep，2019，21（9）：84.

[5]Xu K，Liang J，Zhang T，et al.Clinical outcomes and radiation pneumonitis after concurrent EGFR-tyrosine kinase inhibitors and radiotherapy for unresectable stage Ⅲ non-small cell lung cancer[J].Thorac Cancer，2021，12（6）：814-823.

[6]Spigel DR，Faivre-Finn C，Gray JE，et al.Five-Year survival outcomes from the PACIFIC trial：durvalumab after chemoradiotherapy in stage Ⅲ Non-Small-Cell lung cancer[J].J Clin Oncol，2022，40（12）：1301-1311.

[7]Aredo JV，Mambetsariev I，Hellyer JA，et al.Durvalumab for stage Ⅲ EGFR-Mutated NSCLC

after definitive chemoradiotherapy[J].J Thorac Oncol，2021，16（6）：1030–1041.

[8]Lu S，Casarini I，Kato T，et al.Osimertinib maintenance after definitive chemoradiation in patients with unresectable EGFR mutation positive stage Ⅲ Non–small–cell lung cancer：LAURA trial in progress[J].Clin Lung Cancer，2021，22（4）：371–375.

病例 7　ROS1 融合晚期 NSCLC 患者的曲折救治之路

一、病历摘要

（一）病史介绍

患者女性，43 岁，2020 年 11 月在当地医院体检，胸部平片示右肺占位；进一步行 PET-CT 检查示：右肺下叶前基底段高代谢病灶，考虑 MT，累及脏层胸膜；右肺门、纵隔 8 组高代谢淋巴结，考虑转移；右侧水平裂及斜裂增厚伴结节，考虑胸膜转移可能性大；右肺中叶内侧段胸膜结节，右肺下叶后基底段及内基底段胸膜隆起增厚，右第 8 后肋缘局灶代谢轻微增高，考虑胸膜转移待除。脑 MRI 增强未见异常。于 2020 年 11 月 25 日行"右肺肿物及胸膜穿刺活检术"，病理示：（右上肺结节、右中肺结节、右下肺结节）见肺腺癌结节。（右胸膜结节）腺癌结节，结合免疫组化表型，符合肺源性。免疫组化结果：肿瘤细胞 TTF-1、CK7、Naspsin A 阳性，CDX-2 阴性。基因检测（组织，14 个基因，NGS）：CD74-ROS1 融合突变（丰度 7.3%）；PD-L1（22C3）：TPS < 1%。转诊我院做胸部 CT：考虑右下肺癌纵隔、右肺门淋巴结转移及右侧胸膜转移伴右侧胸腔积液（病例 7 图 1）。

既往无烟酒嗜好；既往史及个人史无特殊，家族史无异常。

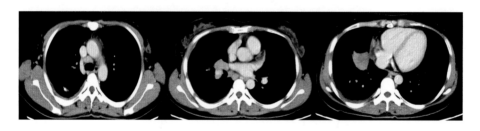

病例 7 图 1　基线胸部增强 CT（2020-12）

（二）体格检查

ECOG 评分＝ 1 分，全身浅表淋巴结未扪及肿大，右下肺呼吸音减弱，余肺呼吸音粗，未闻及干湿性啰音及胸膜摩擦音。无杵状指（趾）。

（三）诊断

右下肺腺癌纵隔、右肺门淋巴结转移右侧胸膜、右肺转移伴右侧胸腔积液 $[T_4N_2M_{1a}$

Ⅳ A 期；CD74-ROS1 融合；PD-L1（22C3）< 1%〕。

二、诊治经过

（一）第一次科内讨论

根据 PROFILE 1001 研究[1]，克唑替尼一线治疗 ROS1 阳性的非小细胞肺癌 ORR 高达 85.7%，中位 PFS 19.3 个月、中位 OS 51.4 个月，国内外权威指南一致推荐克唑替尼为 ROS1 阳性晚期 NSCLC 的一线首选。

一线治疗：患者于 2020 年 12 月 14 日开始予"克唑替尼"靶向治疗，治疗过程顺利。2021 年 1 月复查病灶明显缩小，疗效评价 PR。2021 年 3 月复查颅脑增强 MRI 示颅脑多发转移瘤，病情进展（PFS 3 个月，最佳疗效 PR），治疗前后影像见病例 7 图 2。

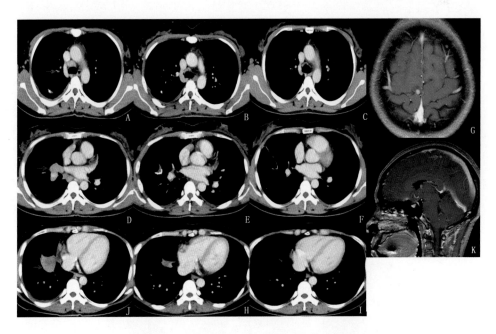

病例 7 图 2　一线克唑替尼治疗前后影像

A、D、J：2020-12；B、E、H：2021-01；C、F、I、G、K：2021-03

（二）第二次科内讨论

根据中国临床肿瘤学会指南（CSCO）指南，ROS1 融合阳性的非小细胞肺癌一线治疗后出现寡进展或 CNS 进展后选择继续克唑替尼治疗，配合局部治疗；NCCN 非小细胞肺癌指南 2021.v1 指出，在 ROS1 融合一线治疗进展后，可选择洛拉替尼或恩曲替尼。

二线治疗：继续克唑替尼靶向治疗，并于 2021 年 3 月 26 日至 2021 年 4 月 2 日针对脑转移灶调强放疗 DT 3600Gy/6F，治疗过程顺利。2021 年 4 月 26 日胸部 CT 示：右下肺癌较前略退缩伴纵隔、右肺门淋巴结转移及右侧胸膜转移较前相仿，右侧胸腔积液较前吸收。颅脑 MRI 示（病例 7 图 3）：脑多发转移较前增大增多。病情进展，（PFS 1 个月，最佳疗效 PD）。行腰椎穿刺术，脑脊液细胞学：阴性；脑脊液 CEA 正常，cfDNA 不足以行基因检测。基因检测（血液，168 个基因，NGS）：阴性。

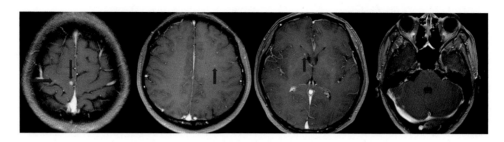

病例 7 图 3　克唑替尼联合颅脑放疗后复查增强 MRI（2021-04-26）

（三）第三次科内讨论

Entrectinib 是兼具 CNS 和全身的强效 ROS1/NTRK 酪氨酸激酶抑制剂，一项 Entrectinib 治疗 53 例 ROS1 ＋非小细胞肺癌的临床研究中，颅内 ORR 达到 55%。

三线治疗：2021 年 5 月 7 日自行改为"恩曲替尼 600mg、1 次 / 日"靶向治疗。2021 年 6 月 8 日胸部 CT 示（病例 7 图 4）：①右下肺癌伴纵隔、右肺门淋巴结转移较前增大，右侧胸膜转移较前相仿；②右肺散在慢性炎症；③左肺微小结节，建议随诊；颅脑 MRI 示（病例 7 图 5）：脑多发转移较前增大增多；病情进展（PFS 1 个月，最佳疗效 PD）。于 2021 年 6 月 9 日行"右肺部肿物穿刺"，基因检测（组织，169 个基因，NGS）：TP53 突变 4.1%，CD74-ROS1 融合 2.05，FANCL 突变 2.04%。

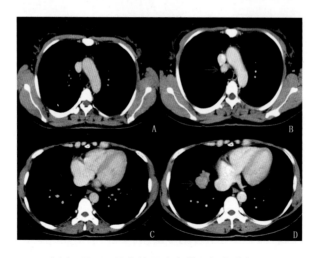

病例 7 图 4　恩曲替尼治疗前后复查胸部 CT

A、C：2021-04；B、D：2021-06

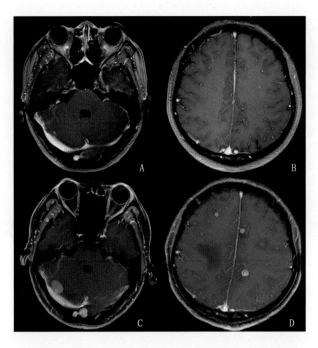

病例 7 图 5　恩曲替尼治疗前后复查颅脑增强 MRI

A、B：2021-04；C、D：2021-06

（四）第四次科内讨论

该患者基因检测为 ROS1 融合，但予以多程 ROS1-TKIs 治疗效果欠佳，再次活检未能明确耐药原因。考虑 IMpower150 研究中，ALK 融合及 EGFR 突变患者仍能从四药联合的模式中获益。故考虑采取 Impower150 的模式治疗。考虑 ROS1 患者耐药原因存在二次突变，G2032R 占 41%。卡博替尼为多靶点药物，可针对 ROS1 及 G2032R 靶点，同时也存在抗血管生成作用。故采用改良的 Impower150 模式。

四线治疗：患者于 2021 年 6 月 23 日开始予以"培美曲塞＋卡铂"联合"帕博利珠单抗"及"卡博替尼 60mg、1 次 / 日"治疗 4 周期，出现Ⅱ度肝功能损害及Ⅲ度骨髓抑制，予以对症处理后好转；后予以"培美曲塞＋卡博替尼＋帕博利珠单抗"维持治疗，疗效评价 PR（病例 7 图 6）。

2021 年 12 日复查 CT 示（病例 7 图 7）：①右下肺癌并右侧胸膜转移较前大致相仿，多发淋巴结转移较前增大；②脾内新增异常密度，转移可能，建议 MRI 检查。脾脏 MRI 示（病例 7 图 7）：脾脏新增结节灶，倾向转移可能大。2022 年 12 月颅脑 MRI 示：颅脑多发转移瘤部分较前增大。病情进展（PFS 6 个月，最佳疗效 PR）。

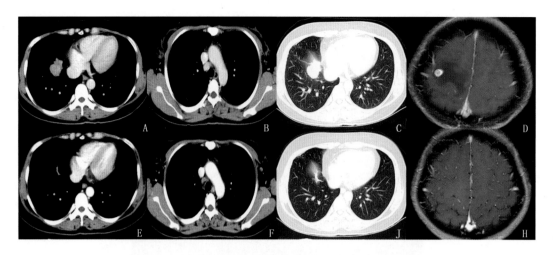

病例 7 图 6　四线治疗前后复查胸部 CT 及颅脑增强 MRI

A、B、C、D：2021-06；E、F、J、H：2021-10

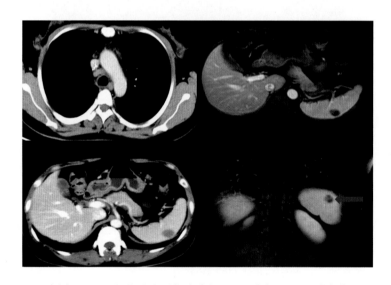

病例 7 图 7　四线治疗后复查胸部 CT 及腹部 MRI 示脾占位

（五）第五次科内讨论

患者多程 ROS1-TKI 治疗后进展，予以化疗联合免疫及抗血管生成治疗模式，再次病情进展。考虑患者化疗药物仅使用过培美曲塞，现考虑改用紫杉醇化疗。同时，卡博替尼可针对 ROS1 及 G2032R 靶点，同时也存在抗血管生成作用，故继续使用。患者脑病灶进展，再次加用放疗加强局部控制。

五线治疗：2021 年 12 月 31 日予以"白蛋白结合型紫杉醇＋卡博替尼"化疗 1 次。于 2021 年 12 月 6 日至 2021 年 12 月 19 日针对脑转移灶放疗 DT 40Gy/10F，针对全脑放疗 DT 30Gy/10F。2022 年 1 月复查胸部 CT 示（病例 7 图 8）：右肺下叶癌并右侧胸

膜转移、多发淋巴结转移较前大致相仿。腹部 CT 示：脾内低密度灶形态较前增大（PFS
0.7 个月，最佳疗效 PD）。

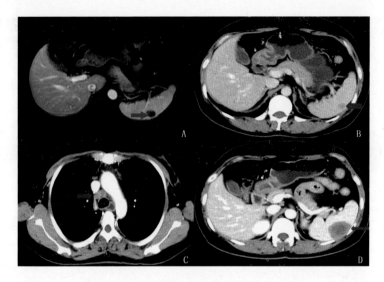

病例 7 图 8　五线治疗前后复查胸部增强 CT

A、B：2021－12；C、D：2022－01

　　患者行"B 超引导下脾脏肿物穿刺术"，病理示：（脾，穿刺）纤维组织见腺癌浸
润，结合病史及免疫组化结果符合肺来源。免疫组化结果：CK7（＋），TTF-1（＋），
NapsinA（弱＋），SATB2（－），GATA3（－），PAX-8（－），Villin（个别＋）。基因
检测（组织 NGS 1021 基因）：CD74-ROS1 融合突变 3.1%。

　　行纤维支气管镜，病理示：（7 组淋巴结）坏死渗出物中见少量腺癌，结合病史
及免疫表型符合肺来源。免疫组化结果：CK7（＋），CK5/6（－），TTF-1（＋），P40
（－），Ki-67（30%＋），CD3（T 细胞＋，约占肿瘤区域的 5%），CD8（约占 CD3 阳
性细胞数的 40%），PD1（约占 CD3 阳性细胞数的 5%），PD-L1（克隆号 28-8，TPS
＝ 90%），PD-L1neg（－）。基因检测（组织 NGS 1021 基因）：FANCL 突变 1.2%，
CD74-ROS1 融合突变 7.5%。

　　（六）第六次科内讨论

　　现患者肺部病灶稳定，但脾脏转移灶增大明显，可针对脾脏转移性放疗加强局部
控制，同时激活免疫，放疗期间配合长春瑞滨节拍治疗。考虑既往 Impower150 治疗模
式患者获益大，现继续使用"卡博替尼"发挥抗血管及靶向治疗的作用，同时再次联合
免疫治疗。

　　六线治疗：2022 年 1 月开始口服长春瑞滨 40mg、每周三次＋卡博替尼联合免疫治
疗，针对脾脏放疗 DT 35Gy/5F，治疗过程顺利。2022 年 2 月 15 日复查胸腹部 CT 示（病

例7图9）：①右锁骨区、纵隔及右肺门肿大淋巴结部分较前稍增大；②肝、脾转移较前进展；③腹膜后淋巴结肿大，转移可能。并且进展（PFS 0.5 个月，最佳疗效 PD）。

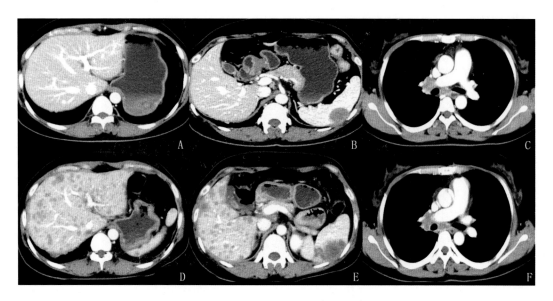

病例 7 图 9　六线治疗前后复查胸腹部增强 CT

A、B、C：2022-01；D、E、F：2022-02

（七）第七次科内讨论

患者为 ROS1 融合的肺腺癌，经历多程治疗，目前肝脏、脾脏进展，特别是肝脏呈爆发式进展。考虑患者基因检测仍为 ROS1 融合，既往研究也报道，洛拉替尼对经克唑替尼治疗进展的 ROS1 + NSCLC 显示一定疗效，24 例经治疗患者，ORR 达 25%，PFS 8.5 个月。建议患者采用洛拉替尼靶向治疗。

七线治疗：2022 年 2 月 17 日开始自行服用"洛拉替尼 100mg 1 次 / 日口服"靶向治疗。2022 年 3 月 16 日复查胸腹部 CT 示：①右肺下叶癌并右侧胸膜转移、多发淋巴结转移治疗后较前大致相仿，右锁骨区、纵隔及右肺门肿大淋巴结部分较前退缩；②肝、脾转移较前退缩。颅脑 MRI 增强示：颅脑多发转移瘤较前退缩。疗效评价为 PR。2022 年 5 月 4 日复查胸腹部 CT 示（病例 7 图 10）：①右肺下叶癌治疗后，右肺病灶较前增大，右侧胸膜转移、多发淋巴结转移与前相仿，右锁骨区、纵隔及右肺门肿大淋巴结部分较前退缩；②肝转移灶部分较前增大，脾转移灶较前缩小；③腹膜后淋巴结肿大较前增大，考虑转移。颅脑 MRI 增强示：颅脑多发转移瘤较前稍退缩。病情进展（PFS 2.5 个月，最佳疗效 PR）。

2022 年 5 月 6 日行彩超引导下肝肿物快速组织活检，病理示：（肝穿刺）送检肝穿刺组织中见低分化癌浸润，结合病史及免疫组化结果，符合肺腺癌转移。全外显子基因检测示：共检出体细胞突变 112 个，胚系致病或疑似致病突变 0 个，基因融合 1 个。ROS1：pG2032R 8.7%，CD74–ROS1 融合 9.1%。TMB：TMB–L 57Muts，MSI：MSS，TNB：共检出 16 个肿瘤新抗原，Clonal TNB：共检出 15 个克隆性肿瘤新抗原，HLAI：均杂合，HLA LOH：阳性。

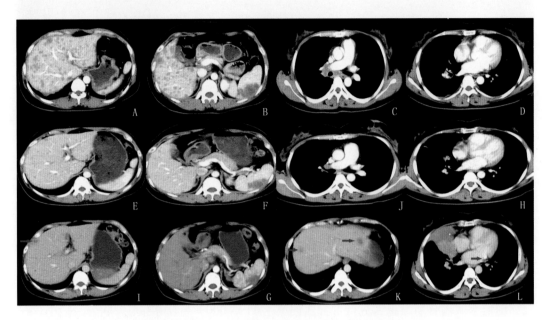

病例 7 图 10　七线治疗前后复查胸腹部增强 CT

A、B、C、D：2022–02–15；E、F、J、H：2022–03–16；I、G、K、L：2022–05–04

（八）第八次科内讨论

患者病情再次出现进展，以肝脏进展为主，肝脏穿刺组织全外显子检测示 ROS1：pG2032R，明确有耐药位点。患者已为多程治疗后病情进展，目前可选择的治疗方案较少，可考虑在研的临床试验药物或试验性治疗。

八线治疗：2022 年 5 月 18 日开始自行服用"TPX–0005 160mg、1 次 / 日口服"靶向治疗。

2022 年 6 月 6 日复查胸部 CT 示（病例 7 图 11）：右肺下叶癌治疗后，右肺病灶较前增大，右肺下叶新增小结节，右锁骨区、纵隔及右肺门淋巴结部分较前增大。腹部 CT 示（病例 7 图 11）：肝转移灶、腹膜后淋巴结较前增多、增大，脾转移灶较前缩小。脑 MRI 增强示：颅脑多发转移瘤较前大致相仿。病情再次进展。

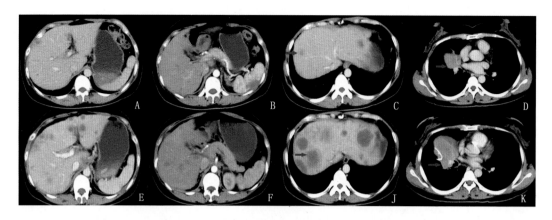

病例 7 图 11　八线治疗前后复查胸腹部增强 CT

A、B、C、D：2022-05-04；E、F、J、H：2022-06-06

（九）第九线治疗

九线治疗：2022 年 6 月 10 日开始予以"吉西他滨 1.6g，静脉注射，第 1 天、第 8 天"化疗 1 次，同时予以"TPX-0005 160mg 1 次 / 日口服（自备）＋卡博替尼 40mg，1 次 / 日口服（自备）"靶向治疗。患者仍在治疗中。

（十）诊疗结局与随访

随访至截稿日期，患者进行"吉西他滨＋ TPX-0005 ＋卡博替尼"联合治疗中，疗效尚未复查。

三、病例小结

该患者为右下肺腺癌，$T_4N_2M_{1a}$ ⅣA 期，CD74-ROS1 融合，PD-L1（22C3）＜1%。一线采用克唑替尼治疗后出现脑转移（PFS 3 个月）。二线继续克唑替尼靶向治疗，配合脑部调强放疗，治疗无效（PFS 1 个月）。三线改用恩曲替尼靶向治疗无效（PFS 1 个月）。右肺门淋巴结及脑部继续进展，肺部再次活检基因检测仍示 ROS1 融合，四线采用改良 IMpower150 模式，予以"培美曲塞＋卡铂＋卡博替尼＋ K 药"联合治疗（PFS 6 个月，最佳疗效 PR）。后出现脾脏转移及脑部病灶的进展，肺部及脾脏再次活检，未能找到明确的耐药基因，五线改用"白蛋白结合型紫杉醇"化疗，同时配合卡博替尼靶向治疗，配合脑部放疗（PFS 0.7 个月）。脾脏进展明显，其余部位控制良好，六线再次尝试 Impower150 模式，予以"长春瑞滨＋卡博替尼＋免疫"治疗，同时配合脾脏放疗（PFS 0.5 个月）。治疗后肝脏、脾脏爆发性进展，七线予以"洛拉替尼"治疗（PFS 2.5 个月）。肝脏继续进展，肝脏组织行活检并做了 WES 及 RNA 测序，找到 G2032R 突变，八线改"TPX-0005"靶向治疗（PFS 0.6 个月）。目前正进行九线试验性治疗：吉西他滨＋ TPX-0005 ＋卡博替尼。

四、诊疗经验总结

根据 PROFILE 1001 研究[1]，克唑替尼一线治疗 ROS1 融合的非小细胞肺癌 ORR 高达 85.7%，中位 PFS 19.3 个月，中位 OS 51.4 个月，国内外权威指南一致推荐克唑替尼为 ROS1 阳性 mNSCLC 一线首选。结合该患者，一线克唑替尼治疗最佳疗效为 PR，但 PFS 仅有 3 个月，远低于临床研究中位 PFS。而后这位患者尝试多种 ROS1-TKI，疗效欠佳。后期基因检测示 G2032R，为 ROS1 最常见的耐药原因，占比约为 40%，但针对耐药靶点的靶向治疗效果也欠佳。为何此患者无法如临床研究那样优异的疗效，待进一步探讨。患者治疗过程中采用改良的 Impower150 模式"培美曲塞＋卡铂＋卡博替尼＋免疫"治疗方案，维持时间最长，达 6 个月，但后续再采用此治疗模式也难见辉煌。该病例患者还出现少见的脾脏转移，且对脾脏放疗后出现爆发式进展，脾脏转移对免疫治疗是否有影响，以及脾脏转移后是否需局部治疗，现还不得而知。另外，该患者治疗异质性非常明显，病程中肺部控制尚可，肝脏及脾脏反复进展，这种异质性该如何处理，仍有待进一步讨论。

五、亮点思辨

ROS1 基因融合突变约占 NSCLC 的 1% ~ 2%。其位于染色体 6q22.1 上，属于受体酪氨酸激酶中胰岛素受体家族，与多种恶性肿瘤的发生发展相关[2]。研究表明其好发于年轻、不吸烟的亚裔肺腺癌女性[3, 4]，与其他驱动基因不共存的[5 ~ 7]。迄今已发现至少27 种融合伴侣基因。最常见的融合伴侣是 CD74-ROS1，其次是 EZR-ROS1、SLC34A2-ROS1。

ROS1 检测方法主要包括荧光原位杂交（FISH）、聚合酶链反应（RT-PCR）和第二代测序技术（NGS）[8, 9]。FISH 是检测金标准，但费用贵，且一次只能检测一个基因。NGS 能一次性准确识别大量基因变异，不仅包括已知的，还包括那些罕见及未知的基因变异。

根据 NCCN 指南，一线 ROS1 阳性的非小细胞肺癌可选择克唑替尼、色瑞替尼或恩曲替尼，治疗效果均较好，客观缓解率在 60% 以上。而一线 ROS1 抑制剂耐药主要包括旁路激活和二次突变[10]。其中，最常见的二次突变是 G2032R 突变，约占 40%。旁路的激活也影响最初药物的疗效[11]：KITD816G 突变可促进细胞磷酸化和增生导致 KIT 激活突变，并通过 PI3K 途径促进肿瘤细胞的增生和侵袭；DAVIES 等[12] 报道了 ROS1

阳性细胞中出现 EGFR 通路的激活，这种变化使得 ROS1 融合蛋白表达水平降低且通路主要依赖于 EGFR 活性。

针对 ROS1 耐药的处理，相关研究也取得一定的进展。临床前研究显示：卡博替尼（XL184）对 ROS1 的耐药突变，如 L2026M、L1951R、G2032R 具有较强的抑制作用，其对 G2032R 位点的抑制作用强于克唑替尼、塞瑞替尼、布加替尼（AP26113）[13]。一项非盲、单臂、多中心、Ⅰ／Ⅱ期研究，旨在评估洛拉替尼治疗克唑替尼经治的 ROS1 融合阳性转移性 NSCLC 患者的疗效与安全性，纳入 24 例患者，结果显示洛拉替尼客观缓解率为 25%，PFS 为 8.5 个月，具有较好的疗效果[14]。另外，Repotrectinib（TPX-0005）临床前研究显示出对 G2032R 突变的患者具有良好的抑制作用[15]。Taletrectinib（DS-6051b）治疗克唑替尼经治后因 G2032R 耐药晚期 NSCLC 的 Ⅰ 期临床试验显示：Ds-6051b 400mg 1 次／日可抑制 90% 的 G2032R，800mg 1 次／日可持续对 G2032R 进行抑制[16]。另外一项研究也显示，18 例经治疗后颅内进展的 ROS1 阳性的患者，采用恩曲替尼治疗，2 例患者达到 PR，4 例 SD，PFS 4.1 个月，提示恩曲替尼对一线靶向耐药的 ROS1 阳性患者有一定的疗效。总之，一线 ROS1 抑制剂耐药后非小细胞肺癌研究已取得一定的进展，但仍需进一步探索。

六、专家点评

该病例为肺腺癌Ⅳ A 期 ROS1 融合的患者，对一线 ROS1 抑制剂不敏感，耐药后经历放疗、化疗、免疫治疗及靶向等综合治疗，除"培美曲塞＋卡铂＋卡博替尼＋免疫"联合治疗方案维持时间较长外，其他药物治疗效果均不理想。针对该病例有几点值得思考：

1. 晚期肺腺癌 ROS1 融合突变，特别是脑转移患者，一线药物该如何选择？一代 ROS1 抑制剂克唑替尼还是二代或者三代 ROS1 抑制剂？

2. ROS1-TKI 耐药的机制以及处理的方案？

3. 患者病程中出现脾脏转移，对免疫治疗是否有影响？是否需要局部的治疗？

4. 该患者对治疗异质性非常明显，病程中肺部病灶控制尚可，肝脏及脾脏转移灶反复进展，这种异质性该如何处理？

（病案整理：蒋　侃　徐贻佺　福建省肿瘤医院）

（点评专家：林　根　福建省肿瘤医院）

（审核专家：林　根　福建省肿瘤医院）

参考文献

[1]Shaw AT, Riely GJ, Bang YJ, et al.Crizotinib in ROS1-rearranged advanced non-small-cell lung cancer (NSCLC): updated results, including overall survival, from PROFILE 1001[J].Ann Oncol, 2019, 30 (7): 1121-1126.

[2]Odintsov I, Somwar R, Davare MA.A blast from the past: ROS1 on the brain[J].Oncotarget, 2019, 10 (18): 1664-1666.

[3]Bergethon K, Shaw AT, Ou SH, et al.ROS1 rearrangements define a unique molecular class of lung cancers[J].J Clin Oncol, 2012, 30 (8): 863-870.

[4]Xu Y, Chang H, Wu L, et al.High prevalence of ROS1 gene rearrangement detected by FISH in EGFR and ALK negative lung adenocarcinoma[J].Experimental and molecular pathology, 2020, 117: 104548.

[5]Lin JJ, Shaw AT.Recent advances in targeting ROS1 in lung cancer[J].J Thorac Oncol, 2017, 12 (11): 1611-1625.

[6]Charest A, Lane K, McMahon K, et al.Fusion of FIG to the receptor tyrosine kinase ROS in a glioblastoma with an interstitial del (6) (q21q21) [J].Genes, chromosomes & cancer, 2003, 37 (1): 58-71.

[7]Charest A, Kheifets V, Park J, et al.Oncogenic targeting of an activated tyrosine kinase to the Golgi apparatus in a glioblastoma[J].Proc Natl Acad Sci USA, 2003, 100 (3): 916-921.

[8]Zito Marino F, Rossi G, Cozzolino I, et al.Multiplex fluorescence in situ hybridisation to detect anaplastic lymphoma kinase and ROS proto-oncogene 1 receptor tyrosine kinase rearrangements in lung cancer cytological samples[J].J Clin Pathol, 2020, 73 (2): 96-101.

[9]Lindquist KE, Karlsson A, Lev ц len P, et al.Clinical framework for next generation sequencing based analysis of treatment predictive mutations and multiplexed gene fusion detection in non-small cell lung cancer[J].Oncotarget, 2017, 8 (21): 34796-34810.

[10]Roys A, Chang X, Liu Y, et al.Resistance mechanisms and potent-targeted therapies of ROS1-positive lung cancer[J].Cancer Chemother Pharmacol, 2019, 84 (4): 679-688.

[11]McCoach CE, Le AT, Gowan K, et al.Resistance mechanisms to targeted therapies in ROS1(+) and ALK (+) non-small cell lung cancer[J].Clin Cancer Res, 2018, 24 (14): 3334-3347.

[12]Davies KD, Mahale S, Astling DP, et al.Resistance to ROS1 inhibition mediated by EGFR pathway activation in non-small cell lung cancer[J].PLoS One, 2013, 8 (12): e82236.

[13]Katayama R, Kobayashi Y, Friboulet L, et al.Cabozantinib overcomes crizotinib resistance in ROS1 fusion-positive cancer[J].Clin Cancer Res, 2015, 21 (1): 166-174.

[14]Shaw AT, Solomon BJ, Chiari R, et al.Lorlatinib in advanced ROS1-positive non-small-

cell lung cancer: a multicentre, open-label, single-arm, phase 1-2 trial[J].The Lancet Oncology, 2019, 20（12）: 1691-1701.

[15]Drilon A, Ou SI, Cho BC, et al.Repotrectinib（TPX-0005）is a Next-Generation ROS1/TRK/ALK inhibitor that potently inhibits ROS1/TRK/ALK solvent-front mutations[J].Cancer Discov, 2018, 8（10）: 1227-1236.

[16]Katayama R, Gong B, Togashi N, et al.The new-generation selective ROS1/NTRK inhibitor DS-6051b overcomes crizotinib resistant ROS1-G2032R mutation in preclinical models[J].Nat Commun, 2019, 10（1）: 3604.

病例8　ROS1融合靶向治疗反复进展病例的处理

一、病历摘要

（一）病史介绍

患者女性，65岁。2020年2月23日因"声音嘶哑半个月"就诊于当地医院，查胸部CT示：两肺多发大小不等结节，纵隔内多发肿大淋巴结，首先考虑转移，必要时穿刺。2020年2月27日至浙江省肿瘤医院就诊，行胸腹部增强CT检查示（病例8图1）：①右肺下叶背段、上叶后段分叶状结节，大小2.0cm×1.7cm，跨斜裂生长，可见毛刺牵拉胸膜，考虑周围型肺癌。②双肺多发小结节，考虑转移。③双侧锁骨上、纵隔多发肿大淋巴结，大者1.7cm×1.5cm，考虑转移。④肝、胰、脾及腹膜后未见明显异常。2020年2月28日行左锁骨上淋巴结穿刺，病理示：纤维组织内见低分化癌（结合免疫组化，符合腺癌）。免疫组化：TTF-1（+）、CK5/6（-）、P40（-）、CK7（+）、Syn（-）、CD56（-）、Ki-67（+，15%）、Villin（-）、CK20（-）、CDX-2（-）。2020年2月28日颅脑MRI示未见明显异常。2020年3月4日左锁骨上淋巴结组肿瘤织行二代基因测序（NGS）检测示：ROS1 exon34-SDC4 exon 5融合、ROS1-LNX1融合；肿瘤突变负荷：9.6Muts/Mb；微卫星不稳定：阴性。程序性死亡配体1（PD-L1）检测阴性。

既往史：既往无吸烟史。

（二）体格检查

查体一般情况可，PS评分=0分，左锁骨上可触及一肿大淋巴结，1cm×1cm，质硬，无压痛，不易推动，右锁骨上可触及一肿大淋巴结，1.0cm×0.5cm，质韧，无压痛，不易推动。

（三）诊断

右肺腺癌伴双肺多发转移、纵隔及双锁骨上淋巴结转移，$cT_{1b}N_3M_{1c}$ IVB期，ROS1 exon34-SDC4 exon 5融合，ROS1/LNX1重排。

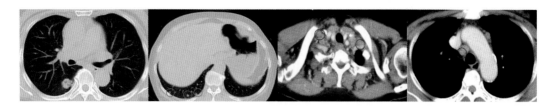

病例 8 图 1　基线胸腹部增强 CT（2020-02-27）

右肺结节，跨斜裂生长，可见毛刺牵拉胸膜；双肺多发转移灶；纵隔多发肿大淋巴结

二、诊治经过

（一）第一次 MDT 讨论

胸部肿瘤外科医生：现患者确诊右肺跨斜裂腺癌，伴双肺多发转移、纵隔淋巴结转移，双侧锁骨上淋巴结病理明确转移，根据美国国立综合癌症网络（NCCN）临床诊疗指南，该患者无手术适应证[1]。建议根据 PS 评分、基础疾病、肿瘤病理类型及基因突变情况给予内科综合治疗。

胸部放疗科医生：患者目前分期为 $cT_{1b}N_3M_{1c}$ ⅣB 期，驱动基因 ROS1 融合阳性。对于晚期 NSCLC 患者，放疗多用于缓解局部症状；对于寡转移灶可行局部治疗联合全身治疗，有望改善患者的无进展生存期（PFS），提高患者生活质量。根据 NCCN 临床指南，驱动基因阳性的Ⅳ期患者应首选靶向治疗，若患者出现压迫症状，可行局部放疗以缓解不适[1]。

胸部肿瘤内科医生：同意上述意见。该患者分期为ⅣB 期，伴有 ROS1 融合，对于驱动基因阳性的Ⅳ期 NSCLC 患者，治疗上可行靶向治疗，推荐首选克唑替尼。克唑替尼是第 1 个在 ROS1 重排型肺癌中表现出活性的酪氨酸激酶抑制剂（TKI），2020 年中国临床肿瘤学会（CSCO）将克唑替尼作为 ROS1 阳性的晚期非小细胞肺癌（NSCLC）治疗Ⅰ级推荐[2]，并且目前仍然是推荐用于晚期 ROS1 重排型 NSCLC 的一线治疗药物。

讨论小结：该患者目前诊断右肺腺癌伴双肺多发转移、纵隔及双侧锁骨上淋巴结转移，$cT_{1b}N_3M_{1c}$ ⅣB 期，ROS1 重排，暂无手术及放疗指征，予口服克唑替尼 250mg，一日两次抗肿瘤治疗。

治疗经过：2020 年 3 月 12 日起予口服克唑替尼 250mg，一日两次抗肿瘤治疗。2020 年 4 月 9 日胸腹部增强 CT 提示：右肺结节，较前明显缩小（1.1cm×1.1cm）；双肺多发转移现不明显，左肺斜裂结节，较前相仿；双侧锁骨上、纵隔多发肿大淋巴结，较前明显缩小（短径＜1.0cm）；肝、胰、脾及腹膜后未见明显异常，疗效评估部分缓解（PR）。患者继续原剂量口服克唑替尼，2021 年 10 月 26 日复查胸腹部增强 CT 提示：

右肺类小结节，与前大致相仿。左锁骨上淋巴结，较前增大（2.7cm×1.8cm）；纵隔多发肿大淋巴结，部分较前增大，建议复查。疗效评估疾病进展（PD）（病例 8 图 2）。2021 年 10 月 28 日行左侧锁骨上淋巴结穿刺活检，病理示：纤维、淋巴组织内见转移性或浸润性低分化癌，部分区分化差，呈肉瘤样癌改变。免疫组化：CK（+）、EMA（+）、Vim（+）、TTF-1（少量+）、NapsinA（-）、CK7（+）、CK5/6（部分+）、P63（-）、P40（-）、Ki-67（+，50%）。颅脑 MRI 及全身骨显像无明显异常。2021 年 11 月 1 日左锁骨上淋巴结组织行 14 基因检测报告示：ROS1 exon 34-SDC4 exon 5 融合（丰度 15.8%）、ROS1 exon 33-LNX1exon2 融合（4.1%）。

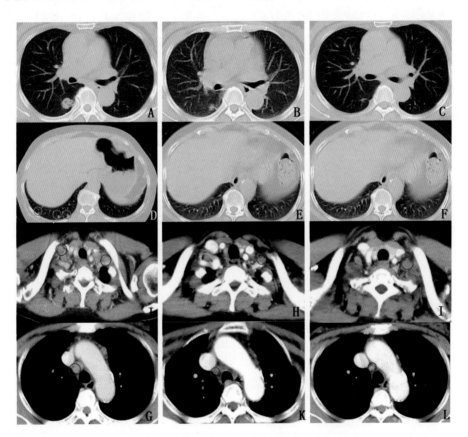

病例 8 图 2　应用克唑替尼前后及进展后胸腹部增强 CT 影像对比

A、D、J、G：2020-02-27 基线 CT；B、E、H、K：2020-04-09 克唑替尼 6 周后；C、F、I、L：2021-10-26 克唑替尼 20 个月后

（二）第二次 MDT 讨论

胸部放疗科医生：经克唑替尼治疗后再次复查胸腹部增强 CT，提示患者双侧锁骨上及纵隔淋巴结均有转移且较前增大，照射野过大，所需放疗剂量过高，难以保证正常组织限量，易发生严重放射性肺炎，目前不推荐行放射治疗，建议患者继续在肿瘤内科

行进一步治疗。

胸部肿瘤外科医生：患者靶向治疗后疾病进展，双侧锁骨上淋巴结及纵隔淋巴结均有转移，疾病分期较晚，无外科手术适应证。

胸部肿瘤内科医生：该患者基因检测 ROS1 重排阳性，一线用药克唑替尼的 PFS 达 20 个月。最佳疗效达到 PR。二次活检的 14 基因检测结果提示无常见 ROS1 耐药突变及旁路突变，后续建议患者应用其他靶向 ROS1 药物如赛瑞替尼或劳拉替尼等，或参加临床试验。

讨论小结：综合 MDT 各专家成员意见，建议该患者参加临床实验。

治疗经过：患者自愿参加"AB-106（Taletrectinib，一种 NTRK/ROS1 双靶点抑制剂）用于治疗携带 ROS1 重排的局部进展或全身转移的晚期 NSCLC 患者的一项 II 期、多中心、单臂、开放的第二阶段研究"，2021 年 11 月 24 日起开始口服研究药物 AB-106 胶囊 600mg 治疗。2021 年 12 月 22 日复查胸腹部增强 CT 提示肿瘤退缩不明显，疗效评估 SD。2022 年 2 月 20 日复查胸腹部增强 CT 提示左侧锁骨上肿大淋巴结（3.5cm×2.0cm）较前增大，转移考虑。考虑 PD，予退出临床试验。2022 年 3 月 4 日起予以塞瑞替尼 450mg、每日一次口服治疗。2022 年 6 月 2 日胸腹部增强 CT 示双侧锁骨上转移淋巴结较前增大（最大约 4.2cm×2.9cm），考虑转移；上腹部 CT 检查未见明显异常（病例 8 图 3）。考虑再次 PD。

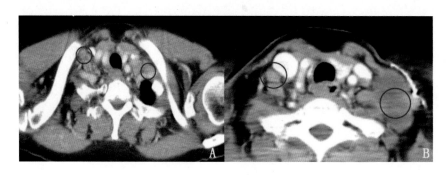

病例 8 图 3　服用赛瑞替尼后双侧锁骨上淋巴结影像

A：2020-02-27 基线 CT；B：2022-06-02 赛瑞替尼 3 个月后

（三）第三次 MDT 讨论

胸部肿瘤内科医生：2020 年 NCCN 指南推荐将塞瑞替尼作为存在 ROS1 重排患者的一线治疗用药，一线应用赛瑞替尼的中位 PFS 达到为 19.3 个月，中位缓解持续的时间（DoR）达 21.0 个月，III 期 ASCEND-5 临床研究发现，二线应用塞瑞替尼的中位 PFS 达 5.4 个月，效果显著优于化疗组（1.6 个月）[3]。患者服用克唑替尼进展后序贯 Taletrectinib 及赛瑞替尼，但最佳疗效仅达到 SD，且 PFS 较短，均为 3 个月左右。患者颅脑 MRI 无脑转移证据，建议患者有条件情况下再次行组织 NGS 检测以明确是否出现新的 ROS1 耐药机制，或行以培美曲塞为基础的静脉化疗。

临床心理科医生：患者明确诊断为肺腺癌Ⅳ期，靶向治疗后反复进展。患者情绪低落，有放弃治疗的想法。建议对患者及时行心理疏导，密切沟通，必要时辅以药物治疗，缓和其不良情绪，以助患者顺利接受后续治疗。

营养科医生：患者明确诊断为肺腺癌晚期，现身高 158cm，体重 46kg，BMI 为 18.4，患者明显偏瘦，人血白蛋白为 29g/L，处于营养不良状态。建议加强对患者营养支持，给予高热量、高蛋白、高维生素、易消化的饮食，静脉输注白蛋白纠正低蛋白血症。

讨论小结：综合 MDT 专家建议，拟再次行 NGS 检测以明确是否出现新的 ROS1 耐药机制，如患者拒绝检测则建议行静脉化疗。

治疗经过：2022 年 6 月 20 日至 2022 年 10 月 6 日予 "培美曲塞 600mg 联合卡铂 350mg" 方案静脉化疗 6 周期，2 周期后评价疗效 PR，6 周期后未评估疗效，患者未出现化疗相关不良反应。目前仍在治疗中。

（四）诊疗结局与随访

随访至截稿日期（2022-11-10）患者存活。

三、病例小结

患者入院完善检查后确诊为右肺腺癌伴双肺多发转移、纵隔及双锁骨上淋巴结转移，$cT_{1b}N_3M_{1c}$ Ⅳ B 期，基因检测提示 ROS1 exon34-SDC4 exon 5 融合，ROS1/LNX1 重排。一线接受克唑替尼治疗，PFS 为 19.5 个月，最佳疗效 PR。后锁骨上淋巴结及纵隔淋巴结较前进展，二线参与临床试验，接受 Taletrectinib 靶向治疗，PFS 为 3 个月，最佳疗效 SD。三线应用赛瑞替尼，PFS 为 3 个月，最佳疗效 SD。四线接受 6 周期以铂为基础的化疗方案，最佳疗效 PR。患者诊疗经过见病例 8 图 4。

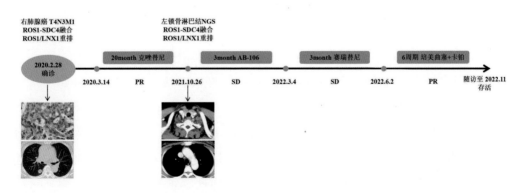

病例 8 图 4　诊疗经过

四、诊疗经验总结

ROS1 重排主要发生在不吸烟或轻度吸烟、较年轻的肺腺癌患者中 [4, 5]，本例患者为无吸烟史的中老年女性，首次即确诊为晚期腺癌伴 ROS1 阳性。根据 NCCN 指南，晚期 NSCLC 患者伴有 ROS1 重排优先推荐克唑替尼。Wu YL 等 [6] 报道克唑替尼一线治疗伴有 ROS1 重排的 NSCLC 患者的客观缓解率（ORR）达 71.7%，mPFS 为 15.9 个月，mOS 为 32 个月，本文患者 PFS 达 20 个月，略长于文献数据。克唑替尼治疗敏感的 ROS1 重排阳性患者最终都将不可避免的出现耐药导致疾病进展，约 50% 患者会出现获得性耐药突变 D2033N 和 G2032R，以及一些旁路驱动基因异常如表皮生长因子受体（EGFR）或人表皮生长因子受体 2（HER2），本文患者耐药后再行 NGS 检测无常见 ROS1 耐药突变及旁路突变。晚期肺腺癌伴 ROS1 融合患者在靶向药物无获益的情况下可考虑以培美曲塞为基础的化疗方案 [7]。本文患者后线使用培美曲塞联合卡铂的化疗方案，最佳疗效 PR，目前仍在治疗中，提示以培美曲塞为基础的化疗方案对后线治疗仍有获益。

五、亮点思辨

目前常用的 ROS1 检测方法主要包括荧光原位杂交技术（FISH）、聚合酶链式反应（RT-PCR）和 NGS。传统的 FISH 检测虽然是目前临床鉴定 ROS1 重排的金标准，但其只能获得特定的 ROS1 融合类型，对于 ROS1 与某些罕见融合伴侣的重排会出现漏检 [8]。而 NGS 则可准确识别大量独立的基因变异，以及罕见及未知的融合伴侣。一项研究对 319 个样本进行检测，与 FISH 相比，NGS 的灵敏度及特异度均为 100% [9]。同时 NGS 也可以通过血浆成分进行检测，使其可在疾病复发转移的情况下及时检测基因型的变化并进行多次检测，对于指导后续用药具有重要意义。

ROS1 有多种融合伴侣基因，其中 CD74 是最常见的融合伴侣，而 EZR、SDC4、SLC34A2 等较为少见。不同 ROS1 融合伴侣对克唑替尼治疗的疗效是否存在差异，目前研究观点不一。2018 年一项研究将患者分为 CD74-ROS1 融合突变组和 non-CD74-ROS1 融合突变组，结果显示，non-CD74-ROS1 组的 ORR 高于 CD74-ROS1 组（94.11% VS 73.68%）；non-CD74-ROS1 组的 PFS（17.6 个月 VS 12.6 个月）和 OS（44.5 个月 VS 24.3 个月）也显著优于 CD74-ROS1 组 [10]，而 He Y 等指出不同融合伴侣之间的疗效并无差异，仅提示 non-SDC4-ROS1 融合患者有 PFS 延长的趋势 [11]。本文患者 NGS 结果提示患者同时存在多基因融合，即 ROS1-SDC4 融合和 ROS1-LNX1 融合。其中 ROS1-LNX1 较为罕见，目前临床上暂无对 ROS1-LNX1 融合基因的报道。Zhang 等回顾性收集 49 例 ROS1 阳性患者，有 4 例患者存在多基因融合，其中一个基因融合是 ROS1-CD74 基因融合，另一个则是 ROS1 与以罕见基因融合，如 MRAS，PUM1 等[12]。目前有少量研究提出这种多基因融合可能是预后的不良因素[13, 14]，还需要进一步研究验证多基因融合对预后是否有不良影响，以及多基因融合患者的治疗方案是否需要在克唑替尼基础上联用其他靶向药物。

NSCLC 患者使用克唑替尼后不可避免发生耐药而进展，目前临床上克唑替尼耐药后二线治疗的选择主要取决于进展类型和耐药后的肿瘤分子特征。NCCN 指南推荐克唑替尼耐药后的 ROS1 阳性的 NSCLC 患者，二线治疗首选劳拉替尼或接受静脉化疗。本文患者在克唑替尼耐药后再次对锁骨上淋巴结肿瘤组织活检行 14 基因检测，但未检测到任何与克唑替尼耐药相关的突变。反复进展后选择"培美曲塞联合卡铂"的化疗方案，目前仍在治疗中，最佳疗效达 PR。除化疗外，Almquist D[11] 等提出二线治疗中 TKI 联合抗血管生成药物可提高抗肿瘤效果，ORR 达 58.3%，耐受性良好。免疫治疗为晚期 NSCLC 的治疗带来巨大变革，然而对于 ROS1 阳性人群，大多数患者不表达 PD-L1，免疫检查点抑制剂未能显现出治疗优势，而其联合其他药物治疗是否有助于改善 PFS 还需要进一步研究。

六、专家点评

该病例是晚期肺腺癌伴有 ROS1 融合的患者，一线应用克唑替尼，PFS 为 20 个月，最佳疗效 PR，进展后序贯应用靶向药物，疗效不佳，最佳疗效为 SD，再次进展后接受"培美曲塞联合卡铂方案"化疗，目前 OS 达 34.5 个月。治疗过程中有几点值得思考：

1. 对于 ROS1 融合靶向治疗耐药的患者，建议二次活检后行 NGS 检测以明确其可能的耐药机制。而目前临床上检测 ROS1 融合的方法主要包括：FISH、RT-PCR 及 NGS 法，NGS 检测的灵敏度及特异性均较高，且有助于发现少见或罕见的融合类型，有条件者应积极应用。通过组织或血液 NGS 检测及时识别耐药机制，将有助于制订后续更精准的治疗方案，提高患者的生存期。

2. 近些年针对 ROS1 阳性的靶向药物正在不断研发与上市，如劳拉替尼、洛普替尼等，这些药物对脑部转移灶的控制率更高，对常见耐药机制的抑制能力更强。针对罕见靶点患者的药物探索及研发需多方共同协作，今后的临床工作也应鼓励患者积极参与临床研究。

（病案整理：李美慧　温州医科大学）

（点评专家：卢红阳　浙江省肿瘤医院）

（审核专家：卢红阳　浙江省肿瘤医院）

参考文献

[1]National Comprehensive Cancer Network （NCCN） Clinical Practice Guidelines in Oncology，2016.

[2]Morris TA，Khoo C，Solomon BJ.Targeting ROS1 rearrangements in non-small cell lung cancer：crizotinib and newer generation tyrosine kinase inhibitors[J].Drugs，2019，79（12）：1277-1286.

[3]Shaw AT，Kim TM，Crinò L，et al.Ceritinib versus chemotherapy in patients with ALK-rearranged non-small-cell lung cancer previously given chemotherapy and crizotinib （ASCEND-5）：a randomised，controlled，open-label，phase 3 trial[J].Lancet Oncol，2017，18（7）：874-886.

[4]Ju L，Han M，Su J，et al.A lung squamous carcinoma patient with ROS1 rearrangement sensitive to crizotinib[J].Cancer Chemother Pharmacol，2018，82（3）：561-564.

[5]Zhang Q，Wu C，Ding W，et al.Prevalence of ROS1 fusion in Chinese patients with non-small cell lung cancer[J].Thorac Cancer，2019，10（1）：47-53.

[6]Wu YL，Yang JC，Kim DW，et al.Phase Ⅱ study of crizotinib in east asian patients With ROS1-Positive advanced Non-Small-Cell lung cancer[J].J Clin Oncol，2018，36（14）：1405-1411.

[7]D'Angelo A，Sobhani N，Chapman R，et al.Focus on ROS1-Positive Non-Small cell lung cancer （NSCLC）：crizotinib，resistance mechanisms and the newer generation of targeted therapies[J].Cancers （Basel），2020，12（11）：3293.

[8]Rossi G，Jocollé G，Conti A，et al.Detection of ROS1 rearrangement in non-small cell lung cancer：current and future perspectives[J].Lung Cancer （Auckl），2017，8：45-55.

[9]Zheng Z，Liebers M，Zhelyazkova B，et al.Anchored multiplex PCR for targeted next-generation sequencing[J].Nat Med，2014，20（12）：1479-1484.

[10]He Y，Sheng W，Hu W，et al.Different types of ROS1 fusion partners yield comparable efficacy to crizotinib[J].Oncol Res，2019，27（8）：901-910.

[11]Almquist D，Ernani V.The road less traveled：a guide to metastatic ROS1-Rearranged Non-Small-Cell lung cancer[J].JCO Oncol Pract，2021，17（1）：7-14.

[12]Zhang Y，Huang Z，Zeng L，et al.Disease progression patterns and molecular resistance mechanisms to crizotinib of lung adenocarcinoma harboring ROS1 rearrangements[J].NPJ Precis Oncol，2022，6（1）：20.

[13]ZhanLi Z，Shen L，Ding D，et al.Efficacy of crizotinib among different types of ROS1 fusion partners in patients with ROS1-Rearranged Non-Small cell lung cancer[J].J Thorac Oncol，2018，13（7）：

987-995.

[14]Zhang Y，Zhang X，Zhang R，et al.Clinical and molecular factors that impact the efficacy of first-line crizotinib in ROS1-rearranged non-small-cell lung cancer：a large multicenter retrospective study[J].BMC Med，2021，19（1）：206.

病例 9　腺癌向鳞癌转化肺癌病例的诊疗实践

一、病历摘要

（一）病史介绍

患者男性，54 岁，2011 年 1 月因"体检发现左下肺肿块 1 周"于复旦大学附属肿瘤医院就诊，2011 年 1 月行左下肺切除＋纵隔淋巴清扫术，术后病理示：左下肺后外基底段腺癌（腺泡样及实体型伴黏液混合亚型），低 – 中分化，4.0cm×3.5cm×3.5cm，主动脉弓下组、主动脉弓旁组、隆突下组、肺门组、叶间组淋巴结未见癌转移。临床诊断：左肺 $pT_{2a}N_0M_0$ ⅠB 期，术后未行放化疗，定期随访。2013 年 12 月出现右下肢行动不便，PET–CT 提示右侧股骨头骨质破坏，下肢 MRI 提示右侧股骨头转移（病例 9 图 1），头颅 MRI 未见异常。肺原发病灶手术标本 ARMS 法示 EFGR19 外显子缺失。

既往史：既往否认烟酒嗜好，否认高血压、糖尿病等病史。

家族史：哥哥因"肠癌"去世。

（二）体格检查

一般情况可，ECOG 评分＝1 分，未触及浅表肿大淋巴结。

（三）诊断

左下肺腺癌术后，骨转移，$cT_{2a}N_0M_{1b}$ ⅣB 期，EGFR19 缺失突变。

二、诊治经过

结合 NCCN 指南及 CSCO指南，对于非小细胞肺癌孤立性骨转移，如果存在骨折风险，可行骨固定术及姑息性放疗结合双膦酸盐或地诺单抗治疗，并行系统性全身治疗[1]。该患者于 2013 年 12 月开始行右侧股骨头放疗，并口服吉非替尼 250mg/d，每个月行唑来膦酸保骨治疗，最佳疗效评价 PR（病例 9 图 1）。

2017 年 12 月复查胸部 CT 提示纵隔淋巴结肿大，因患者拒绝穿刺活检，遂行液体活检，基因检测未见 EGFR T790M 突变。

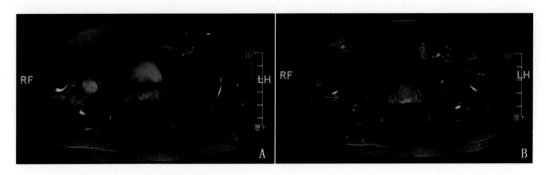

病例 9 图 1　骨转移病灶放疗 + 一线 EGFR TKI + 唑来膦酸治疗前后 MRI

A：2013-12；B：2014-05

（一）MDT 讨论

胸外科医生：患者目前分期 $cT_{2a}N_2M_{1b}$ ⅣB 期，既往左下肺切除术及纵隔淋巴结清扫术后，存在骨转移，现出现对侧纵隔淋巴结转移，结合既往研究，对于 N_2 以及存在骨转移的患者，手术带来的风险、不良反应，以及对患者生活的影响大于获益[2]。因此不建议该患者进行手术治疗。

放疗科医生：参考 NCCN 指南，对于纵隔淋巴结局部复发的患者，在系统性全身治疗的前提下，可行纵隔淋巴结放疗。既往临床研究证实，对于肺癌寡转移病灶，对比单纯全身治疗维持，局部病灶的放（化）疗或手术后再接受全身维持治疗可显著改善PFS，并带来 OS 获益[3]。

胸部肿瘤内科医生：同意上述意见，该患者是Ⅳ期 EGFR 突变 NSCLC 出现寡进展，回顾性分析显示接受一代 EGFR-TKI 厄洛替尼治疗的 EGFR-MT 患者，中位 PFS 为 13.8 个月。在进展的患者中，有 10 名 EGFR-MT 阳性患者接受了局部放射治疗，并继续接受相同的靶向治疗。局部治疗后，中位 PFS2 为 6.2 个月[4]。后续的前瞻性临床研究进一步证实继续原 TKI 治疗联合局部治疗患者仍可获益[5]。因此建议该患者继续口服一代 EGFR-TKI，并在此基础上行纵隔淋巴结放疗。

讨论小结：该患者目前诊断为左下肺腺癌术后，骨转移，对侧纵隔淋巴结转移，$cT_{2a}N_2M_{1b}$ ⅣB 期，EGFR19 缺失突变，继续口服吉非替尼，并于放疗科就诊行纵隔淋巴结放疗。

治疗经过：患者于 2017 年 12 月接受纵隔淋巴结放疗，并继续口服吉非替尼治疗，放疗后淋巴结缩小，疗效评价 PR（病例 9 图 2）。

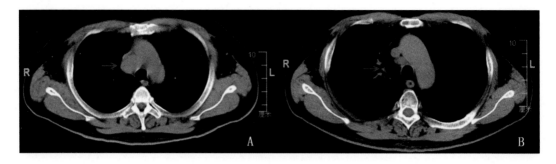

病例 9 图 2　纵隔淋巴结复发病灶治疗前后胸部 CT

A：2017-12；B：2018-08

2020 年 8 月复查 CT 提示左侧肾上腺转移（病例 9 图 3）。患者开始口服阿美替尼 110mg/d 治疗，2 个月后疗效评价提示 SD。2020 年 10 月行左侧肾上腺切除术，术后病理提示（左肾上腺）浸润/转移性低分化癌。

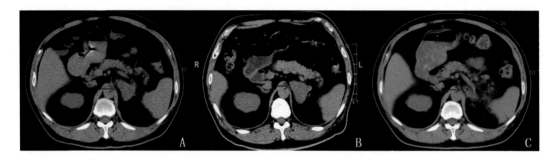

病例 9 图 3　左肾上腺转移病灶治疗前后胸部 CT 影像

A：2020-08；B：2020-10 术前；C：2020-10 术后

免疫组化结果提示伴鳞状分化，结合 HE 形态，倾向鳞状细胞癌。免疫组化：TTF-1（-），P40（部分 +），CK7（+），NapsinA（-），CK20（-），PAX8（-），ALK（Ventana）（-）。回顾原发病灶病理（2011 年 1 月）示：（左肺下叶后段）低分化非小细胞癌，腺癌占 80%（其中腺泡亚型 30%，微乳头亚型 30%，实体亚型 20%），部分实体区域伴鳞样分化占 20%。免疫组化：TTF-1（部分 +），P40（灶 +），NapsinA（部分 +），CK5/6（部分 +），CK7（+）。

左肾上腺转移标本（2020 年 10 月）见病例 9 图 4。

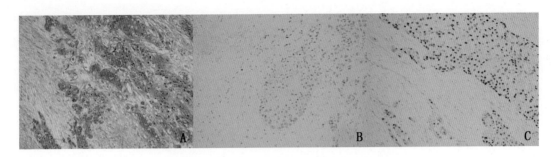

病例 9 图 4　左肾上腺转移病灶 HE 及免疫组化

A：H & E；B：TTF-1；C：P40

肺原发灶标本（2011 年 1 月）见病例 9 图 5。

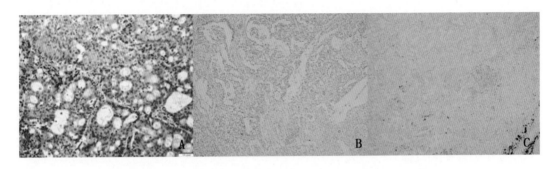

病例 9 图 5　肺原发病灶 HE 及免疫组化

A：H & E；B：TTF-1；C：P40

经与患者及家属沟通后对肺原发病灶标本及肾上腺术后标本进行 FoundationOneCDx 基因检测。肺原发灶（2011-01）腺癌伴部分鳞化，EGFR E476_A750del，EGFR amplification（病例 9 图 6）。肾上腺转移灶（2020-10）鳞癌，EGFR E476_A750del（病例 9 图 7）。

考虑患者此次进展发生病理转化，结合患者的前后基因检测结果，经过讨论后再次给予阿美替尼靶向治疗，直至 2021 年 8 月。

Genomic Findings
For a complete list of the genes assayed, please refer to the Appendix.

EGFR exon 19 deletion (E746_A750del), amplification
NF2 deletion exons 7-15
ASXL1 Q334*
CASP8 R250W - subclonal†
CDKN2A/B loss, loss
IKZF1 truncation intron 3
MTAP loss exons 2-8
MUTYH splice site 892-2A>G
TERT promoter -124C>T

病例 9 图 6　肺原发病灶基因检测结果

Genomic Findings
For a complete list of the genes assayed, please refer to the Appendix.

EGFR exon 19 deletion (E746_A750del)
NF2 R198*
CDKN2A/B loss, loss
MTAP loss
MUTYH splice site 892-2A>G
TERT promoter -124C>T

病例 9 图 7　左肾上腺转移病灶基因检测结果

（二）诊疗结局与随访

2021 年 8 月复查胸部 CT 提示两肺多发结节，行右肺结节穿刺病理为分化较差的癌，难以进一步明确分型。免疫组化：CK5/6（＋），CK7（＋），Ki-67（高处 40%，＋），P40（－），Syn（－），CD56（－），TTF-1（－），NapsinA（－），P63（个别＋），PD-L1（22C3）TPS 约 40%。考虑到患者 PD-L1 表达阳性，提示患者可能从免疫治疗获益，遂行帕博利珠单抗联合紫杉醇铂类的化疗方案，两周期后疗效评价 PD，病情进展。结合患者既往从一代 TKI 获益时间较长，遂重启吉非替尼治疗，PFS 维持 8 个月。末次随访时间是 2022 年 5 月 22 日，患者复查 PET-CT 提示两肺病灶缓慢进展。

三、病例小结

该患者初诊为左下肺腺癌术后，骨转移，$cT_{2a}N_0M_{1b}$ ⅣB 期，EGFR19 缺失突变。一线一代 EGFR-TKI 吉非替尼结合放疗，唑来膦酸治疗 48 个月后出现纵隔淋巴结转移，$rT_{2a}N_2M_{1c}$ ⅣB 期，二线在吉非替尼治疗的基础上行纵隔淋巴结放疗，PFS2 为 32 个月，后出现左侧肾上腺转移，三线口服阿美替尼治疗 2 个月后行左肾上腺切除术，术后病理提示鳞癌，基因检测结果为 EGFR19 缺失突变，继续口服阿美替尼治疗 12 个月后出现两肺转移，肺活检病灶病理为分化较差的癌，难以分型。免疫组化提示 PD-L1 中高表达，患者在使用免疫治疗结合化疗两周期后疾病未控制，又改为口服吉非替尼治疗，直至 2022 年 5 月，PFS5 为 8 个月。治疗经过见病例 9 图 8。

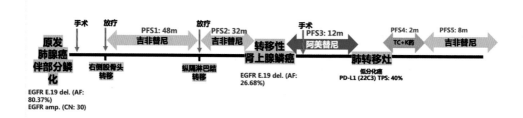

病例 9 图 8　治疗流程图

四、诊疗经验总结

对晚期肺癌出现寡转移的患者管理是一个需要多学科参与的命题。从治疗结局上来看，这是一例治疗成功的案例，先后出现的三次寡转移病灶都得到及时有效的治疗，从一定程度上也佐证了，对寡转移病灶的有效控制能够给患者带来生存获益。ATOM 研究显示，对 EGFR 阳性的 NSCLC 患者，在全身 TKI 治疗的基础上，通过对寡转移病灶进行 SABR 治疗，可以降低 53% 的疾病进展风险（$HR = 0.47$，$P = 0.0097$）[6]。

五、亮点思辨

大部分表皮生长因子受体（EGFR）阳性非小细胞肺癌（NSCLC）患者在一代 TKI 一线治疗 9 ~ 12 个月后出现疾病进展，EGFR-TKI 常见的耐药机制包括：出现获得性突变，如 EGFR 第 20 外显子 T790M 突变等；出现旁路或下游信号激活，如 MET 扩增，HER2 扩增，PI3K-AKT 通路活化等；以及出现组织或表型转化，如腺癌向小细胞癌转化等[7]。目前认为腺癌向鳞癌转化也是一种 EGFR-TKI 获得性耐药机制[8]。但具体机制尚不明确，主要的研究多见于少数病例报道。专家推测可能机制主要有以下几种[9]：①癌细胞在 EGFR-TKI 刺激下获得了新表型（化生转化）；②在原发肿瘤组织中共存两种病理类型癌细胞，其中腺癌细胞对 EGFR-TKI 敏感，而鳞癌细胞成分被选择下来获得生存优势；③新出现的鳞癌细胞为第二原发肿瘤。

EGFR 突变在肺鳞状细胞癌中的突变频率低于 5%[10]。而在发生鳞癌转化的肺腺癌患者，大部分保留原有的突变基因，并且部分患者还可检测到包括 T790M 突变在内的新突变[11]。如在本病例中，该患者在发生鳞癌转化后，转移灶仍可检测到 EGFR19 缺失突变。研究表明，对 EGFR 突变型非腺癌的 NSCLC 患者用吉非替尼治疗，虽然总体效果差于 EGFR 突变型腺癌患者，但好于 EGFR 野生型鳞状细胞癌患者[12]。对于肺腺癌患者，一代 EGFR-TKI 耐药后如果没有出现 T790M 突变，仍有部分患者可从三代 EGFR-TKI 获益[13]。尽管目前三代 EGFR-TKI 对于肺鳞癌患者尚无相关临床试验数据披露，但有多个病例报道显示了三代 EGFR-TKI 主要是奥希替尼对于携带 EGFR 突变的肺鳞癌的有效性。因此该患者在口服吉非替尼发生鳞癌转化后，我们给予了三代 TKI 进行全身治疗。

回顾性研究提示肺腺癌发生鳞癌转化后，患者预后较差，中位生存时间为 3.5 个月[11]。但本例患者在发生鳞癌转化后，PFS 为 12 个月，提示针对寡转移 / 进展的局部治疗确能使患者生存获益。寡转移的概念最早见于 1995 年，由 Sameul Hellman 教授及

Weichselbaum 教授首次提出，它是一种动态的时段性概念，是肿瘤在发展为全身多处转移之前的一种过渡阶段。严格来说，寡转移目前尚无明确定义，大多数学者认为，寡转移指 1 ~ 5 个转移病灶[14]。提出寡转移概念的目的在于，专家认为这部分患者仍然可以通过局部治疗而获得治愈可能。且多项随机对照研究结果显示，在全身标准治疗基础上，对寡转移病灶的 LAT（Local Ablation Therapy）治疗（手术或 SABR，或手术＋ SABR）能够带来生存获益[15, 16]，如 SABR-COMET 研究中，SABR ＋标准治疗组对比标准治疗组，OS 分别是 41 个月及 28 个月，P 值具有显著性，两者的 5 年存活率分别是 42.3% 和 17.7%（P = 0.006）。在未来几年内，针对寡转移性 NSCLC 使用消融疗法的随机临床试验证据库将迅速扩大，目前有多个 RCT 正在招募中，这其中就包括针对同步寡转移 NSCLC 的 NRG-LU002（NCT03137771）和 SARON（NCT02417662）。随着这些证据的逐渐增多，将更有利于我们在临床工作中筛选出能够从局部治疗中获益的寡转移患者。

六、专家点评

本例患者是肺腺癌ⅠB 期，携带 EGFR19 号外显子缺失突变的患者，术后 2 年就复发了，发生骨转移，在接受骨转移病灶的局部治疗后，该患者对一代 TKI 吉非替尼反应性很好，PFS1 持续了 48 个月，后续又先后出现了纵隔淋巴结的局部进展，以及左肾上腺转移，在全身治疗的基础上，结合对寡转移病灶的有效控制，该患者的总体治疗效果尚可，截止到随访日期，总生存时间已经超过 6 年。当然整个诊疗过程中，也存在一些值得思考的地方：

1. 虽然从结局上来看，骨转移病灶及纵隔淋巴结病灶均对吉非替尼治疗敏感，但是对于骨转移病灶以及后续的纵隔淋巴结转移，更规范的操作是应该留取病理并行基因检测。

2. 该患者在明确发生鳞癌转化之后，除了阿美替尼之外，阿法替尼会不会是一个更好的选择？

3. 从目前指南角度来看，一线就开始使用三代 EGFR-TKI，会不会引起不一样的肿瘤进化故事？这仍需要进一步前瞻性研究来解答。

（病案整理：章　瑶　复旦大学附属肿瘤医院）

（点评专家：王佳蕾　复旦大学附属肿瘤医院）

（审核专家：王佳蕾　复旦大学附属肿瘤医院）

参考文献

[1]National Comprehensive Cancer Network（NCCN）Clinical Practice Guidelines in Oncology[J]. Non-Small Cell Lung Cancer.Version，2022.

[2]Spaggiari L，Bertolaccini L，Facciolo F，et al.A risk stratification scheme for synchronous oligometastatic non-small cell lung cancer developed by a multicentre analysis[J].Lung Cancer，2021，154：29-35.

[3]Gomez DR，Blumenschein GR，Lee JJ，et al.Local consolidative therapy versus maintenance therapy or observation for patients with oligometastatic non-small-cell lung cancer without progression after first-line systemic therapy[J].Lancet Oncol，2016，17（12）：1672-1682.

[4]Weickhardt AJ，Benjamin S，Malachy BJ，et al.Local ablative therapy of oligoprogressive disease prolongs disease control by tyrosine kinase inhibitors in oncogene-addicted non-small-cell lung cancer[J].J Thorac Oncol，2012，7（12）：1807-1814.

[5]Xu Q，Zhou F，Liu H，et al.Consolidative local ablative therapy improves the survival of patients with synchronous oligometastatic NSCLC harboring EGFR activating mutation treated with First-Line EGFR-TKIs[J].J Thorac Oncol，2018，13（9）：1383-1392.

[6]Chan OSH，Kcl C，Jycl D，et al.ATOM：a phase Ⅱ study to assess efficacy of preemptive local ablative therapy to residual oligometastases of NSCLC after EGFR TKI[J].Lung Cancer，2020，142：41-46.

[7]Riely GJ，Yu HA.EGFR：The paradigm of an oncogene-driven lung cancer[J].Clinical Cancer Research，2015，21（10）：2221-2226.

[8]Jukna A，Montanari G，Mengoli MC，et al.Squamous cell carcinoma "Transformation" concurrent with secondary T790M mutation in resistant EGFR-Mutated adenocarcinomas[J].J Thorac Oncol，2016，11（4）：49-51.

[9]Levin PA，Mayer M，Hoskin S，et al.Histologic transformation from adenocarcinoma to squamous cell carcinoma as a mechanism of resistance to EGFR inhibition[J].J Thorac Oncol，2015，10（9）：86-88.

[10]Perez-Moreno P，Brambilla E，Thomas R，et al.Squamous cell carcinoma of the lung：molecular subtypes and therapeutic opportunities[J].Clin Cancer Res，2012，18：2443-2451.

[11]Roca E，Pozzari M，Vermi W，et al.Outcome of EGFR-mutated adenocarcinoma NSCLC patients with changed phenotype to squamous cell carcinoma after tyrosine kinase inhibitors[J].Lung Cancer，2019，127：12-18.

[12]Shukuya T，Takahashi T，Kaira R，et al.Efficacy of gefitinib for non-adenocarcinoma non-

small-cell lung cancer patients harboring epidermal growth factor receptor mutations[J].Cancer Sci, 2011, 102（5）: 1032-1037.

[13]Eide IJZ, Helland Å, Ekman S, et al.Osimertinib in T790M-positive and negative patients with EGFR-mutated advanced non-small cell lung cancer（the TREM-study）[J].Lung Cancer, 2020, 143: 27-35.

[14]Jasper K, Stiles B, McDonald F, et al.Practical management of oligometastatic Non-Small-Cell lung cancer[J].Journal of Clinical Oncology, 2022, 40（6）: 635-641.

[15]Gomez DR, Blumenschein GR, Lee JJ, et al.Local consolidative therapy versus maintenance therapy or observation for patients with oligometastatic Non-Small-Cell lung cancer[J].J Clin Oncol, 2019, 37: 1558-1565.

[16]Palma DA, Olson R, Harrow S, et al.Stereotactic ablative radiotherapy versus standard of care palliative treatment in patients with oligometastatic cancers（SABR-COMET）[J].Lancet, 2019, 393（10185）: 2051-2058.

病例 10　HER2 Ex20 外显子插入突变肺腺癌病例的临床处理及实践

一、病历摘要

（一）病史介绍

患者女性，43 岁，因"咳嗽咳痰 20 天"于 2021 年 10 月 14 日至当地医院就诊，查胸腹部增强 CT 提示前上纵隔淋巴结肿块，两肺多发结节灶，两肺门淋巴结肿大，肺内多发转移瘤，来源待定，大者位于右肺下叶前基底段，直径约 1.6cm。浅表器官 B 超提示双侧颈部淋巴结肿大，右侧大者 1.2cm×0.7cm，左侧大者 2.0cm×0.8cm，考虑恶性肿瘤；心包积液。骨 ECT 及脑 MRI 未见转移。2021 年 10 月 15 日行左侧颈部淋巴结穿刺活检术及超声引导下心包积液穿刺，左颈部淋巴结穿刺病理提示转移 / 浸润性癌；心包积液及细胞蜡块找到腺癌细胞，结合免疫组化考虑肺来源（病例 10 图 1）。心包积液蜡块行 NGS 基因检测提示 HER2 Ex20 插入突变，TP53 Ex10 突变，PD-L1 TPS = 5%。初治分期：$cT_4N_3M_{1a}$ ⅣA 期。2021 年 10 月 25 日、2021 年 11 月 18 日在当地医院行一线免疫联合含铂化疗及抗血管生成治疗 2 周期，具体方案：信迪利单抗 200mg 静脉滴注 1 次 /3 周＋培美曲塞 $500mg/m^2$ 静脉滴注 1 次 /3 周＋卡铂（AUC = 5）450mg 静脉滴注 1 次 /3 周＋贝伐珠单抗 7.5mg/kg 静脉滴注 1 次 /3 周。2 周期治疗后患者出现高血压，血压最高可达 145/95mmHg，口服氨氯地平片 1 片、每日 2 次，监测血压可。2021 年 12 月 8 日转诊我院，查胸腹部增强 CT 示（对比外院治疗前 CT）患者肺内多发转移灶较前减少，6 组纵隔淋巴结较前明显缩小，疗效评估 PR。遂于 2021 年 12 月 9 日、2021 年 12 月 30 日继续行 3 ~ 4 周期四药联合方案治疗，2022 年 1 月 20 日至 2022 年 5 月 20 日行 5 ~ 10 周期维持治疗，具体：信迪利单抗 200mg 静脉滴注 1 次 /3 周＋培美曲塞 $500mg/m^2$ 静脉滴注 1 次 /3 周＋贝伐珠单抗 7.5mg/kg 静脉滴注 1 次 /3 周，最佳疗效 PR。2022 年 6 月 9 日复查胸腹部增强 CT 示两肺多发结节灶，转移考虑，部分较前有增大，少量心包积液，考虑疾病进展。一线治疗前后影像见病例 10 图 2。

既往史：否认吸烟史，无肿瘤家族史。

（二）体格检查

一般情况可，ECOG PS 评分＝1 分，双侧颈部可及数枚黄豆大小、质硬的肿大淋巴结，边界不清，无压痛；双肺呼吸音正常，未闻及干湿性啰音；未闻及异常心音及心脏杂音。

（三）诊断

1. 右肺下叶腺癌伴肺内、心包、双侧锁骨上淋巴结转移（$cT_4N_3M_{1a}$ ⅣA 期），HER2 Ex20 插入突变，TP53 Ex10 突变，PD-L1 TPS 5%。

2. 恶性心包积液。

3. 高血压。

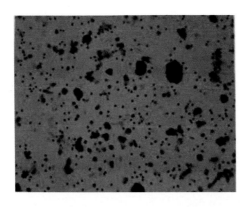

病例 10 图 1　心包积液细胞学病理提示肺腺癌转移（2021-10-15）

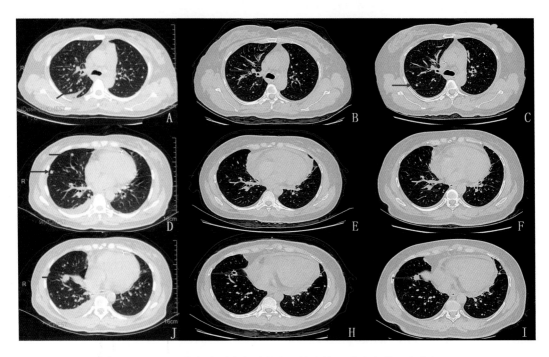

病例 10 图 2　一线免疫联合含铂化疗及抗血管生成治疗前后胸腹部 CT

A、D、J：2021-10-14 基线 CT；B、E、H：2021-12-08 复查 CT；C、F、I：2022-06-09 复查 CT

二、诊治经过

（一）MDT 讨论

胸外科医师：患者目前诊断为晚期肺腺癌 $cT_4N_3M_{1a}$ ⅣA 期，双肺、双侧颈部淋巴结及心包积液均有转移。根据 NCCN 指南[1]推荐，确诊为晚期肺癌且存在远处转移患者需遵循转移性疾病的全身治疗原则，故该患者不适宜外科手术治疗，建议内科行综合治疗。

放疗科医师：患者诊断右肺下叶腺癌伴肺内、心包、双侧锁骨上淋巴结转移（$cT_4N_3M_{1a}$ ⅣA 期）明确，一线经免疫联合化疗及抗血管生成治疗 10 周期后，纵隔淋巴结转移灶及恶性胸腔积液控制良好，现肺部仍存在多发转移灶，且部分较前增大。若行放疗，则照射野过大且所需放疗剂量过高，难以保证正常组织限量，毒性较大，发生放射性肺炎可能大，综合考虑不推荐放疗。建议内科根据患者组织学类型及分子分型行内科治疗。

Ⅰ期临床研究科医师：同意胸外科及放疗科医师观点。该患者为肺腺癌晚期，基因检测提示 HER2 Ex20 插入突变，一线四药联合治疗进展，NCCN 指南推荐后续可参加临床研究[1]。目前多种靶向 HER2 的 ADC 药物取得重大进展，我科正在开展一项注射用 SHR-A1811 在 HER2 过表达、扩增或突变的晚期 NSCLC 患者中的安全性、耐受性、药代动力学及有效性的 Ⅰ/Ⅱ期临床研究（SHR-A1811-I-103）。该患者符合此项临床研究初筛条件，建议与患者沟通，筛选入组。

胸部肿瘤内科医师：同意上述专家观点。HER2 Ex20 插入突变的晚期 NSCLC 目前的标准治疗参考无驱动基因突变的 NSCLC，该患者一线免疫联合含铂化疗及抗血管生成治疗耐药，PFS 为 7.6 个月。对于 HER2 Ex20 插入突变患者目前尚无靶向药物获批，但靶向 HER2 的 ADC 药物相关临床研究正如火如荼，且多项靶向 HER-2 的药物临床研究均显示出了较好的抗肿瘤活性，其中以 ADC 药物 T-DXd 尤为出众。SHR-A1811 为国产 ADC 药物，若患者能符合入组条件，建议患者二线行 ADC 药物靶向治疗。

讨论小结：患者目前诊断右肺下叶腺癌伴肺内、心包、双侧锁骨上淋巴结转移（$cT_4N_3M_{1a}$ ⅡA 期），HER2 Ex20 插入突变，TP53 Ex10 突变，PD-L1 TPS ＝ 5%，一线四药联合治疗后耐药，拟筛选入组 ADC 药物（SHR-A1811）临床研究。

治疗经过：患者完善相关检查，符合 SHR-A1811-I-103 临床试验所有入组标准，不符合任意一条排除标准，入组 4.8mg/kg 剂量组，2022 年 6 月 22 日至 2022 年 9 月 27 日行 1～5 周期 ADC 药物治疗：SHR-A1811 注射液 4.8mg/kg 静脉滴注、1 次 /3 周，2 周期后疗效评估 PR、4 周期疗效维持 PR，不良反应可耐受。ADC 药物治疗前后影像见病例 10 图 3。

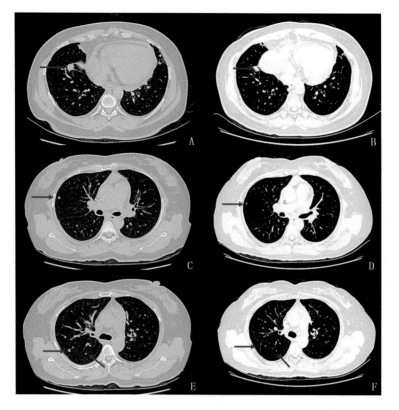

病例 10 图 3　ADC 药物治疗前后胸腹部增强 CT

A、C、E：2022-06-09 复查 CT；B、D、F：2022-08-08 复查 CT

（二）诊疗结局与随访

截止至 2022 年 9 月 21 日，患者继续 SHR-A1811 抗肿瘤治疗中，最佳疗效 PR，不良反应可耐受。

三、病例小结

本例患者 2021 年 10 月确诊右肺下叶腺癌伴肺内、心包、双侧锁骨上淋巴结转移（$cT_4N_3M_{1a}$　ⅡA 期），HER2 Ex20 插入突变，TP53 Ex10 突变，PD-L1 TPS ＝ 5%。2021 年 10 月 25 日至 2021 年 12 月 30 日行一线 1 ～ 4 周期免疫联合含铂化疗及抗血管生成治疗：信迪利单抗 200mg 静脉滴注 1 次 /3 周＋培美曲塞 500mg/m² 静脉滴注 1 次 /3 周＋卡铂（AUC ＝ 5）450mg 静脉滴注 1 次 /3 周＋贝伐珠单抗 7.5mg/kg 静脉滴注 1 次 /3 周；后续行 6 周期信迪利单抗＋培美曲塞＋贝伐珠单抗维持治疗。期间复查最佳疗效 PR。2022 年 6 月 9 日复查胸腹增强 CT 提示疾病进展，一线治疗 PFS 为 7.6 个月。2022 年 6 月 22 日起行二线 SHR-A1811 4.8mg/kg 静脉滴注、1 次 /3 周抗肿瘤治疗，期间复查最佳疗效 PR，不良反应耐受可。患者治疗经过见病例 10 图 4。

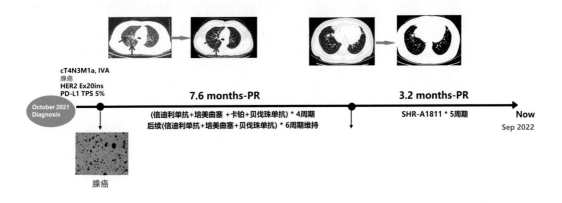

cT4N3M1a, IVA
腺癌
HER2 Ex20ins
PD-L1 TPS 5%

October 2021
Diagnosis

腺癌

7.6 months-PR

(信迪利单抗+培美曲塞 +卡铂+贝伐珠单抗) * 4周期
后续(信迪利单抗+培美曲塞+贝伐珠单抗) * 6周期维持

3.2 months-PR

SHR-A1811 * 5周期

Now
Sep 2022

病例 10 图 4　治疗经过

四、诊疗经验总结

与 EGFR 突变、ALK 融合等驱动基因阳性 NSCLC 不同的是，HER2 Ex20 插入突变目前尚无靶向药物获批，HER2 突变的晚期 NSCLC 按照驱动基因阴性患者进行治疗。目前以 PD-1/PD-L1 单抗为代表的 ICIs 已成为了晚期驱动基因阴性 NSCLC 患者的一线标准治疗，且该患者 PD-L1 表达阳性，一线采用了免疫联合含铂化疗及抗血管生成治疗的四药联合方案，最佳疗效 PR，PFS 仅为 7.6 个月。

目前靶向 HER2 的 ADC 药物发展迅速，尤其是 T-DXd 展现出了令人惊喜的疗效和可控的安全性。SHR-A1811 是一种靶向 HER2 的国产 ADC 药物，目前正在进行 Ⅰ / Ⅱ 期临床研究（NCT04818333），旨在评估其在具有 HER2 表达、扩增或突变的晚期 NSCLC 患者中的安全性、耐受性、药代动力学和有效性。患者二线参加了该临床研究，2 周期、4 周期评估疗效 PR，无明显不良反应。对于此类 HER2 突变 NSCLC 患者，一线治疗失败后可尝试 ADC 药物相关临床研究，可获得较好疗效，但同时要重视不良反应的管理。

五、亮点思辨

HER2 突变发生在 1% ~ 4% 的肺腺癌患者中，其中 HER2 Ex20 插入突变约占 90%[2]。既往研究表明，HER2 突变对泛 HER TKIs 原发耐药，靶向 HER2 的单抗克隆抗体（如曲妥珠单抗和帕妥珠单抗）也在 HER2 变异的 NSCLC 患者中疗效欠佳[2 ~ 4]。

吡咯替尼和波齐替尼是选择性性 EGFR/HER2 抑制剂，已经在多项 Ⅱ 期临床研究中展现了其在 HER2 突变型 NSCLC 的抗肿瘤活性[4~6]。波齐替尼由于高毒性限制了后续发展；而吡咯替尼正在积极开展多项临床研究以进一步评估其单药或联合治疗的疗效。关于吡咯替尼的一项多中心、Ⅲ期临床研究（NCT04447118）正在进行中，旨在比较其与多西他赛在经治的晚期 HER2 突变的非鳞状 NSCLC 患者中的疗效；此外，吡咯替尼联合培美曲塞及卡铂（NCT04706949）、PD-1 单抗（NCT04144569）或靶向 HER2 的单克隆抗体（NCT05016544）的研究正在蓬勃开展中。

近年来，靶向 HER2 的 ADC 药物大量涌现，其中 T-DXd 取得了突破性进展。T-DXd 是由曲妥珠单抗、可切割的四肽连接子和拓扑异构酶Ⅰ抑制剂（Deruxtecan，DXd）组成的三代 ADC 药物，在Ⅰ期临床研究中展现了令人惊喜的疗效[7]。DESTINY-Lung01 是一项开放标签、多中心、多队列的Ⅱ期临床研究，旨在评估 T-DXd 在 HER2 突变和 HER2 过表达的不可切除或转移性 NSCLC 患者中的疗效[8]。在 91 例 HER2 突变患者中，ORR 为 55%，中 PFS 和 OS 分别为 8.2 个月和 17.8 个月；安全性与之前的报道类似，间质性肺炎需引起重视（发生率 26%，死亡 2 例）。另一项Ⅱ期、双盲、随机临床研究（DESTINY-Lung02）比较了 T-DXd 5.4mg/kg、1 次 /3 周（$n = 52$）和 6.4mg/kg、1 次 /3 周（$n = 28$）对 HER2 突变 NSCLC 患者的疗效和安全性。更新的中期结果显示，T-DXd 5.4mg/kg、1 次 /3 周带来了更好的 ORR（53.8% VS 42.9%）和更低的间质性肺炎发生率（5.9% VS 14.0%）[9]。此外，一项旨在对比 T-DXd 与标准治疗在一线 HER2 突变 NSCLC 患者疗效的Ⅲ期随机、多中心 DESTINY-Lung04 试验（NCT05048797）正在进行中，以进一步确定其一线治疗地位。SHR-A1811、RC48 和 MRG002 等是我国创新的靶向 HER2 的 ADC 药物，正积极在 HER2 变异 NSCLC 中开展Ⅰ/Ⅱ期临床试验（NCT04311034、NCT04818333、NCT05141786），有望诞生更有效的治疗药物。

目前对于 HER2 Ex20 插入突变的晚期 NSCLC 患者一线仍采用以 ICI 为基石的联合治疗策略，但多项回顾性研究提示 ICI 单药在该类患者中疗效有限，免疫联合化疗方案的疗效也尚存争议，缺少前瞻性研究来证实 ICIs 在该类人群中的有效性[10~12]。对于一线标准治疗耐药后的 HER2 Ex20 插入突变患者，在后续治疗中可积极选择入组临床研究，以便获得更前沿有效的治疗。

六、专家点评

该病例是 HER2 Ex20 插入突变的晚期肺腺癌患者，一线接受免疫联合含铂化疗及抗血管生成治疗的四药联合方案，PFS 7.6 个月；二线接受临床研究 ADC 药物治疗，目前效果显著。有几点值得思考：

1. HER2 作为 NSCLC 少见的驱动基因，是预后不良的分子标记物，但目前尚无获批的抗 HER2 小分子抑制剂，基于此，目前标准的一线治疗仍参考驱动基因阴性 NSCLC。

2．免疫治疗的加入能否显著增加 HER2 突变晚期 NSCLC 的疗效并带来长期生存获益仍有待进一步的验证。

3．ADC 药物的作用机制有别于小分子 TKI 和免疫治疗，在 HER2 突变晚期 NSCLC 治疗中已获得突破，其中 T-DXd 已获 FDA 批准二线治疗 HER2 突变晚期 NSCLC 患者。

4．在新药临床试验异军突起的时代，需要把控标准治疗和尝试新药临床研究的界限，为患者争取更多的治疗机会。

（病案整理：谢明颖　浙江中医药大学）

（点评专家：徐艳珺　浙江省肿瘤医院）

（审核专家：范　云　浙江省肿瘤医院）

参考文献

[1]Ettinger D，Wood D，Aisner D，et al.NCCN guidelines insights：Non-Small cell lung cancer，version 2.2021[J].J Natl Compr Canc Netw，2021，19（3）：254-266.

[2]Yu Y，Yang Y，Li H，et al.Targeting HER2 alterations in non-small cell lung cancer：therapeutic breakthrough and challenges[J].Cancer Treat Rev，2023，114：102520.

[3]Dziadziuszko R，Smit EF，Dafni U，et al.Afatinib in NSCLC With HER2 mutations：results of the prospective，Open-Label phase Ⅱ NICHE trial of european thoracic oncology platform（ETOP）[J].Journal of thoracic oncology，2019，14（6）：1086-1094.

[4]Zhou C，Li X，Wang Q，et al.HER2 pyrotinib in mutant advanced lung adenocarcinoma after platinum-based chemotherapy：a multicenter，Open-Label，Single-Arm，Phase II Study[J].J Clin Oncol，2020，38（24）：2753-2761.

[5]Le XN，Cornelissen R，Garassino M，et al.Poziotinib in Non-Small-Cell lung cancer harboring HER2 exon 20 insertion mutations after prior therapies：ZENITH20-2 Trial[J].Journal of Clinical Oncology，2022，40（7）：10.

[6]Song ZB，Li YP，Chen SQ，et al.Efficacy and safety of pyrotinib in advanced lung adenocarcinoma with HER2 mutations：a multicenter，single-arm，phase Ⅱ trial[J].BMC Med，2022，20（1）：10.

[7]Tsurutani J，Iwata H，Krop I，et al.Targeting HER2 with trastuzumab deruxtecan：a Dose-Expansion，phase Ⅰ study in multiple advanced solid tumors[J].Cancer Discov，2020，10（5）：

688-701.

[8]Li BT，Smit EF，Goto Y，et al.Trastuzumab deruxtecan in HER2-Mutant Non-Small-Cell lung cancer[J].N Engl J Med，2022，386（3）：241-251.

[9]Goto K，Sang-We K，Kubo T，et al.Trastuzumab deruxtecan（T-DXd）in patients（Pts）with HER2-mutant metastatic non-small cell lung cancer（NSCLC）：interim results from the phase 2 DESTINY-Lung02 trial [J].Annals of Oncology，2022，33（7）：S1422-S1422.

[10]Mazieres J，Drilon A，Lusque A，et al.Immune checkpoint inhibitors for patients with advanced lung cancer and oncogenic driver alterations：results from the IMMUNOTARGET registry[J]. Annals of Oncology，2019，30（8）：1321-1328.

[11]Saalfeld FC，Wenzel C，Christopoulos P，et al.Efficacy of immune checkpoint inhibitors alone or in combination with chemotherapy in NSCLC harboring ERBB2 mutations[J].Journal of Thoracic Oncology，2021，16（11）：1952-1958.

[12]Yang GJ，Yang YN，Liu RZ，et al.First-line immunotherapy or angiogenesis inhibitor plus chemotherapy for HER2-altered NSCLC：a retrospective real-world POLISH study[J].Ther Adv Med Oncol，2022，14：13.

病例 11　ALK 阳性晚期肺腺癌小细胞 转化精准治疗的病例报告

一、病历摘要

（一）病史介绍

患者女性，45 岁。2019 年 3 月 11 日因"反复咳嗽半年余，确诊肺腺癌 1 个月余"入院。2019 年 3 月曾因咳嗽就诊于当地医院，查胸腹部增强 CT 示：右肺上叶周围型肺癌伴肺内转移，右肺门、纵隔淋巴结转移，肝脏转移。头颅平扫 CT 及全身骨 ECT 未见明显异常。纤维支气管镜检查见右上叶前段管腔狭窄，刷检病理：（右肺上叶后段）找到少量非小细胞肺癌；肝脏穿刺活检病理提示腺癌。当地医院送检瑞普基因 8 基因检测未见靶基因突变。后患者转诊至我院，继续完善分期检查。胸腹部增强 CT 提示（病例 11 图 1）：①右肺上叶见厚壁空洞，考虑恶性肿瘤。右肺门区肿块，右肺上中叶支气管开口狭窄，淋巴结肿大与肺癌所致均可能。②两肺另见多枚小结节灶，大部分结节考虑转移。纵隔内见多发肿大淋巴结，考虑转移。右肺门及锁骨上、纵隔内见多发肿大淋巴结，最大者直径约 4.0cm×2.5cm。③右肝见一软组织影，环形强化，直径约 3.7cm×6.2cm。肝 6 段占位，考虑转移。左侧肾上腺区可疑微小结节，请结合临床。再次行超声引导下肝脏肿块穿刺，病理提示：低分化（腺）癌。瑞普 8 基因检测未见基因变异；PD-L1（22C3）阴性。

既往史：有吸烟史，既往家族史无殊。

（二）体格检查

ECOG PS 评分 = 1 分；查体：双肺未闻及明显干湿性啰音。

（三）初步诊断

右肺腺癌伴肝、肺、肺门、纵隔淋巴结多发转移（$cT_3N_3M_{1c}$ ⅣB 期）EGFR/ALK/ROS1 阴性 PD-L1 阴性。

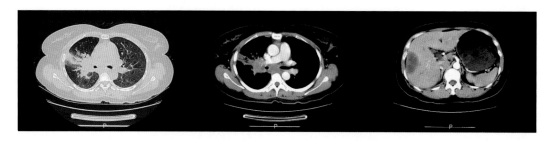

病例 11 图 1　基线胸腹 CT（2019-05-17）

二、诊治经过

（一）第一次 MDT 讨论

胸外科医生：根据目前临床分期，患者诊断右肺腺癌肝、肺、肺门、纵隔淋巴结多发转移，AJCC 第 8 版分期 $cT_3N_3M_{1c}$ Ⅳ B 期。目前无手术治疗指征，建议内科治疗为主。

放疗科医生：患者目前分期 $cT_3N_3M_{1c}$ Ⅳ B 期，无脑、骨转移，根据 NCCN 指南[1]，患者目前以内科治疗为主，后续治疗可根据病情变化，再探讨放疗的可行性。

胸部肿瘤内科医生：同意上述意见，患者目前诊断右肺腺癌 Ⅳ 期，EGFR/ALK/ROS1 阴性，PD-L1 阴性，根据多项大型临床研究结果，NCCN 指南推荐[1]，标准治疗方案为 PCb（培美曲塞联合铂类）方案化疗 +/- 免疫治疗 +/- 抗血管靶向治疗，患者年轻，目前体力评分良好，可耐受全身治疗，建议全身治疗。

讨论小结：该患者右肺腺癌，Ⅳ B 期，EGFR/ALK/ROS1 阴性，PD-L1 阴性，目前暂无手术及放疗指征。因患者医保断缴，治疗需自费，与家属和患者沟通后，拟行 PCb 方案化疗。

治疗经过：患者于 2019 年 5 月 17 日至 2019 年 7 月 18 日接受 4 周期一线 PCb 方案化疗，具体：培美曲塞（$500mg/m^2$）第 1 天＋卡铂（AUC = 5）第 1 天，1 次 /3 周。2019 年 6 月 26 日（2 周期治疗后）复查胸腹部 CT，疗效评价 SD。2019 年 8 月 7 日（4 周期治疗后）复查提示有进展趋势（病例 11 图 2）。

此外，患者咳嗽加重，拒绝继续化疗。经充分沟通及知情同意后，予既往肝脏穿刺组织及外周血送检大 panel NGS 基因检测，结果提示存在 EML4-ALK 融合，TP53 突变。根据 NCCN 指南推荐以及结合患者当地医保政策，2019 年 8 月 8 日开始予克唑替尼胶囊 0.25g、2 次 / 日口服靶向治疗。1 周后，患者干咳症状明显改善。1 个月后（2019 年 9 月 5 日）疗效评估 PR，5 个月后（2020 年 1 月 6 日）仍维持 PR 状态（病例 11 图 3）。

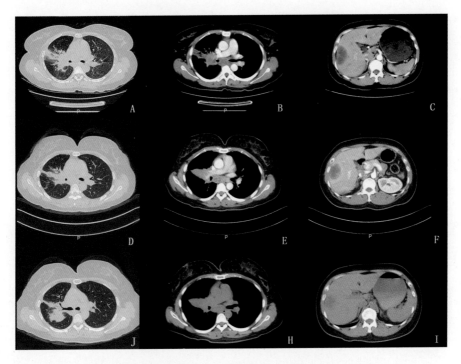

病例 11 图 2　PCb 化疗后复查胸腹部 CT（2 周期和 4 周期）

A、B、C：2019-05-17；D、E、F：2019-06-26；J、H、I：2019-08-07

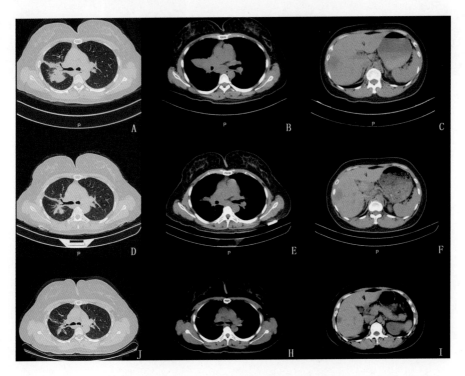

病例 11 图 3　克唑替尼靶向治疗后复查胸腹部增强 CT（服药后 1 个月和 5 个月）

A、B、C：2019-08-07；D、E、F：2019-09-05；J、H、I：2020-01-06

2020 年 3 月（克唑替尼治疗后 7 个月）患者再次出现干咳，2020 年 3 月 5 日复查胸腹部增强 CT 提示疾病缓慢进展。因复诊不便，建议患者当地医院行支气管镜检查。2020 年 3 月 30 日，当地医院支气管镜活检病理：神经内分泌肿瘤，不除外小细胞癌。2020 年 4 月，患者因新发"头痛头晕"症状返院。2020 年 4 月 15 日，行胸腹部 CT 检查提示疾病同前稳定（病例 11 图 4）。2020 年 4 月 15 日行颅脑 MRI：多发异常强化灶，考虑转移瘤（病例 11 图 4）。我院病理科会诊讨论当地支气管镜病理结果后诊断：（右肺上叶后段）小细胞癌。免疫组化：TTF-1（+）、NapsinA（−）、CK7（+）、CK5/6（−）、P40（−）、CgA（+）、Sy（+）、CD56（+）。

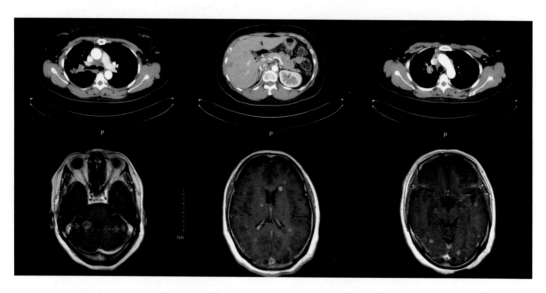

病例 11 图 4　克唑替尼靶向治疗后进展胸腹部 CT 及脑部 MRI 检查（2020-04-15）

患者气管镜病理结果提示小细胞肺癌，高度怀疑由于病理类型转化导致克唑替尼治疗耐药；既往研究报道 ALK 抑制剂治疗 ALK 阳性的晚期 NSCLC 的主要两大耐药模式 [2]：ALK 依赖性（主要为 ALK 扩增、ALK 激酶区二次突变）和 ALK 非依赖性（包括旁路激活、组织类型的转化）。因为 NSCLC 患者 ALK 阳性的发生率低，耐药后发生病理类型转化的比例更小，目前尚无大样本的临床研究报道，只有少量个案报道 [3~5]。无论是一代的克唑替尼、二代的阿来替尼和三代洛拉替尼都可能会发生因病理类型转化导致的耐药，耐药发生的中位时间约 6 个月。绝大部分病例可再次在小细胞成分中检测到 ALK 融合突变。对于小细胞 / 神经内分泌肿瘤转化后的治疗模式，化疗、化疗联合靶向药物或者直接更换下一代靶向药物都有一定的获益 [3~5]。因此，2020 年 4 月 13 日开始，患者接受 EC 方案化疗，具体：依托泊苷（100mg/m²）第 1 ~ 3 天＋卡铂（AUC5）第 1 天，1 次 /3 周。2 周期化疗结束后，患者咳嗽症状较前加重。复查胸腹部 CT 提示：①右肺中上叶支气管开口处病变范围增大，较前进展。②双侧肺门、左侧锁骨上、纵隔淋巴结部分增大。③肝脏病灶略缩小（病例 11 图 5）。患者因肺部病灶增大疾病再次进展。

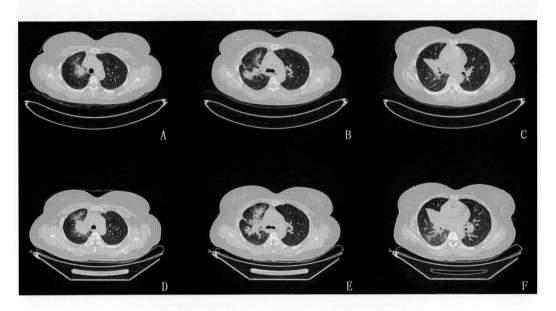

病例 11 图 5　EC 方案治疗后患者 CT 评估（疗效 PD）

A、B、C：2020-04-15；D、E、F：2020-05-09

　　既往文献报道[3～5]，小细胞癌患者组织内可能仍存在 ALK 融合突变。与患者沟通后，再次送检支气管镜（小细胞肺癌）组织和血液 NGS 提示：ALK-EML4 融合（血浆丰度 0.6%，组织丰度 19.5%），TP53 突变。根据既往个案报道[3]，患者可接受下一代靶向药物治疗。遂于 2020 年 5 月 9 日开始口服阿来替尼 600mg、2 次 / 日。患者咳嗽症状迅速缓解，颅内外疗效均 PR（病例 11 图 6）。

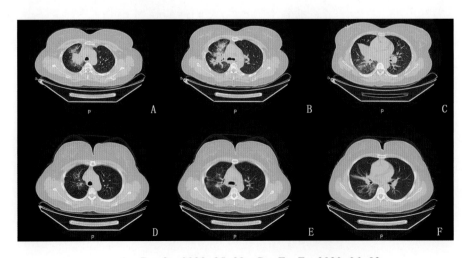

A、B、C：2020-05-09；D、E、F：2020-06-02

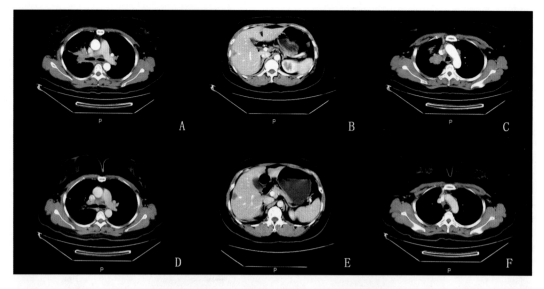

A、B、C：2020-05-09；D、E、F：2020-06-02

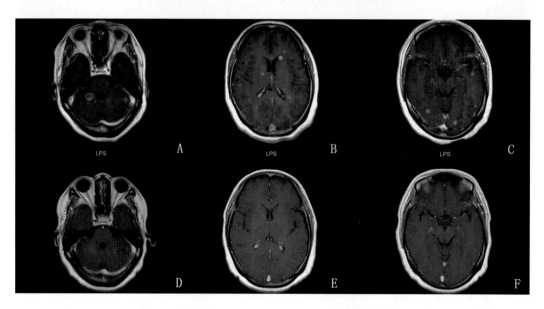

A、B、C：2020-04-15；D、E、F：2020-07-02

病例 11 图 6 阿来替尼靶向治疗后胸腹部 CT 及脑部 MRI 检查（疗效 PR）

患者定期复查，2020 年 12 月 21 日复查胸腹部 CT 示：①右肺病灶，较前大致相仿。右下肺新发斑片模糊影。②双侧肺门、左侧锁骨上、纵隔肿大淋巴结，较前增大明显。肺部病灶再次进展，脑部病灶稳定（病例 11 图 7）。三线阿来替尼靶向治疗 PFS 7.5 个月。

患者病情进展，复查支气管镜无殊。行左侧锁骨上淋巴结穿刺病理：低分化腺癌。免疫组化：TTF-1（+）、NapsinA（+）、P40（-）、Sy（-）、CgA（-）、CD56（-）、

Ki-67（+，30%）。2020年12月28日予四线白蛋白紫杉醇单药化疗1周期，具体方案：（白蛋白结合型）注射用紫杉醇260mg/m² 第1天，1次/3周静脉滴注。用药后患者咳嗽症状加重，并出现严重外周神经毒性，拒绝进一步化疗。再次沟通后，予左侧锁骨上淋巴结穿刺组织及血液行NGS基因检测，结果提示仍存在EML-ALK融合，新

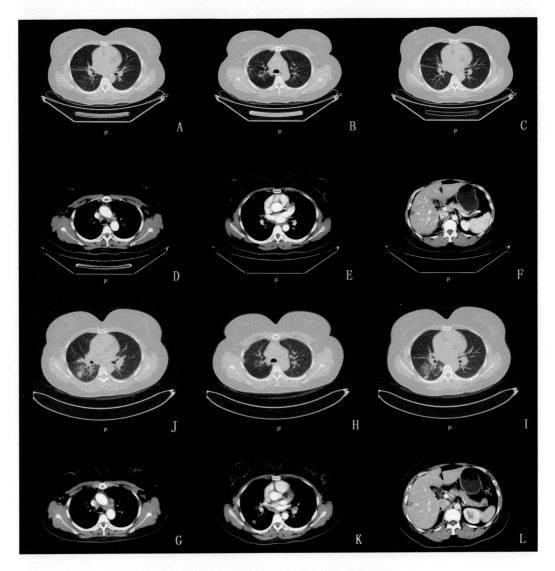

病例11图7　阿来替尼靶向治疗进展后胸腹部CT

A～F：2020-09-28；J～L：2020-12-21

出ALK Exon25 p.G1269A及ALK Exon pL1196M突变，TP53突变。患者出现ALK依赖性的ALK下游激酶区二次突变导致的耐药，其中ALK Exon25 p.G1269A及ALK Exon pL1196M突变对于不同的ALK抑制剂敏感性不同，塞瑞替尼为可能敏感的靶向药物[4]。

因此，2021年1月19日开始予五线塞瑞替尼靶向治疗，具体：赛塞瑞替尼450mg空腹随餐口服，1次/日。1周后，患者咳嗽明显好转，50天后（2021年3月18日）返院复查胸腹部CT提示：双侧肺门、左侧锁骨上、纵隔肿大淋巴结，较前明显减小（病例11图8）。疗效评价PR。

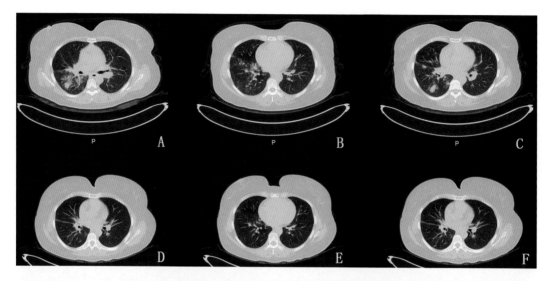

A、B、C：2021-01-18；D、E、F：2021-03-08

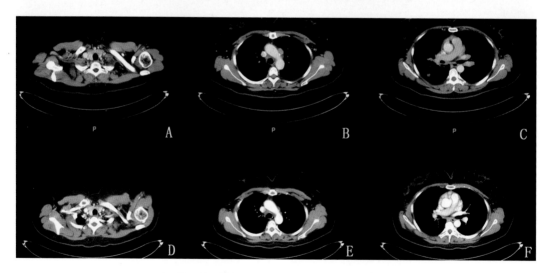

A、B、C：2021-01-18；D、E、F：2021-03-08

病例11图8　塞瑞替尼靶向治疗后胸腹部CT检查（疗效PR）

2021年6月初，患者出现"阵发性头晕"不适，无呕吐头痛。复查颅脑提示脑部病灶再次进展：胸腹CT提示颅外病灶维持PR疗效，PFS 5个月（病例11图9）。

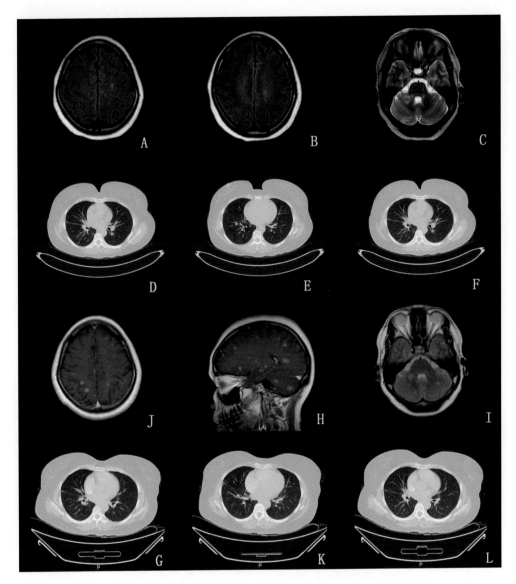

病例 11 图 9　塞瑞替尼靶向治疗后脑部及胸腹部检查（脑部进展、胸腹维持 PR）
A ～ F：2021-03-08；J ～ L：2021-06-18

（二）第二次 MDT 讨论

脑外科医生：患者肺腺癌晚期，多线治疗后，目前五线靶向治疗后，颅外病灶仍 PR，颅内出现新发颅脑转移。颅脑病灶多发，没有手术指征，建议考虑全脑放疗。

放疗科医生：患者肺腺癌 AKL 阳性患者，多线治疗失败，目前塞瑞替尼靶向治疗中。新发颅内多发转移并伴有头晕症状，可以考虑全脑放疗，同时继续塞瑞替尼靶向治疗。

胸部肿瘤内科医生：同意上述意见，患者放疗科会诊后，拟行全脑放疗，同时继续口服塞瑞替尼治疗。

讨论小结：患者肺腺癌 AKL 阳性患者，多线治疗失败，目前新发脑部多发转移，伴有头晕等症状，建议行全脑放疗，同时继续口服塞瑞替尼治疗。

治疗经过：患者 2021 年 6 月 19 日开始全脑放疗（30Gy/10F），同时予以激素、甘露醇降颅压治疗。患者放疗结束后头晕症状缓解，继续口服塞瑞替尼治疗至 2021 年 11 月初（期间因为头晕症状，于 2021 年 9 月 24 日和 2021 年 10 月 18 日联合贝伐珠单抗 600mg 治疗）。2021 年 11 月复查肺部及左侧锁骨上淋巴结进展，进展后再次塞瑞替尼靶向挑战用药，PFS 5 个月。

2021 年 11 月患者干咳症状加重，复查胸腹部 CT 提示缓慢进展，左侧锁骨上淋巴结再穿刺；腺癌。基因 NGS 提示：EML–ALK 融合，TP53 突变，ALK Exon25 p.G1269A 及 ALK Exon23 pL1196M 突变，新出 ALK Exon23 pD1203N，ALK Exon21 pL1122V 突变。

（三）诊疗结局与随访

2022 年 1 月开始自服"洛拉替尼"治疗，咳嗽症状加重，伴咯血。因出现肿瘤进展合并双间质性肺炎于 2022 年 2 月初去世。

二、病例小结

该患者初诊为右肺腺癌肝、肺、肺门、纵隔淋巴结多发转移，$cT_3N_3M_{1c}$ ⅣB 期，ALK 阳性，PD-L1 阴性。一线 PC 方案治疗后咳嗽症状未缓解，改克唑替尼治疗后最佳疗效 PR，一线 PFS 达 11 个月。后出现脑部病灶进展，支气管镜提示小细胞肺癌转化，二线 EC 方案化疗 2 周期，最佳疗效 PD。三线口服阿来替尼靶向治疗，症状迅速改善，颅内外最佳疗效 PR，PFS 约 7.5。四线白蛋白结合型紫杉醇单药化疗 1 周期，症状加重，毒性不耐受。再次锁骨上淋巴结进展部位穿刺提示腺癌，NGS 提示：新出 ALK Exon25 p.G1269A 及 ALK Exon pL1196M 突变。五线予色瑞替尼口服靶向治疗，后脑部病灶进展，肺部病灶仍 PR，PFS 5 个月。联合全脑放疗，同时继续口服塞瑞替尼治疗，进展后再次治疗 PFS 5 个月。2021 年 11 月咳嗽加重，缓慢进展，自行口服"洛拉替尼"治疗，症状未缓解，因肿瘤进展合并间质性肺炎于 2022 年 2 月去世。

三、诊疗经验总结

目前对于 ALK 阳性晚期 NSCLC 患者，各大指南首先推荐使用 ALK 抑制剂。本病例为 2018 年的病例，由于当时的医疗条件以及医保政策，患者首先选择 NCCN 指南推荐的全身化疗方案。患者后续接受克唑替尼治疗失败后，发现小细胞肺癌病理学转化导致的耐药。由于目前对于转化后应对策略没有大样本研究可以借鉴，只能借鉴个案报道和同样 EGFR 抑制剂治疗后 [6, 7] 发生的小细胞肺癌耐药的研究策略。然而，应用证据最多的小细胞化疗方案后，患者症状未缓解，提示对化疗方案原发耐药。再次检测提示小细胞样本中存在 ALK 基因融合，挑战二代阿来替尼治疗，疾病得到快速控制。后续再次进展后，再次活检基因提示患者出现下游 ALK 激酶区多个位点的二次突变。既往研究结果 [3 ~ 5] 提示对于色瑞替尼敏感，确实反映到临床疗效上，患者获得了近 11 个月的 PFS（期间联合全脑放疗）。后续再次颅外进展后，再次基因检测出现更多位点的 ALK 激酶区突变。由于药物可及性和费用问题，患者自服"洛拉替尼"治疗后导致疾病未受控以及合并药物性肺炎，最终死亡。对于患者后续出现更多 ALK 下游激酶位点突变后能否再用对应的靶向药物，研究表明 [3 ~ 5] 洛拉替尼和布格替尼都可能有效，因为药物可及性问题，很遗憾，患者最后自购"洛拉替尼"无效并且出现双肺间质性肺炎，如果能可及上述两款药物，患者的获益情况尚未可知。这个 ALK 阳性晚期肺腺癌患者 ALK 抑制剂治疗后序贯出现多种耐药机制，发生小细胞肺癌转化和 ALK 激酶区二次突变导致的耐药，但幸运的是，同时期根据文献报道采用相应的靶向药物治疗患者，均取得不错的疗效和生活治疗，延长了患者的生存时间。

四、亮点思辨

ALK 抑制剂为 ALK 阳性晚期 NSCLC 患者带来了长生存，目前各大研究表明此类患者的 OS 长达 7 年之久。既往文献报道对于 ALK 阳性 NSCLC 患者对于 PC 方案敏感性可，然而此例患者对于化疗方案均为原发耐药，不能从化疗中获益。从患者整体治疗过程中，靶向治疗显著延长了患者生存时间，提高了生活质量。

关于 ALK 抑制剂治疗晚期 ALK 阳性 NSCLC 患者耐药模式，2017 年 Nature review 发表 [2] 的综述性文章，指出 ALK 抑制剂的分子学耐药的主要两大耐药模式：即 ALK 依赖型和非 ALK 依赖型，其中前者主要包括 ALK 激酶域的耐药突变，以及拷贝数的增加。对于 ALK 抑制剂的耐药突变，现在我们已经比较了解，其相应的处理方案也比较清楚，即针对特定的激酶域突变给予敏感的治疗药物。对于后者主要包括一些旁路的激活，比如 MET、RAF 通路激活或者组织类型的转化，可以转化为小细胞肺癌、鳞癌等。此类患者第一次耐药时发生了小细胞类型的转换，然而，此例继发小细胞肺癌却对原发小细胞肺癌比较敏感的 EC 方案原发耐药，耐人寻味。再次检测提示小细胞成分中仍表现出 ALK 基因融合状态。既往文献报道 [3 ~ 5]，即使转化为小细胞病理类型，但如果仍在存在 ALK 融合，表明可能对于下一代的 ALK 抑制剂仍然有效。确实本例患者后续挑战二代 ALK 抑制剂阿来替尼临床获益明显，尤其是脑部病灶。患者第二次耐药时仍然再次活检，再次行基因检测新出现继发 ALK 激酶区二次突变。根据研究结果换用色瑞替尼获得将近一年的治疗持续时间。后续患者再次耐药后又出现 ALK 激酶区更多的位点突变，很可惜，我们的药物研发和可及性还没有广覆盖更少见的位点突变。

本例是非常罕见的 ALK 阳性肺腺癌患者接受 ALK 抑制剂后序贯发生小细胞肺癌转化以及 ALK 激酶区二次突变导致的耐药，精准应用各个靶向药物治疗为本例患者带来了生存获益。

五、专家点评

本例患者诊断右肺腺癌，$cT_3N_3M_{1c}$ ⅣB 期，ALK 阳性，PD-L1 阴性，相继接受化疗、ALK 抑制剂治疗后，发生小细胞肺癌转化和 ALK 激酶区二次突变导致的耐药，后续根据相应临床证据调整靶向药物治疗，患者获得了生存获益。本例对于后续的 ALK 阳性 NSCLC 肺癌靶向治疗耐药机制研究和应对策略提供了一定的借鉴意义。但仍有几点值得思考：

1. 此例患者初始基因检测提示 TP53/ALK 共存突变，对于 ALK 融合伴随其他共存基因突变的肺腺癌一线治疗模式是否可以更加积极，目前已有 ALK 抑制剂联合抗血管靶向治疗取得一定的疗效[8]。

2. 对于 ALK 阳性肺腺癌接受靶向治疗后发生小细胞表型转化后续治疗模式如何选择，目前缺乏循证医学证据，是否能够直接检测小细胞成分基因状态，如果是 ALK 阳性，能否直接转换为下一代的靶向药物，尚待研究。

3. 目前指南对于 ALK 靶向耐药后指南推荐直接更换下一代药物，因为检测技术瓶颈以及目前尚有许多未被发现的耐药机制，所以能够检测出耐药机制的病例少之又少，此病例提示我们对于 ALK 抑制剂靶向治疗耐药后可能还是需要再次穿刺明确病理类型，再次多次大 panel NGS 检测明确基因以求更精准的治疗提高患者生活治疗和延长生存时间。

（病案整理：何　琼　浙江省肿瘤医院）

（点评专家：何　琼　浙江省肿瘤医院）

（审核专家：余新民　浙江省肿瘤医院）

参考文献

[1]David S Ettinger, Dara L Aisner, Douglas E Wood, et al.NCCN Guidelines Insights：Non-Small Cell Lung Cancer, Version 5, 2018.

[2]Rotow J, Bivona TG.Understanding and targeting resistance mechanisms in NSCLC.Nat Rev Cancer, 2017, 17（11）：637-658.

[3]Delphine Levacq, Nicky D'Haene, Roland de Wind, et al.Histological transformation of ALK rearranged adenocarcinoma into small cell lung cancer：A new mechanism of resistance to ALK inhibitors.Lung Cancer, 2016, 102：38-41.

[4]Young Lim Choi, Manabu Soda, Yoshihiro Yamashita, et al.EML4-ALK mutations in lung cancer that confer resistance to ALK inhibitors.N Engl J Med, 2010, 363（18）：1734-1739.

[5]Justin F Gainor, Leila Dardaei, Satoshi Yoda, et al.Molecular mechanisms of resistance to First-and Second-Generation ALK inhibitors in ALK-Rearranged lung cancer.Cancer Discov, 2016, 6（10）：1118-1133.

[6]Marcoux N, Gettinger SN, O'KaneG, et al.EGFR-Mutant Adenocarcinomas That transform to Small-Cell lung cancer and other neuroendocrine carcinomas：clinical outcomes.J Clin Oncol, 2019, 37（4）：278-285.

[7]Bronte G, Bravaccini S, Bronte E, et al.Epithelial-to-mesenchymal transition in the context of epidermal growth factor receptor inhibition in non-small-cell lung cancer.Biol Rev Camb Philos Soc, 2018, 93（4）：1735-1746.

[8]Oscar Gerardo Arrieta, et al.A phase Ⅱ study of alectinib in combination with bevacizumab as first-line treatment in advanced NSCLC with confirmed ALK fusion：ALEK-B trial.2022ASCO.Abstract 9074.

病例 12 ALK 两种融合形式共存的晚期 肺腺癌临床病例的处理与实践

一、病历摘要

（一）病史介绍

患者男性，28 岁，因"咳嗽半个月余"于 2018 年 10 月前往当地医院就诊，于 10 月 10 日行胸部增强 CT 检查示：①左肺上叶支气管狭窄并纵隔（2R、5、6、7 区）及左肺门多发淋巴结肿大伴双肺多发结节，考虑左肺中央型肺癌伴双肺内转移，建议结合支气管镜及病理检查。左侧胸膜增厚，考虑转移；②双侧胸腔积液并双肺下叶膨胀不全，心包积液；③左侧第 3、8 肋骨、胸骨、C1、7、11、12 及 C1 左侧附件见多发结节状高密度影，考虑骨转移。当地医院予"左侧胸腔闭式引流术及心包积液闭式引流术"，左侧胸腔积液细胞学病理诊断发现恶性肿瘤细胞，免疫细胞化学检测：TTF1（+）、NapsinA（+）、CEA（+）、EMA（+）、MOC31（+）、CK7（+）、CK20（-）、CR（-）、Villin（-）、Ki-67（阳性率约 5%），免疫组化结果提示肺腺癌。心包积液细胞学病理诊断：（心包积液涂片＋细胞蜡块）腺癌。2018 年 10 月 11 日行左侧胸膜活检术，病理诊断：（左侧胸膜活检）浸润性肺腺癌。免疫组化：CK7（+），CK20（-），Villin（-），CDX-2（-），TTF-1（+），NapsinA（+），ALK（D5F3）（+）。2018 年 10 月 19 日胸膜组织 NGS 检测结果：EML4-ALK 基因融合，丰度 14.05%；SETD2-ALK 基因融合，丰度 25.20%；EGFR、ERBB2、BRAF、MET、RET、ROS1、KRAS 未检出突变。予心包内灌注"顺铂"、胸腔内灌注"恩度"对症治疗，2018 年 10 月 20 日再次复查胸部增强 CT 示：①左肺上叶支气管狭窄并纵隔（2R、5、6、7 区）及左肺门多发淋巴结肿大伴双肺多发结节，较前相仿，结合病理考虑肺腺癌伴双肺、纵隔及左肺侧门多发淋巴结、左侧胸膜多发转移。②右侧胸腔积液基本吸收，右肺基本复张，左侧胸腔积液（较前吸收）并左肺下叶膨胀不全（较前复张），心包积液（较前吸收）。颅脑 MRI 未见占位。

既往史：无吸烟史，无肿瘤家族史。

（二）体格检查

一般情况可，PS 评分＝1 分，双锁骨上未触及明显肿大淋巴结，左下肺呼吸音减弱，余无殊。

（三）诊断

左肺腺癌伴左肺门及双侧纵隔淋巴结、双肺、胸膜、骨转移，$cT_4N_3M_{1c}$ ⅣB期，ALK+（EML4-ALK、SETD2-ALK基因融合）。

二、诊治经过

（一）第一次诊疗分析

点评：该患者目前诊断左肺腺癌伴双肺、胸膜、骨转移，临床分期 $cT_4N_3M_{1c}$ ⅣB期，无手术和放疗指征，以姑息性治疗为主，基因检测示EML4-ALK、SETD2-ALK基因融合。根据ALEX研究[1]比较阿来替尼和克唑替尼一线治疗ALK阳性晚期NSCLC疗效和安全性Ⅲ期临床研究数据，阿来替尼组较克唑替尼组明显改善了中位无进展生存期（mPFS）（34.8个月 VS 10.9个月；$HR = 0.43$；95% CI：0.32 ~ 0.58；$P < 0.001$），两组的客观缓解率（ORR）分别为83% VS 75%（$P = 0.09$），并且不良事件发生较少。因此，NCCN指南[2]推荐把阿来替尼作为ALK融合阳性晚期NSCLC患者的一线治疗方案。根据该指南，可选择阿来替尼作为该患者的首选治疗方案。

治疗经过：2018年10月22日开始给予阿来替尼靶向治疗（600mg，2次/日口服）。2018年11月14日复查胸部CT示：①左肺上叶支气管狭窄并纵隔（2R、5、6、7区）及左肺门多发淋巴结肿大，双肺多发结节（较前减少，减小）。左侧胸膜多发转移。②左侧胸腔积液并左下肺不张较前好转，心包积液较前减少。期间定期复查，疗效评估稳定。2020年12月患者因"胸闷、气促再发伴进行性加重"，前往浙江省肿瘤医院就诊。2020年12月21日行胸部增强CT示双侧胸腔积液，较前增多，双下肺压缩性改变；心包积液；纵隔内不规则稍高密度灶，较前增大；腹腔积液。余病灶较前相仿（病例12图1）。考虑患者新发腹水量大，予胸腹腔积液引流对症处理。2021年1月5日右侧胸水、腹水病理示：散在炎症细胞、组织细胞、间皮细胞及少量非典型细胞未见明显肿瘤依据；2021年1月11日胸水、腹水、外周血行NGS检测，均未检出突变。

（二）第二次诊疗分析

MDT讨论：

放射科医生：经对比2020年10月胸腹部CT，2020年12月胸腹部CT提示者纵隔淋巴结较前增大，胸水较前增多，腹腔大量积液，较前新发，综合评估疾病进展。

病理科医生：患者既往胸膜组织基因检测提示EML4-ALK、SETD2-ALK双基因融合。经26个月阿来替尼治疗后，胸水、腹水、外周血行NGS检测，均未检出突变，有两种可能原因：第一种考虑ALK基因融合突变确实消失；另一种考虑则可能是胸水、腹水、外周血等液体活检较组织检测的检出率低，未能检测出基因突变。2019年

B-FAST 研究显示[3]，在 2219 名患者中有 98.6% 的患者获得了基于血浆的 NGS 结果，其中，119 名患者（5.4%）检测出 ALK 阳性，与基于组织检测文献报道的 5% 接近非常相似，表明了基于液体活检的 NGS 检测作为检测 ALK 阳性非小细胞肺癌的可靠性。因此，更倾向于第一种原因。

胸部肿瘤内科医生：有研究表明阿来替尼耐药患者中，检出 ALK-G1202R、V1180L 或 I1171T/N/S 等 ALK 耐药突变的比例可达 53%[4]，耐药机制相对明确。针对不同耐药位点，治疗策略不同，其他二代 ALK-TKIs 或三代药物 ALK-TKI 可克服耐药。但目前该方面数据有限，仅临床前数据和小样本病例报道，指南未推荐按照耐药机制选择后续治疗。目前指南推荐 ALK 抑制剂耐药后，可根据患者有无症状、转移部位及数目来综合选择后续治疗方案[5]。该患者纵隔淋巴结增大，再次出现胸腔和心包腔积液，腹腔积液新发，且腹腔积液量多，引流后积液迅速增长，难以控制，综合评估属于广泛进展，应选择全身治疗为主，NGS 检测提示 ALK 基因融合突变已丢失，选择 ALK-TKIs 作为二线治疗可能不太适合该患者。根据 ATLANTIC 研究提示[6]，无论患者是否携带 EGFR/ALK 基因突变，在晚期非小细胞肺癌患者后线治疗中使用免疫治疗均具有一定的疗效，并且 EGFR/ALK 阴性的患者具有更高 ORR（EGFR/ALK+组、EGFR/ALK-组、EGFR/ALK- 且 PD-L1 ≥ 90% 组 ORR 分别为：12.2%、16.4%、30.9%）。因此，考虑疾病广泛进展，ALK 融合基因丢失，可选择化疗为主的治疗，联合免疫治疗可以尝试。

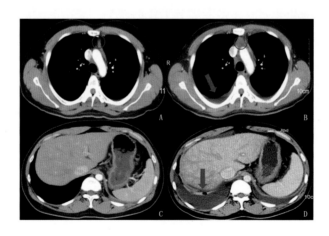

病例 12 图 1　阿来替尼治疗进展前后对比

A、C：2020-10-10 阿来替尼治疗 23 个月 CT；B、D：2020-12-21 阿来替尼治疗 26 个月后进展 CT

治疗经过：2021 年 1 月 5 日至 2021 年 5 月行培美曲塞＋卡铂联合特瑞普利单抗治疗 4 周期，2021 年 5 月至 2021 年 7 月 13 日行培美曲塞联合特瑞普利单抗维持治疗。因患者不愿接受化疗长期维持治疗，于 2021 年 8 月 5 日至 2022 年 5 月 21 日予以特瑞普利单抗单药维持治疗。2022 年 5 月 27 日胸腹部增强 CT 示：左下肺近斜裂不规则结节，较前增大；余较前相仿。考虑仅胸膜结节稍有增大，余病灶控制稳定，2022 年 5 月 31 日开始加用培美曲塞联合特瑞普利单抗治疗，2 周期后复查病灶缩小，后继续予培美曲塞＋特瑞普利单抗维持治疗至今（病例 12 图 2）。

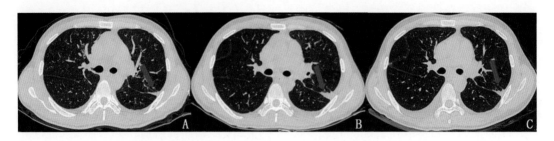

病例 12 图 2　二线 PC 方案联合免疫治疗进展前后对比

A：2022-02 二线化疗联合免疫治疗 13 个月 CT；B：2022-05 二线化疗联合免疫治疗 16 个月后进展 CT；C：2022-10 二线化疗联合免疫治疗 21 个月后 CT

（三）诊疗结局与随访

随访至截稿日期，患者仍继续特瑞普利单抗联合培美曲塞维持治疗中，最佳疗效评估 SD，PFS 时间已超过 21 个月。

三、病例小结

该患者初诊为左肺腺癌伴双肺、胸膜、骨转移，$cT_4N_3M_{1c}$ ⅣB 期，EML4-ALK、SETD2-ALK 两种融合形式，一线予二代 ALK-TKI 阿来替尼靶向治疗，后因胸腹部 CT 检查提示纵隔淋巴结增大，胸水增多，腹水新发，明确疾病进展，PFS 为 26 个月，再次行腹水、胸水、血 NSG 基因检测明确耐药原因，结果提示未检测到 ALK 基因融合，予二线培美曲塞＋卡铂联合免疫治疗维持至截稿日期，PFS 时间已超过 21 个月（病例 12 图 3）。

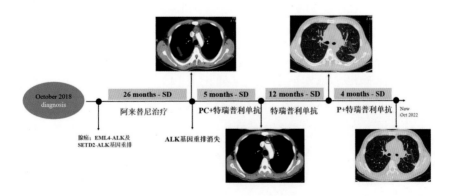

病例 12 图 3　治疗经过

四、诊疗经验总结

在晚期非小细胞肺癌（NSCLC）中，ALK 融合约占 3% ~ 6%[7]。ALK 基因的激活通常是通过染色体融合发生的，最常见的是 2 号染色体倒位，导致与 EML4 基因的融合，导致这种酪氨酸激酶在癌细胞胞浆中异常表达和激活[8]。针对于 EML4-ALK 阳性的患者，有大约 61% ~ 74% 对 ALK-TKIs 具有反应性[9]。而 SETD2-ALK 基因融合则属于罕见 ALK 融合，鲜少被报道。目前针对 ALK 基因融合的晚期 NSCLC 患者，无论何种形式的 ALK 基因融合，NCCN 指南一线治疗均推荐二代靶向药物如阿来替尼、布格替尼和三代靶向药物洛拉替尼作为优选方案[10]。当 ALK-TKIs 耐药进展后，若为局部进展/寡进展可考虑行放疗等局部治疗联合原药物治疗；若为全身性进展，可根据耐药情况更换 ALK-TKI，或者选择以化疗为基础的全身治疗。当 ALK-TKIs 耐药进展后，经基因检测发现耐药机制为 ALK 依赖型，则根据其继发突变位点选择药物；若为非 ALK 依赖型耐药，则寻找有无其余针对性靶点及相应的靶向药物。因此，对于条件允许的患者，ALK-TKIs 耐药后均推荐进行基因检测，以便确定 ALK 耐药分子机制，以精准指导下一步治疗方案。针对该患者，液体活检 NGS 检测发现原有的 ALK 融合消失，最好能进行组织活检，或者胸腹水等液体组织进行多次检测，尤其在新发病灶中进行基因检测，以排除假阴性结果，本案例中患者病灶组织获取较为困难，因此我们采用多个来源的液体活检行再次基因检测，仍未发现 ALK 融合突变，综合考虑 ALK 融合基因的克隆很低且（或）已不再是肿瘤增殖的驱动主体，临床特征表现为病变范围广泛且腹水难控制，最终选择了化疗＋免疫治疗作为二线治疗方案，取得了较好的治疗效果。

五、亮点思辨

既往研究表明，ALK 变异状态可能会影响 ALK-TKIs 的疗效，既往回顾性研究已经发现变异体 V1/2（E13：A20/E20：A20）较 V3a/b（E6a/b：A20）的获益更多（2 年 PFS 率：69.0% VS 32.7%），表明不同的 EML4-ALK 变异体可能对 ALK-TKIs 表现出不同的敏感性[11]。本案例中 EML4 外显子 14 与 ALK 外显子 21 融合的敏感性既往未被报道。并且该患者还拥有 SETD2-ALK 融合，两种融合形式的 ALK 融合和经典的 EML4-ALK 融合相比，是否可以获得相当的靶向药物获益值得深思。目前有关双 ALK 融合的案例较少，既往研究发现 EML4-ALK 与 BCL11A-ALK[12]、DYSF-ALK 与 ITGAV-ALK[13]、PRKCB-ALK 与 EML4-ALK[14] 等双 ALK 融合突变案例对一代 ALK-TKI 克唑替尼具有较好的敏感。随后有报道过一例 EML4-ALK 和 BIRC6-ALK 双融合的肺腺癌患者的案例[15]，该患者一线使用阿来替尼靶向治疗后，两周期疗效评估 PR，表明双 ALK 融合的患者同样对 ALK-TKIs 敏感，但是以上案例的随访时间较短，并未获取到患者无进展生存时间，无法与 ALEX 试验中单 ALK 基因融合的 mPFS 相比较，不能明确双 ALK 融合是否对获益有影响。本案例中患者 EML4-ALK 和 SETD2-ALK 双基因融合突变，使用阿来替尼靶向治疗后 PFS 为 26 个月，接近 ALEX 试验中 mPFS 25.7 个月，因此，EML4-ALK 和 SETD2-ALK 双 ALK 基因融合较单一的 ALK 基因融合对于 ALK-TKIs 具有相似的敏感程度。

对于治疗前存在 ALK 基因融合，治疗后 ALK 基因融合消失的患者，后续治疗方案值得深思，其使用 ALK-TKIs 的获益也有所不同，并且在其后续治疗中使用化疗相比靶向治疗，或许获益更明显。ALUR 研究[16]为一项Ⅲ期试验临床旨在研究阿来替尼对比化疗在经过克唑替尼或化疗治疗失败的 ALK 阳性 NSCLC 的疗效及安全性的差异，并探讨不同继发基因改变类型对阿来替尼二线治疗疗效的影响。该研究将治疗后患者分为仅存在 ALK 融合、ALK 融合和 ALK 耐药突变同时存在、未检测到 ALK 融合而伴其他基因突变三组。分析结果显示，这三组人群在阿来替尼组和化疗组的 ORR 分别为：65% VS 0、60% VS 0、23% VS 20%。表明对于一线克唑替尼耐药后未能检测到 ALK 融合伴继发突变的患者，相较于治疗后存在 ALK 融合的患者使用阿来替尼作为二线治疗的 ORR 较低，并且相比化疗 ORR 并无明显改善。该临床试验结果提示我们，克唑替尼耐药后，未检测到 ALK 融合而伴其他基因突变，化疗作为后续治疗也是一种选择。2022 年世界肺癌大会（WCLC）中报道了一项回顾性研究，旨在探索二代 ALK-TKIs 治疗失败后的 NSCLC 患者基因相关数据[17]，其中包括了一线阿来替尼治疗后疾病发生进展的患者 20 例，研究表明，后续 ALK-TKIs 在 ALK 二次突变患者中的疗效优于无 ALK 二次突变的患者（242 天 VS 75 天，$P = 0.05$，$HR = 0.46$，95% CI：$0.18 \sim 1.2$）。对于无 ALK 突变的患者，研究中总体人群的 57.2%（30/52）和已死亡人群中的 51.8%（14/27）接受了至少一线的化疗，结果发现化疗获得了比 ALK-TKIs 更优的 PFS（mPFS 为 168 天 VS 75 天，$P = 0.035$，$HR = 0.47$，95% CI：$0.19 \sim 1.2$）。基于以上考虑，我们选择化疗作为二线治疗的主要手段。至于免疫治疗的选择，目前由于数据有限，免疫检查点抑制剂（ICIs）在 ALK 阳性的 NSCLC 中的疗效尚不确定，考虑到此患者 ALK 基因已经失去驱动能力，治疗方案上更加类似驱动基因阴性的晚期 NSCLC 的治疗模式，该患者采用免疫联合化疗的二线治疗模式，获得了超过 21 个月 PFS。若化疗联合免疫治疗失败后，耐药机制仍值得进一步探索。

六、专家点评

该病例是 EML4-ALK、SETD2-ALK 基因融合的晚期肺腺癌患者,阿来替尼一线靶向治疗,*PFS* 为 *26* 个月,疾病进展,送检胸腹水、外周血行基因检测明确耐药机制,未发现 *ALK* 融合及二次突变,无旁路激活,二线予免疫联合化疗,*PFS* 已超过 *21* 个月,总体治疗效果显著。有以下几点问题值得思考:

1. 患者双 ALK 基因融合,非常少见,ALK-TKIs 靶向治疗具有明显获益,EML4-ALK 和 SETD2-ALK 双 ALK 基因融合较单一的 ALK 基因融合也有可能对 ALK-TKIs 的敏感性相似,但目前双 ALK 融合对 ALK-TKIs 的敏感性还不确定,需要大样本进一步研究探索。并且不同的 EML4-ALK 的变异体可能对 ALK-TKIs 表现出不同的敏感性;SETD2-ALK 基因融合既往未被报道,还需要进一步研究探索。

2. ALK 阳性的 NSCLC 的患者,经靶向治疗后耐药,其耐药机制复杂,为进一步明确原因,应进行再次基因检测,以明确用药后基因突变情况,若组织获取困难,可采取液体活检,并以此为根据进一步选择用药。

3. 针对用药前 ALK 融合阳性,但靶向治疗后 ALK 基因消失,又无其他旁路激活的患者,后续治疗选择化疗 ± 免疫治疗可能有更好的获益。

(病案整理:朱 琳 温州医科大学)
(点评专家:覃 晶 浙江省肿瘤医院)
(审核专家:卢红阳 浙江省肿瘤医院)

参考文献

[1]Peters S, Camidge DR, Shaw AT, et al.Alectinib versus crizotinib in untreated ALK-Positive Non-Small-Cell lung cancer[J].N Engl J Med, 2017, 377(9): 829-838.

[2]Ettinger D, Aisner D, Wood D, et al.NCCN guidelines insights: Non-Small cell lung cancer, version 5.2018[J].Journal of the National Comprehensive Cancer Network: JNCCN, 2018, 16(7): 807-821.

[3]Dziadziuszko R, Mok T, Peters S, et al.Blood first assay screening trial (BFAST) in treatment-naive advanced or metastatic NSCLC: initial results of the phase 2 ALK-Positive cohort[J].J Thorac Oncol, 2021, 16(12): 2040-2050.

[4]Gainor JF，Dardaei L，Yoda S，et al.Molecular Mechanisms of resistance to first-and second-generation ALK inhibitors in ALK-Rearranged lung cancer[J].Cancer Discov，2016，6（10）：1118-1133.

[5]Ettinger DS，Wood DE，Aggarwal C，et al.NCCN guidelines insights：Non-Small cell lung cancer，version 1.2020[J].J Natl Compr Canc Netw，2019，17（12）：1464-1472.

[6]Garassino MC，Cho BC，Kim JH，et al.Durvalumab as third-line or later treatment for advanced non-small-cell lung cancer（ATLANTIC）：an open-label，single-arm，phase 2 study[J].Lancet Oncol，2018，19（4）：521-536.

[7]Yu Y，Ding Z，ZHU L，et al.Frequencies of ALK rearrangements in lung adenocarcinoma subtypes：a study of 2299 Chinese cases[J].Springerplus，2016，5（1）：894.

[8]Gridelli C，Peters S，Sgambato A，et al.ALK inhibitors in the treatment of advanced NSCLC[J].Cancer Treat Rev，2014，40（2）：300-306.

[9]Sabir SR，Yeoh S，Jackson G，et al.EML4-ALK Variants：biological and molecular properties，and the implications for patients[J].Cancers（Basel），2017，9（9）：118.

[10]Ettinger DS，Wood DE，Aisner DL，et al.Non-Small cell lung cancer，version 3.2022，NCCN clinical practice guidelines in oncology[J].J Natl Compr Canc Netw，2022，20（5）：497-530.

[11]Yoshida T，Oya Y，Tanaka K，et al.Differential crizotinib response duration among ALK fusion variants in ALK-Positive Non-Small-Cell lung cancer[J].J Clin Oncol，2016，34（28）：3383-3389.

[12]Qin BD，Jiao XD，Liu K，et al.Identification of a novel EML4-ALK，BCL11A-ALK double-Fusion variant in lung adenocarcinoma using Next-Generation sequencing and response to crizotinib[J].J Thorac Oncol，2019，14（6）：e115-e117.

[13]Yin J，Zhang Y，Zhang Y，et al.Reporting on two novel fusions，DYSF-ALK and ITGAV-ALK，coexisting in one patient with adenocarcinoma of lung，sensitive to crizotinib[J].J Thorac Oncol，2018，13（3）：e43-e45.

[14]Liang Q，Xu H，Liu Y，et al.Coexistence of a novel NBEA-ALK，EML4-ALK double-fusion in a lung adenocarcinoma patient and response to alectinib：a case report[J].Lung Cancer，2021，162：86-89.

[15]Zhong JM，Zhang GF，Lin L，et al.A novel EML4-ALK BIRC6-ALK double fusion variant in lung adenocarcinoma confers sensitivity to alectinib[J].Lung Cancer，2020，145：211-212.

[16]Wolf J，Helland Å，Oh I，et al.OA02.07 Phase 3 ALUR study of alectinib in pretreated ALK+ NSCLC：final efficacy，safety and targeted genomic sequencing analyses[J].Journal of Thoracic Oncology，2019，14（10）：S210.

[17]Zou Z，Xing P，Hao X，et al.EP08.02-009 progression pattern，resistance mechanism and subsequent therapy for ALK positive NSCLC in the era of second—generation ALK—TKIs[J].Journal of Thoracic Oncology，2022，17（9）：S400.

病例 13　不典型类癌伴 ALK 阳性病例的处理

一、病历摘要

（一）病史介绍

患者女性，65 岁。2019 年 2 月因"干咳 2 个月"就诊于当地医院，2019 年 2 月 25 日查胸部平扫 CT 提示右肺上叶不规则结节，2.0cm×2.1cm，肿瘤待除外。2019 年 2 月 28 日行 CT 引导下右肺结节穿刺，病理：不典型类癌（AC），免疫组化：CT（−）、TTF1（＋）、GPC3\Glypican-3（−）、Hepatocyte（−）、Ki-67（＋，10%）、CD56（＋＋）、Sy（＋＋＋）、CgA（＋）、Vim（−）、CK20（−）、CK7（灶＋）。2019 年 2 月 28 日查全身骨显像示：广泛骨转移考虑（胸骨，T_9、T_{10}、L_1 椎体，双侧髂骨，左侧骶髂关节，右肱骨上段，右股骨上段）。2019 年 3 月 6 日颅脑 MRI 示：无明显颅内转移征象。2019 年 3 月 6 日查腹部及盆腔增强 CT 示：肝内多发转移瘤可能。子宫肌层及宫腔多发结节灶，建议 MRI 检查。同日行乳腺 MRI 提示：右乳中央区不规则肿块。2019 年 3 月 7 日行右乳肿块穿刺术，病理示：不典型类癌（AC）。2019 年 3 月 8 日行宫颈结节穿刺活检术，病理示：不典型类癌（AC）。为求进一步诊治前往浙江省肿瘤医院，2019 年 3 月 18 日完善 PET-CT 检查示：①右肺上叶 1.7cm×1.5cm 结节，SUVmax 值约 7.3；右侧乳腺腺体内低密度结节，直径约 0.8cm，SUVmax 约 3.6；宫腔、宫颈 SUVmax 约 7.9，恶性肿瘤首先考虑；全身骨多发 FDG 代谢增高，骨转移首先考虑。②阴道中下段低密度影伴 FDG 代谢异常增高，恶性病变不除外。③肝内多个低密度结节，最大径 0.8cm，肝脏转移首先考虑（病例 13 图 1）。我院病理会诊提示：右乳腺肿块、右上肺结节及宫颈均为恶性肿瘤，结合原单位免疫组化考虑不典型类癌（AC）。

既往史：既往无吸烟史。

（二）体格检查

一般情况可，PS 评分＝0 分，浅表未触及肿大淋巴结，肝脾肋下未及，心肺听诊无殊。

（三）诊断

右肺上叶不典型类癌，右乳腺不典型类癌，宫颈不典型类癌，多发肝转移及骨转移。

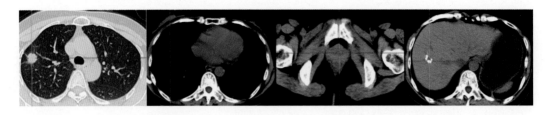

病例 13 图 1　基线 PET-CT（2019-03-18）

二、诊治经过

（一）第一次 MDT 讨论

放射科医生：根据患者全身 PET-CT 检查及病理结果提示，右肺上叶、右侧乳腺及宫颈恶性肿瘤诊断明确，其中右肺肿瘤孤立、边缘见毛刺，无明显引流淋巴结增大，倾向于原发性恶性肿瘤，右侧乳腺及宫颈恶性肿瘤病灶孤立，多原发性恶性肿瘤（MPMNs）不排除，肝脏多发转移灶及全身多发骨转移诊断明确，颅脑无明显转移性病灶征象。

胸部放疗科医生：患者右肺上叶、右侧乳腺及宫颈多发恶性肿瘤，伴全身骨转移及肝脏转移，目前无骨痛症状，无淋巴结转移及压迫症状，无颅脑转移征象，建议以内科治疗为主，暂不考虑放疗。

胸部肿瘤内科医生：多原发性肿瘤在临床上较为少见，其发生率与种族、地区有关。根据多发性癌出现的时间顺序不同，将其分为同时性和异时性多原发癌，≥ 2 种的恶性肿瘤先后发生的时间间隔 ≤ 6 个月为同时性原发肿瘤，大于 6 个月的则为异时性原发肿瘤。1932 年 Warren 等制定了多原发恶性肿瘤的诊断标准并沿用至今[1]：①每一种肿瘤必须经病理证实为恶性；②每一种肿瘤有其独特的病理形态；③各个肿瘤独立存在，排除互为转移的可能性；④肿瘤发生在不同部位，两者不相互连续。根据影像学及病理报告提示本例患者存在肺部、乳腺及宫颈三处恶性肿瘤，病理类型均为 AC。建议对三个病灶组织行二代基因测序（NGS）以明确驱动基因突变情况，协助诊断是否为MPMNs。2021 年中国肺和胸腺神经内分泌肿瘤专家共识[2] 提出，无法手术的局部晚期及转移性肺和胸腺神经内分泌瘤患者可选择依维莫司或索凡替尼行靶向治疗（1A 级证据，Ⅰ级推荐），当患者肿瘤负荷较小或进展缓慢且 SSTR 阳性时选择长效奥曲肽或兰瑞肽（2A 级证据，Ⅰ级推荐），当患者疾病进展或肿瘤负荷大或有症状时选择化疗（2B级证据，Ⅱ级推荐）。根据患者目前情况，建议先行全身静脉化疗，根据复查结果及时调整治疗方案。

胸部肿瘤外科医生：对于多原发恶性肿瘤的治疗方案，目前临床主张根治性治疗，即根据肿瘤累及的器官、病理类型、临床分期等，在患者自身条件允许的情况下，尽量采取根治性手术切除。而对于不能或不宜手术的多原发恶性肿瘤患者，应采取化疗和放疗为主[3]，该患者全身多发骨转移伴肝转移，无手术治疗指征。

讨论小结：该患者目前临床诊断首先考虑多原发性恶性肿瘤，右肺、右侧乳腺及宫颈 AC，全身多发骨及肝脏转移，不排除肺部为原发病灶，乳腺及宫颈病灶为转移灶，暂无手术及放疗指征，予静脉化疗。

治疗经过：患者因经济原因拒绝行 NGS 检测。2019 年 3 月 19 日、2019 年 4 月 9 日予"依托泊苷联合顺铂"方案化疗 2 周期，具体：依托泊苷 140mg，第 1～3 天，顺铂 35mg，第 1～3 天，1 次 /3 周，化疗后患者无明显不良反应。2019 年 4 月 30 日复查胸腹部及盆腔增强 CT 提示：①右乳结节，结合病史考虑恶性肿瘤。②右肺上叶结节，恶性肿瘤符合。③两肺多发小结节，建议复查对照。④两肺少许炎症。⑤肝脏多发结节，最大径 1.3cm，转移瘤可能，请结合其他检查。⑥双肾多发囊肿。⑦胸骨、胸腰椎及肋骨多发骨转移。对比治疗前外院 CT 影像，考虑肝脏疾病进展（PD），其余病灶相仿。故更改治疗方案，2019 年 4 月 30 日、2019 年 5 月 21 日予"白蛋白结合型紫杉醇联合卡铂"方案化疗 2 周期，具体方案：白蛋白紫杉醇 0.20g，第 1 天、第 8 天，卡铂 500mg，第 1 天，1 次 /3 周。化疗后患者出现Ⅳ度骨髓抑制，予对症治疗后好转。2019 年 6 月 10 日复查胸腹部及盆腔增强 CT 示：肝脏多发结节，考虑转移瘤，较前有增多。余病灶较前相仿。疗效评估 PD，予更换为三线方案，2019 年 6 月 12 日、2019 年 7 月 3 日予"伊立替康联合洛铂"方案化疗 2 周期，具体方案：伊立替康 90mg，第 1 天、第 8 天，洛铂 50mg，第 1 天，1 次 /3 周，化疗后患者出现Ⅲ度骨髓抑制，予对症治疗后好转。2019 年 7 月 23 日复查胸腹部及盆腔增强 CT 示：肝脏多发结节，考虑转移瘤，较前增大，余病灶较前相仿。提示再次 PD。化疗前后肝脏影像变化见病例 13 图 2。

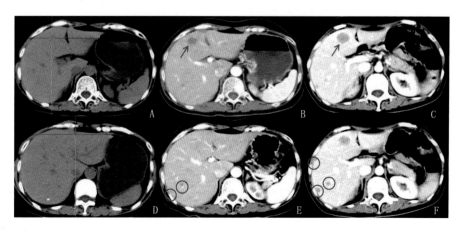

病例 13 图 2　化疗前后肝脏影像

A、D：2019-03-18 基线 PET-CT；B、E：2019-06-10 白蛋白紫杉醇、卡铂治疗 2 周期 CT；C、F：2019-07-23 伊立替康、洛铂治疗 2 周期 CT

（二）第二次 MDT 讨论

胸部肿瘤外科医生：肝转移灶切除术主要应用于肝脏肿瘤负荷有限且不存在肝外肿瘤转移者，该患者有多发骨转移灶，且不排除乳腺、宫颈为继发性恶性肿瘤，无手术指征，建议内科治疗。

介入科医生：美国国立综合癌症网络（NCCN）指南推荐对于 3 ~ 5cm 肝癌，肝动脉化疗栓塞术（TACE）联合局部消融可显著延长患者的无进展生存期（PFS）和总生存期（OS）[4]。该患者肝脏内多发转移病灶且进展速度较快，其他肝外病灶无进展，建议行 TACE 联合局部消融以控制肝脏病灶。

胸部肿瘤内科医生：在化疗过程中肝脏转移灶反复进展，而原发病灶保持稳定，提示肝脏病灶可能具有肿瘤异质性且对铂类化疗药耐药。患者考虑为多原发恶性肿瘤，予含铂双药方案化疗后反复进展，考虑对细胞毒性药物不敏感。建议患者行多病灶组织NGS 检测，以明确基因突变情况，判断是否有靶向治疗的可能。

讨论小结：综合 MDT 各专家成员意见，建议该患者行 TACE 联合局部消融术以及NGS 检测，根据基因检查结果决定下一步治疗方案。

治疗经过：2019 年 7 月 31 日行 NGS 检测（右侧乳腺和宫颈组织），结果显示：ALK 融合，ARID1A 移码突变，MUTYH exon9 突变（病例 13 表 1）（因肺部病灶组织不足，未行 NGS 检测）。2019 年 8 月 6 日起予口服克唑替尼 250mg、每日 2 次抗肿瘤治疗，患者无明显相关不良反应。2019 年 9 月 3 日复查胸腹部及盆腔增强 CT 示（病例 13 图3）：①右乳结节及右侧腋窝淋巴结，较前缩小。②右肺上叶占位，较前缩小；双肺多发小结节，较前缩小，部分已不明显。③肝脏多发结节，考虑转移瘤，部分较前缩小；肝右叶多发钙化灶。④双肾多发低密度灶，考虑转移灶，较前缩小，部分消失。⑤子宫、宫颈及阴道病变，较前好转。⑥下段腰椎、右股骨及骨性骨盆多发骨转移，较前大致相仿。疗效评估部分缓解（PR）。后定期复查胸腹部增强 CT，疗效评估持续 PR。2020 年3 月初无明显诱因出现双下肢酸痛，并进行性加重，休息后疼痛无缓解，夜间较剧，NRS评分 2 ~ 3 分，发作时影响行走。患者因自身原因未至医院行任何检查，2020 年 3 月24 日自行改服阿来替尼 600mg，每日两次，无明显不良反应。后下肢疼痛显著缓解。2020 年 6 月 8 日复查胸腹部及盆腔增强 CT，疗效评估 PR。后继续原剂量服用阿来替尼治疗，2020 年 10 月 12 日予复查胸腹部及盆腔增强 CT、颅脑 MRI，颅脑 MRI 提示脑多发转移瘤首先考虑，疗效评估 PD。2020 年 10 月 15 日行血浆 NGS 检测，结果显示：ALK 融合，ALK E1129V 突变、G1269A 突变、I1171T 突变、G1202R 突变等（病例 13 表 1）。2020 年 10 月 17 日自行改服劳拉替尼 100mg，每日一次抗肿瘤治疗。后患者未定期复查，无法评估疗效，2021 年 1 月患者因无法耐受劳拉替尼不良反应（周围神经病变、四肢水肿等）停药。2021 年 5 月患者因疾病进展、全身多器官功能衰竭、恶病质去世。

病例13表1　不同组织的NGS检测结果汇总

时间	部位	突变	丰度
2019-07-31	右侧乳腺	ALK 融合 EML4：exon13 ~ ALK：exon20	11.6%
		ARID1A（p.S11Afs*91）	8.6%
		NOTCH1（p.R1783W）	7.7%
		TTF1（p.V402M）	1.2%
2019-07-31	宫颈	ALK 融合 EML4：exon13 ~ ALK：exon20	18.9%
		ARID1A（p.S11Afs*91）	19.8%
2019-07-31	血浆	ALK 融合 EML4：exon13 ~ ALK：exon20	4.8%
		ARID1A（p.S11Afs*91）	2.9%
		BRCA2（p.E304D）	2.4%
		ALK 融合 EML4：exon13 ~ ALK：exon20	31.5%
		TP53（p.G226Wfs*3）	9.8%
		BRCA2（p.E304D）	6.3%
2020-10-15	血浆	ARID1A（p.S11Afs*91）	6.1%
		ALK E1129V	4.8%
		ALK G1269A	1.2%
		ALK G1202R	0.9%
		ALK I1171T	0.4%

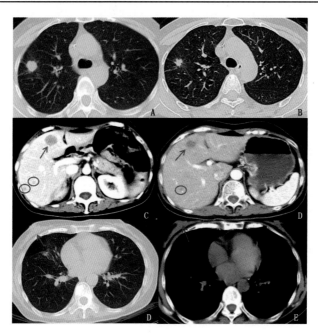

病例 13 图 3　克唑替尼治疗前后影像

A、C、D：伊立替康、洛铂治疗 2 周期后 CT（2019-07-23）；B、D、E：克唑替尼 4 周期后 CT（2019-09-03）

（三）诊疗结局与随访

随访至截稿日期，患者已死亡，OS 共 27 个月。

三、病例小结

患者入院完善检查后确诊为右肺上叶、右乳腺及宫颈不典型类癌，伴多发肝转移及骨转移。前三线接受以铂为基础的化疗方案，疗效不佳，用药 2 周期后疗效评估均PD。基因检测提示 ALK 融合，四线接受克唑替尼治疗，PFS 为 7 个月，最佳疗效达PR。五线接受阿来替尼治疗，PFS 为 7 个月，最佳疗效达 PR。六线接受劳拉替尼治疗，疗效无法评估。患者 OS 为 27 个月。诊疗经过见病例 13 图 4。

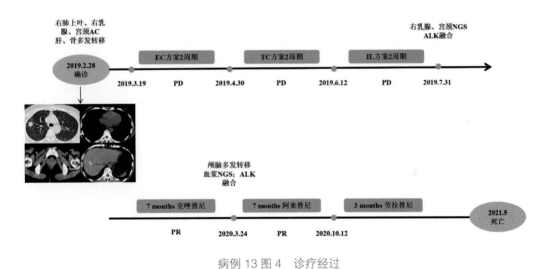

病例 13 图 4　诊疗经过

四、诊疗经验总结

多原发恶性肿瘤即多原发癌，又称多重癌或重复癌，是指同一个体同时或先后发生 2 种或 2 种以上的原发恶性肿瘤，国人发生率为 0.4% ~ 2.4%，以 50 ~ 59 岁为高发年龄段[5]。1932 年 Warren & Gate 提出的诊断标准沿用至今，但对于 MPMN 和转移灶之间的鉴别诊断一直是临床上难以解决的难题。组织病理学结合免疫组化仍然是目前诊断MPMN 的金标准。近些年分子学研究方法广泛应用于 MPMN 的鉴别中，相同病理类型的两个病灶可通过 NGS 检测不同基因突变和肿瘤类型之间的关联[6, 7]。同时 NGS 需联合病理学、影像学检查以提高诊断准确性。本文患者在三线化疗进展后行多病灶及血液的 NGS 检测，报告提示两个病灶突变基因相同（右侧乳腺、宫颈），且丰度接近，考虑排除 MPMN 的诊断，根据各病灶基线的影像学表现，考虑该患者为肺原发恶性肿瘤，乳腺、宫颈继发恶性肿瘤。后根据 NGS 检测结果提示 ALK 阳性行靶向治疗，最佳疗效 PR。这提示 NGS 在鉴别 MPMN 和转移灶有较大意义。

五、亮点思辨

肺类癌（PC）是肺低级别 NETs 的一种，占所有肺肿瘤的 1% ~ 5%，包括典型类癌（TC）和 AC。驱动基因阳性在 NET 中较为少见，ALK 阳性患者更为罕见。ALK 重排的常用检测方法包括免疫组化（IHC）、荧光原位杂交（FISH）、实时聚合酶链反应和 NGS，每种诊断技术都有其优点和局限性。目前临床上将 FISH 作为检测 ALK 融合的诊断标准，美国食品药品监督管理局批准 IHC ALK（D5F3）作为 ALK 抑制剂治疗的辅助诊断测试[8]。但 Nakamura H 等报道了 3 例 AC 伴 ALK 融合的患者，其诊断主要通过免疫组化方法确定，而其 FISH 染色为阴性[10]。这提示我们在临床上诊断 ALK 阳性的检测方法有假阴性的可能，检测技术相互补充提高灵敏性。此外，NGS 技术已被证实可检测出新的、复杂的 ALK 融合[9]，其应用前景较好，有条件者应尽可能完善病灶的 NGS 检测。化疗不敏感者也应积极考虑检测驱动基因突变情况。

手术切除是局限期 AC 患者的首选治疗方案，而对于进展期 AC 患者目前推荐系统化疗，对于奥曲肽扫描阳性或出现类癌综合征的患者则推荐应用奥曲肽或兰瑞肽。欧洲内分泌肿瘤学会指南提出，全身化疗一般仅限于其他治疗失败的 AC 患者，且必须具备一定的条件（Ki-67 > 15%，病情进展迅速，SSTR 表达阴性）。ALK 抑制剂可为 AC 伴 ALK 阳性患者带来获益。Lei X[11] 总结了 14 例 AC 伴 ALK 重排患者的诊疗经过，其中 8 例患者接受克唑替尼作为 ALK 抑制剂的首选，但结果并不十分理想，而其余首选服用阿来替尼的患者的原发肺部病灶和转移病灶都显著 PR。这提示我们 AC 伴 ALK 重排患者首选二代或三代 ALK 抑制剂作为一线治疗方案获有可能获得更长久的 PFS。

六、专家点评

该病例患者为多发不典型类癌伴 ALK 基因融合，患者对化疗敏感性较低，进展后序贯口服克唑替尼等靶向药物，最佳疗效 PR，OS 达 27 个月。治疗过程中有几点值得思考：

1. 该患者首诊即发现肺部、乳腺及宫颈多处病灶，根据生物学行为，肺癌转移至宫颈以及宫颈转移至乳腺均鲜有报道，不排除诊断为 MPMNs。但根据影像学表现，肺部病灶特点更接近于原发肿瘤，同时结合 NGS 检测结果，乳腺和宫颈的突变位点重合率较高且丰度接近，考虑本文患者更倾向于肺部原发恶性肿瘤，右侧乳腺及宫颈继发恶性肿瘤。本病例应在首次给药前再次活检，完善多病灶的 NGS 检测，以协助诊断是否为 MPMNs。

2. 肺类癌伴驱动基因突变较为罕见，而目前临床上诊断为类癌的患者几乎不检测 ALK 基因融合情况。本文病例提示 NET 患者在化疗不敏感时，应积极推荐包括 ALK 重排在内的驱动突变检测，有条件者可行 NGS 检测，这对于拓宽晚期 NET 患者治疗选择具有积极意义。

（病案整理：李美慧　温州医科大学）

（点评专家：卢红阳　浙江省肿瘤医院）

（审核专家：卢红阳　浙江省肿瘤医院）

参考文献

[1]Warren S，Gates O.Multiple primary malignant tumors： a survey of the literature and a statistical study[J].AM J Cancer，1932，16（2）：1358-1414.

[2] 中国临床肿瘤学会神经内分泌肿瘤专家委员会.中国肺和胸腺神经内分泌肿瘤专家共识[J].中华肿瘤杂志，2021，43（10）：989-1000.

[3]陈学燕，李利亚.多原发恶性肿瘤临床特点及发病机制的研究进展[J].中日友好医院学报，2019，33（01）：41-44.

[4]Benson AB，D'Angelica MI，Abbott DE，et al.Hepatobiliary cancers，version 2.2021，NCCN Clinical practice guidelines in oncology[J].J Natl Compr Canc Netw，2021，19：541-565.

[5]李红梅，李平.多原发恶性肿瘤的病因和发病机制的探讨[J].华西医学，2016，31（05）：991-995.

[6]Chiang CL，Tsai PC，Yeh YC，et al.Recent advances in the diagnosis and management of multiple primary lung cancer[J].Cancers（Basel），2022，14（1）：242.

[7]Gregoire J.Guiding principles in the management of synchronous and metachronous primary non-small cell lung cancer[J].Thorac Surg Clin，2021，31（3）：237-254.

[8]Hofman P.ALK in Non-Small cell Lung cancer（NSCLC）pathobiology，epidemiology，detection from tumor tissue and algorithm diagnosis in a daily practice[J].Cancers（Basel），2017，9(8)：107.

[9]Vendrell JA，Taviaux S，Béganton B，et al.Detection of known and novel ALK fusion transcripts in lung cancer patients using next-generation sequencing approaches[J].Sci Rep，2017，7(1)：12510.

[10]Nakamura H，Tsuta K，Yoshida A，et al.Aberrant anaplastic lymphoma kinase

expression in high-grade pulmonary neuroendocrine carcinoma[J].J Clin Pathol，2013，66
（8）：705-707.

[11]Lei X，Zhu S，Ren D，et al.Metastatic pulmonary carcinoids with EML4-ALK fusion response
to ALK inhibitors：two case reports and review of literature[J].Transl Lung Cancer Res，2022，11（6）：
1176-1184.

病例 14　MET 14 跳突的不可切除非小细胞肺癌病例的治疗策略

一、病历摘要

（一）病史介绍

患者男性，66岁。因"咳嗽咳痰半个月，痰中带血2天"就诊浙江省肿瘤医院。2021年10月18日查胸腹部增强CT示：右肺上叶后段及肺门旁肿块（最大者径约4.0cm×5.5cm×7.3cm），伴右肺门及纵隔（4R、4L、7区）多发肿大淋巴结（大者径约2.4cm），肺癌伴淋巴结转移考虑（病例14图1）。颈部及锁骨上B超：未见肿大淋巴结。全身骨显像及颅脑MRI均未见明显异常。支气管镜见右肺上叶开口新生物堵塞，中间支气管见外压性新生物，累及右肺下叶开口；右肺癌考虑。支气管镜病理示：（右肺上叶）低分化腺癌；PD-L1（22C3）：TPS 90%；组织基因检测（NGS）：MET Ex14剪切区域突变，RB基因及TP53基因突变。

既往史：吸烟30包/年，无肿瘤家族史。

（二）体格检查

一般情况可，PS评分＝1分，浅表淋巴结未扪及肿大，两肺呼吸音粗，右上肺呼吸音低，未闻及明显干湿性啰音。

（三）初步诊断

右肺腺癌伴同侧肺门、对侧纵隔淋巴结转移（$cT_4N_3M_0$ ⅢC期）；MET14跳突；PD-L1 TPS＝90%。

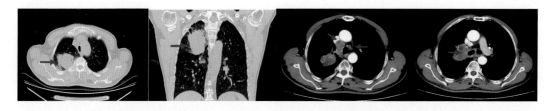

病例 14 图 1　胸部病灶基线情况

二、诊治经过

（一）第一次 MDT 讨论

胸外科医师：该患者肿块较大，支气管镜提示右肺肿块累及右肺上叶及下叶开口，对侧纵隔淋巴结考虑转移；CT 重建提示肿块长径＞7cm，无根治性手术指征，建议内科及放疗科进一步评估治疗。

放疗科医师：NCCN 指南（2022.V2 版本）[1] 推荐Ⅲ B、Ⅲ C 期患者首选根治性同步放化疗，该患者目前分期 $cT_4N_3M_0$ Ⅲ C 期，右肺病灶长径＞7cm，伴纵隔 4R、4L、7 区淋巴结转移考虑，如果进行根治性同步放疗，照射野过大，发生高级别放射性肺炎的风险显著增加。建议内科评估后先行全身治疗，若肿瘤病灶退缩明显，后续可再次评估有无放疗可能性。

胸内科医师：同意胸外科及放疗科医师观点。该患者目前诊断为不可切除、无同期放疗指征的 MET14 跳突Ⅲ C 期 NSCLC，PD-L1 TPS＝90%。NCCN 指南推荐的一线系统治疗方案包括化免联合方案治疗及 MET 抑制剂靶向治疗[1]。现有研究结果显示，PD-L1 高表达的 MET14 跳突患者可能从联合免疫治疗方案中获益[2]。因此，一线可选择化免联合方案系统治疗。此外，我科目前正在开展一项针对赛沃替尼的Ⅲ期临床研究，既往入组患者的疗效可观。该患者临床资料基本符合入组条件，可考虑进行筛选。一线选择靶向治疗或系统化免联合治疗的证据级别相同。既往研究发现，EGFR-TKI 治疗后，免疫微环境发生改变，可以使后续的免疫治疗发挥更好的疗效[3, 4]；相反，免疫检查点抑制剂序贯 EGFR-TKI 却会使不良反应发生风险增加[5, 6]。考虑到患者的后续治疗，建议首选入组赛沃替尼临床研究。

讨论小结：患者目前诊断右肺腺癌伴同侧肺门、对侧纵隔淋巴结转移 $cT_4N_3M_0$ Ⅲ C 期，MET14 跳突，经外科、放疗科评估后暂无手术与同步放疗指征，筛选入组一项"赛沃替尼治疗 MET 外显子 14 突变的局部晚期或转移性非小细胞肺癌"的Ⅲ期临床研究。

诊疗经过：2021 年 11 月 12 日，患者自愿加入"赛沃替尼治疗 MET 外显子 14 突变的局部晚期或转移性非小细胞肺癌"临床研究。2021 年 11 月 18 日至 2022 年 3 月 23 日口服赛沃替尼 600mg、1 次 / 日靶向治疗。2022 年 3 月 24 日复查胸腹部增强 CT 示：右肺病灶伴远端阻塞性炎症，病灶范围较前增大；肺门及纵隔淋巴结，部分较前稍增大（病例 14 图 2）。考虑疾病进展，疗效评估 PD，临床研究出组。分期：$cT_4N_3M_0$ Ⅲ C 期。

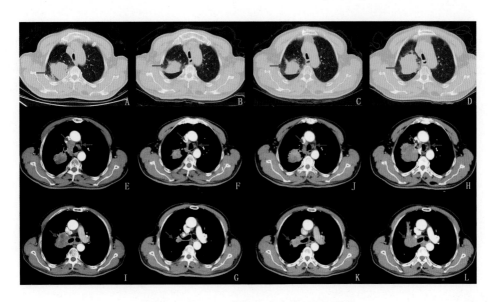

病例 14 图 2　一线靶向治疗前后 CT 影像

A、E、I：2021-11-06 治疗前；B、F、G：2021-12-28 SD 治疗后；C、J、K：2022-02-08 SD 治疗后；D、H、L：2022-03-24 PD 治疗后

（二）第二次 MDT 讨论

胸外科医师：患者一线靶向治疗进展，目前分期 $cT_4N_3M_0$ ⅢC 期。对侧纵隔淋巴结转移，仍无外科根治性手术指征，建议内科及放疗科进一步评估治疗。

放疗科医师：结合胸腹部增强 CT，患者靶向治疗后肿瘤进展，目前无放疗指征，建议内科继续行二线系统治疗，若肿瘤退缩明显可择期再次评估有无放疗指征。

胸内科医师：患者一线治疗进展，重新分期仍为 $cT_4N_3M_0$ ⅢC 期，KEYNOTE-799 研究将免疫治疗提前到Ⅲ期患者诱导治疗阶段，疗效可观且安全性可控[7]。着眼该患者，PD-L1 检测 TPS 达 90%，可能是潜在的免疫治疗高获益人群，选择化免联合诱导治疗，可能会给患者带来更大的生存获益。从另一角度看，患者目前无根治性治疗指征且 MET-TKI 原发性耐药，根据 NCCN 指南推荐[1]，也应选择全身系统治疗即化免联合治疗。

讨论小结：患者一线靶向耐药后分期 $cT_4N_3M_0$ ⅢC 期，仍无根治性手术及同步放疗指征，先行化免联合诱导治疗，若肿瘤退缩明显，再进一步行根治性放疗。

诊疗经过：排除相关禁忌，2022 年 4 月 2 日至 2022 年 7 月 26 日行二线第 1 ~ 6 周期培美曲塞联合卡铂联合帕博利珠单抗治疗，具体方案：培美曲塞 0.8g 静脉滴注第 1 天＋卡铂 500mg 静脉滴注第 1 天＋帕博利珠单抗 200mg 静脉滴注第 1 天。2 周期疗效评估 PR，4、6 周期治疗后持续 PR。治疗前后 CT 影像见病例 14 图 3。

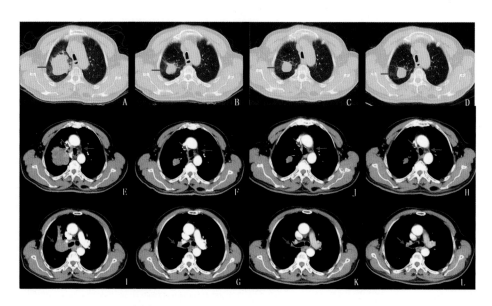

病例 14 图 3　二线化免联合治疗前后 CT 影像

A、E、I：2022-03-24 治疗前；B、F、G：2022-05-18 PR 治疗后；C、J、K：2022-07-05 PR 治疗后；D、H、L：2022-08-16 PR 治疗后

（三）诊疗结局与随访

随访至截稿日期，患者完成 6 周期化免联合治疗，2022 年 8 月 16 日复查 CT，疗效评估：持续 PR。目前分期 $cT_{1c}N_3M_0$ Ⅲ B 期，拟进一步评估根治性放疗指征。

三、病例小结

该患者首诊为不可切除、无同期放疗指征的右肺腺癌，$cT_4N_3M_0$ Ⅲ C 期，MET14 跳突、RB1 突变、TP53 突变，PD-L1 TPS = 90%。一线赛沃替尼靶向治疗后，PFS 仅 4.2 个月。二线行帕博利珠单抗联合 PC 方案联合治疗，2 周期疗效评估 PR，4、6 周期治疗后疗效持续 PR，分期 $cT_{1c}N_3M_0$ Ⅲ B 期，拟下一步行根治性放疗。治疗经过参见病例 14 图 4。

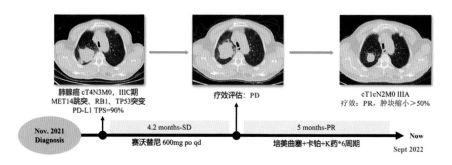

病例 14 图 4　患者诊疗过程

四、诊疗经验总结

该患者一线赛沃替尼靶向治疗最佳疗效 SD，PFS 仅 4.2 个月，考虑原发耐药，可能与该患者存在 TP53、RB1 共突变相关，MET14 跳突患者的靶向耐药机制仍需进一步探索。此外，基于该患者 PD-L1 高表达，我们二线采用化免联合诱导治疗，肿瘤退缩明显，达到了临床降期的目标。由此可见，针对局晚期不可切除、不可同步放疗的 NSCLC 患者，免疫治疗提前到诱导阶段或可更好地给后续根治性治疗创造机会。

五、亮点思辨

针对 MET14 跳突患者，NCCN 指南（2022 V3）推荐的一线治疗策略包括靶向治疗（卡博替尼、特泊替尼）和化免联合治疗。在靶向治疗相关研究中，"三驾马车"并驾齐驱，GEOMERTRY 研究[8]、INSIGHT 研究[9]、"一项赛沃替尼治疗 MET14 跳突晚期 NSCLC 患者的中国注册Ⅱ期临床研究"[10] 的结果均证明了 MET 抑制剂（卡马替尼、特泊替尼、赛沃替尼）治疗 MET14 跳突 NSCLC 患者的疗效客观且安全性可控。尽管 MET-TKI 疗效可观，但耐药不可避免。目前仍有超过 1/3 的 MET14 跳突患者对 MET-TKI 原发性耐药，这可能与 MET14 跳突自身突变位点及共突变基因位点有关。MET-TKI 的获得性耐药机制分为 MET 通路依赖型的继发耐药和潜在的旁路激活耐药机制，前者常见的有 D1228H/N，Y1230C/H/S 突变位点；后者则包括 KRAS、NRAS、BRAF、TP53 等信号通路[11]。

近年来，免疫治疗在 NSCLC 中大放异彩，尤其是在高 CD_8^+ T 细胞浸润及 PD-L1 高表达人群中。临床前研究发现，MET 突变与高 CD_8^+ T 细胞浸润相关；且 MET 癌基因激活可以进一步促进 PD-L1 转录和表达，这意味着 MET 突变人群可能伴有更高的 PD-L1 表达水平，是免疫治疗的潜在获益人群[12]。然而，免疫单药在 MET14 跳突 NSCLC 患者中的疗效并未达到预期所想。多项免疫单药研究的结果显示，总人群的 ORR 仅有 16% ~ 36%，在 PD-L1 高表达的患者中，ORR 可达 40% 以上；PFS 数据最长为 4.9 个月[13]。而在免疫联合治疗的研究中，一项 EGFR 阴性患者二线接受免疫联合治疗的研究纳入了 MET 变异患者 9 例（4 例跳突，5 例扩增），MET14 跳突患者的 ORR 达 55.6%，DCR 达 77.8%[14]。由此可见，PD-L1 表达以及免疫治疗策略是影响 MET14 跳突患者疗效及预后的独立相关因素。

目前研究结果显示，MET14 跳突的 NSCLC 一线行靶向治疗或化免联合治疗的疗效相近（ORR 为 40% ~ 60%）、证据级别相同，但一线策略的选择或将改变后续方案的疗效及安全性，从而影响患者的生存预后。GEOMETRY mono-Ⅰ研究的事后分析提示，既往接受过免疫治疗的患者后续接受 MET-TKI 治疗，其疗效优于未接受免疫治疗的患者；深入研究发现 ICIs 可诱导表达 MET 的中性粒细胞从骨髓向肿瘤中聚集，形成抑制性免疫微环境；而 MET-TKI 可解除抑制性微环境，从而协同增强了抗肿瘤疗效[8]。然而，多项大样本回顾性研究发现[5, 6]，ICIs 序贯 TKI 会导致 NSCLC 患者发生肝、肺毒性的风险增加，因此既往接受过免疫治疗患者行靶向治疗时需警惕治疗相关毒性反应的发生。既往研究发现[3, 4]，PD-L1 表达状态及免疫微环境在 EGFR-TKI 治疗后发生改变，CD_8^+ T 细胞浸润水平升高，提高肿瘤的免疫炎性反应，可更好地发挥后续免疫治疗的疗效；MET-TKI 是否有类似的微环境改变，有待进一步探索。基于 ICIs 联合 TKI 可能存在的协同机制，有两项临床研究探索了 MET-TKI 联合 ICIs 的临床疗效，结果显示联合治疗的安全性不可控，所有患者均出现了 AE，其中 3 级以上 AE 发生率＞80%[15]。基于上述研究，靶向治疗或化免联合治疗均可作为 MET14 跳突患者的一线治疗选择，但在靶向治疗作为免疫耐药后的二线治疗手段时，要警惕治疗相关毒性反应的加重；靶向联合免疫治疗由于其在临床研究中显示的安全性问题而暂缓考虑。

六、专家点评

该病例为 MET14 跳突的 Ⅲ C 期患者，一线靶向治疗后出现原发性耐药，二线接受化疗联合免疫治疗后达到 PR（退缩比例达 51.6%），为后续根治性放疗创造机会。基于本例，有以下几点思考：

1. Ⅲ期 NSCLC 治疗极为复杂，尤其在免疫治疗时代，免疫联合治疗为手术或放疗创造新的根治性机会，因此，需要多学科的谨慎评估，力求达到临床获益最大化。

2. MET14 跳突靶向治疗耐药机制并不清晰，可能与 MAPK 通路信号分子基因变异、MET 基因的 de novo 突变及 PI3K 异常活化相关。该患者同时存在 TP53 和 RB1 突变，但目前共突变是否影响靶向治疗效果有待进一步确认。

3. 一些小样本研究显示 MET14 跳突 NSCLC 患者接受免疫治疗，PD-L1 ≥ 50% 人群可能获益更多，但 MET 变异可诱导 PD-L1 的组成性表达。因此，PD-L1 表达水平能否作为 MET14 跳突人群疗效预测的 biomarker 仍需探索。

4. MET14 跳突人群靶向和免疫治疗的排兵布阵可参考 EGFR-TKI 治疗经验，靶向治疗后可塑造更有利于免疫治疗的微环境，且靶向药物半衰期较短，序贯使用免疫治疗的不良反应显著低于免疫序贯靶向治疗。MET-TKI 药物能否重新塑造免疫微环境，且靶向序贯免疫治疗能否降低免疫不良反应的发生还需在未来研究中进一步评估。

（病案整理：周子超　浙江中医药大学）

（点评专家：李　晖　浙江省肿瘤医院）

（审核专家：范　云　浙江省肿瘤医院）

参考文献

[1]Ettinger DS，Wood DE，Aisner DL，et al.Non-Small cell lung cancer，version 3.2022，NCCN clinical practice guidelines in oncology[J].J Natl Compr Canc Netw，2022，20（5）：497-530.

[2]Saigi M，Alburquerque-Bejar JJ，Mc Leer-Florin A，et al.MET-Oncogenic and JAK2-Inactivating alterations are independent factors that affect regulation of PD-L1 expression in lung cancer[J].Clin Cancer Res，2018，24（18）：4579-4587.

[3]Isomoto K，Haratani K，Hayashi H，et al.Impact of EGFR-TKI treatment on the tumor immune microenvironment in EGFR Mutation-Positive Non-Small cell lung cancer[J].Clin Cancer Res，2020，26（8）：2037-2046.

[4]Gainor JF，Shaw AT，Sequist LV，et al.EGFR mutations and ALK rearrangements are associated with low response rates to PD-1 pathway blockade in Non-Small cell lung cancer：a retrospective analysis[J].Clin Cancer Res，2016，22（18）：4585-4593.

[5]Lin JJ，Chin E，Yeap BY，et al.Increased hepatotoxicity associated with sequential immune checkpoint inhibitor and crizotinib therapy in patients with Non-Small cell lung cancer[J].J Thorac Oncol，2019，14（1）：135-140.

[6]Oshima Y，Tanimoto T，Yuji K，et al.EGFR-TKI-Associated interstitial pneumonitis in Nivolumab-Treated patients with Non-Small cell lung cancer[J].JAMA Oncol，2018，4（8）：1112-1115.

[7]Jabbour SK，Lee KH，Frost N，et al.Pembrolizumab plus concurrent chemoradiation therapy in patients with unresectable，locally advanced，stage Ⅲ Non-Small cell lung cancer：the phase 2 KEYNOTE-799 nonrandomized trial[J].JAMA Oncol，2021，7（9）：1-9.

[8]Wolf J，Garon EB，Groen HJM，et al.Patient-reported outcomes in capmatinib-treated patients with METex14-mutated advanced NSCLC：results from the GEOMETRY mono-1 study[J].Eur J Cancer，2023，183：98-108.

[9]Wu YL，Cheng Y，Zhou J，et al.Tepotinib plus gefitinib in patients with EGFR-mutant non-small-cell lung cancer with MET overexpression or MET amplification and acquired resistance to previous EGFR inhibitor（INSIGHT study）：an open-label，phase 1b/2，multicentre，randomised trial[J].Lancet Respir Med，2020，8（11）：1132-1143.

[10]Paik PK，Felip E，Veillon R，et al.Tepotinib in Non-Small-Cell lung cancer with MET exon 14 skipping mutations[J].N Engl J Med，2020，383（10）：931-943.

[11]Yu Y，Ren Y，Fang J，et al.Circulating tumour DNA biomarkers in savolitinib-treated patients with non-small cell lung cancer harbouring MET exon 14 skipping alterations：a post hoc analysis of a pivotal phase 2 study[J].Ther Adv Med Oncol，2022，14：17588359221133546.

[12]Yoshimura K，Inoue Y，Tsuchiya K，et al.Elucidation of the relationships of MET protein expression and gene copy number status with PD-L1 expression and the immune microenvironment in non-small cell lung cancer[J].Lung Cancer，2020，141：21-31.

[13]Guaitoli G，Tiseo M，Di Maio M，et al.Immune checkpoint inhibitors in oncogene-addicted non-small cell lung cancer：a systematic review and meta-analysis[J].Transl Lung Cancer Res，2021，10（6）：2890-2916.

[14]Zhang Y，Zeng L，Li Y，et al.[152]P-Immunotherapy-based strategies displayed a promising efficacy in non-small cell lung cancer（NSCLC）patients with non-EGFR oncogenic genetic alterations[J].Annals of Oncology，2021，32：S1446.

[15]9118 Poster Session.Efficacy and safety of capmatinib plus pembrolizumab in treatment（tx）-naïve patients with advanced non-small cell lung cancer（NSCLC）with high tumor PD-L1 expression：results of a randomized，open-label，multicenter，Phase 2 study，2022，ASCO

病例 15 晚期 RET 融合阳性肺腺癌病例的处理与实践

一、病历摘要

（一）病史介绍

患者男性，57 岁。因"进食哽咽感 1 个月"于 2017 年 11 月就诊当地医院，胸部平扫 CT 示左肺下叶结节，大小约 1.2cm，性质待查。后就诊于上海某医院，完善检查后确诊左肺恶性肿瘤，2017 年 12 月 8 日行肺癌手术，术中发现胸膜转移，遂行姑息性左下肺楔形切除术，术后病理示：（左肺下叶楔切 1）乳头型浸润性腺癌，伴腺泡型、微乳头型成分，肿瘤大小 1.5cm × 1.3cm × 1.0cm；肿瘤侵及脏层胸膜。可见 STAS（沿气道播散）现象。（左肺下叶楔切 2）胸膜见癌转移。免疫组化：弹力纤维（+）、CK（+）、CK7（+）、P40（−）、CDX2（−）、TTF−1（+）、Villin（−）、NapsinA（−）、MUC5AC（−）、HNF4A（−）、CK20（−）（B17−17816）。目前肿瘤分期为 $cT_1N_0M_{1a}$，ⅣA 期，基因检测：ALK、ROS1 融合阴性；EGFR、K−ras 未见突变。

既往史：吸烟史 30 包 / 年。无肿瘤家族史。

一线治疗：2018 年 1 月 13 日至 3 月 5 日予 2 周期"培美曲赛 0.9g ＋卡铂 600mg ＋贝伐珠单抗 600mg"方案治疗。2018 年 3 月 14 日 PET−CT 示：左下肺内前基底段新增一小结节影，大小约 1.7cm × 2.0cm，SUV 值偏高，建议密切随访除外肺内转移灶可能。后遂来我院，2018 年 3 月 22 日行肺结节穿刺病理结果示：（左下侧肺结节穿刺）肺组织及间质纤维组织增生、胶原。继续行 4 周期原方案治疗。期间复查 CT 提示左下肺结节有缩小。后行培美曲塞联合贝伐珠单抗维持治疗。因治疗期间出现大量蛋白尿，予停用贝伐珠单抗，继续培美曲塞维持治疗至 2019 年 10 月 17 日。2019 年 11 月复查彩超报告提示左侧锁骨上淋巴结肿大，考虑新发淋巴结转移。2019 年 11 月 22 日行超声引导下左侧锁骨上淋巴结穿刺病理示：（左侧锁骨上肿块）纤维、淋巴组织内转移性或浸润性腺癌。提示疾病进展。一线 PFS 为 22 个月。考虑肺部病灶控制佳，仅出现锁骨上淋巴结转移，故保留化疗药物培美曲塞，并联合免疫治疗。

二线治疗：2019 年 11 月 26 日至 2020 年 1 月 16 日起予 3 周期"培美曲塞＋帕博利珠单抗"方案治疗，2020 年 2 月 5 日复查彩超提示左侧锁骨上淋巴结较前相仿。胸部增强 CT 提示肺部病灶增大。疗效评价 PD。二线 PFS ＝ 2 个月。考虑二线未更换化疗药物，联合免疫治疗疗效不佳，故考虑更换化疗药物。

三线治疗：2020 年 2 月 11 日、2020 年 3 月 5 日予 2 周期"多西他赛＋帕博利珠单抗"方案治疗，2 周期后复查胸部 CT 疗效评估 SD，但双肺出现散在少量炎症。患者无胸闷气急、咳嗽发热等症状。2020 年 3 月 27 日行第 3 周期"多西他赛＋帕博利珠单抗"方案治疗。2020 年 4 月 13 日起患者出现胸闷症状，偶有咳嗽，3 天后感胸闷加重，轻度活动后气急明显，咳黄痰，量少，有低热，最高温 37.6℃，无畏寒、寒战、腹泻等不适，2020 年 4 月 20 日胸部 CT 提示两肺炎症较前进展（病例 15 图 1）。为进一步综合治疗前来我院，门诊以"肺炎、肺恶性肿瘤"收治入院。

（二）体格检查

一般情况可，PS 评分＝ 1 分，体温 37.5℃，脉搏 102 次 / 分，呼吸 20 次 / 分，血压 112/82mmHg。神志清楚，自主体位。全身皮肤无黄染、皮疹及出血点。左侧锁骨上可及小淋巴结，直径约 1cm，质中，活动可，两肺呼吸音粗，未闻及明显干湿性啰音。心率 102 次 / 分，律齐，无杂音。腹软，无压痛及反跳痛，四肢无水肿。

（三）诊断

1. 肺炎

2. 左下肺腺癌楔形切除术后伴左侧锁骨上淋巴结转移、胸膜转移，$cT_1N_3M_{1a}$ ⅣA 期，EGFR/ALK/ROS1/KRAS 基因阴性。

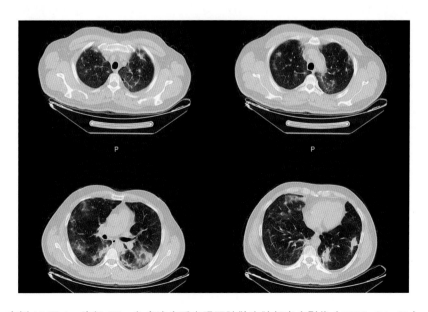

病例 15 图 1　胸部 CT：免疫治疗后出现两肺散在肺部炎症影像（2020-04-20）

二、诊治经过

（一）第一次 MDT 讨论

呼吸科医生：该患者化疗联合免疫治疗后出现咳嗽胸闷、低热症状，胸部 CT 提示两肺散在炎症较前明显加重。接受免疫治疗的患者出现肺炎要高度警惕发生免疫检查点抑制剂（immune checkpoint inhibitors，ICIs）相关性肺炎（checkpoint inhibitors pneumonitis，CIP）。CIP 常见的临床症状包括干咳、胸闷、气急、发热、胸痛等。排除其他原因相关性肺炎，结合该患者的 ICIs 用药史，以及影像学特征，综合诊断为 CIP[1]。根据 CSCO 指南[2]，按照症状和胸部 CT 肺组织累计范围进行分级，预估该患者肺部炎症面积达 25% ～ 50%，可分到 G2，应暂停 ICIs 治疗，尽早开始激素治疗。

放射科医生：根据该患者的胸部 CT 影像特点，结合 ICIs 用药史，考虑诊断为 CIP。CSCO 指南[2] 将 CIP 分为以下几类：隐源性机化性肺炎、磨玻璃样型肺炎、间质性肺炎、过敏性肺炎和其他非特异性肺炎。该患者的影像特征应属于机化性肺炎，此类型最为常见，表现为双侧或单侧斑片状实变（可见支气管充气征或轻度柱状支气管扩张），常伴磨玻璃影及小结节影，偶为肿块影，以胸膜下或支气管血管束周围为主，常位于中、下肺。

胸部肿瘤内科医生：该患者在化疗联合免疫治疗 5 周期后已出现两肺少量炎性阴影，但基于患者无相关症状，继续治疗 1 周期。后患者出现咳嗽咳痰、胸闷气急、低热症状，复查胸部 CT 发现两肺炎症较前明显增多。结合用药史、影像特征，肺炎首先考虑 CIP，结合指南[2] 及肺炎分级为 G2，治疗上可予甲强龙 120mg（甲强龙 1 ～ 2mg/kg，80kg），加强吸氧、化痰等支持治疗。考虑患者 CIP 症状已出现 1 周，提示伴有咳黄痰、低热症状，不除外合并感染可能，应留取痰培养；考虑支气管镜下行肺泡灌洗术；给予经验性抗生素治疗，关注症状，监测体征、脉搏氧饱和度等。若有效则甲强龙每周减量 5 ～ 10mg，用药总疗程 4 ～ 6 周。

讨论小结：该患者目前诊断：①肺炎（CIP）；②左下肺腺癌楔形切除术后伴左侧锁骨上淋巴结转移、胸膜转移，$cT_1N_3M_{1a}$ ⅣA 期，EGFR/ALK/ROS1/KRAS 基因阴性，暂停 ICIs 治疗，予激素、抗生素治疗。

治疗经过：2020 年 4 月 20 日起予甲强龙 120mg 静脉滴注、每天 1 次，同时应用头孢哌酮钠舒巴坦钠静脉抗感染治疗。治疗 1 天后患者咳嗽、胸闷症状明显改善，体温下降至正常，2020 年 4 月 23 日开始甲强龙减量至 100mg 静脉滴注、每天 1 次，减量原则为每周减量 5 ～ 10mg，用药总疗程 4 ～ 6 周。2020 年 4 月 27 日复查胸部 CT 示两肺炎症明显改善（病例 15 图 2），停用舒普深，继续激素减量治疗。2020 年 6 月 4 日复查胸部 CT 示两肺炎症继续减少。同时对左锁骨上淋巴结的病理组织送 NGS 检测，结果提示 RET 融合［CCDC6-RET，CTNNA3-RET，RET-intergenic（MBL2，PCDH15）］。PD-L1（22C3）：60%。

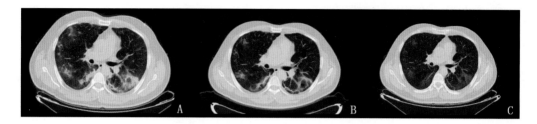

病例 15 图 2　肺炎治疗后影像变化

A：2020-04-20；B：2020-04-27；C：2020-06-04

（二）第二次 MDT 讨论

胸部肿瘤外科医生：患者肺癌姑息术后，目前肿瘤控制良好，但胸膜、锁骨上淋巴结均出现转移，无手术指征，建议继续内科综合治疗。

放疗科医生：患者肺炎控制佳，目前病变包括左下肺两枚病灶，及左侧锁骨上转移淋巴结。尽管影像提示肿瘤相对局限，但是否需要联合放疗值得探讨。一项汇总分析[3]提示化疗联合放疗可以提高转移性 NSCLC 患者免疫治疗的效果。但考虑患者基线时已有胸膜转移，且免疫治疗后出现过 CIP，虽目前已恢复，但时间不长，接受局部病灶姑息放疗的证据不足，故目前暂不考虑行放射治疗。

胸部肿瘤内科医生：患者肺炎治疗效果佳，左下肺肿瘤逐渐缩小（病例 15 图 3），考虑免疫治疗仍持续获益。基于患者初治时只检测了 EGFR/ALK/ROS1/KRAS 四个基因，

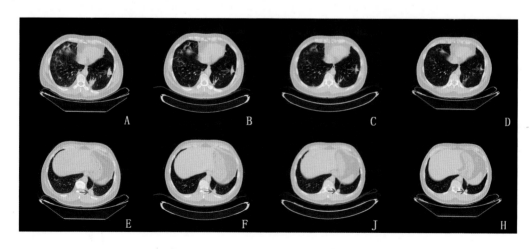

病例 15 图 3　肺炎治疗期间左下肺肿瘤影像变化

A、E：2020-04-20；B、F：2020-04-27；C、J：2020-05-14；D、H：2020-06-04

因此,在肺炎治疗期间将左侧锁骨上淋巴结的病理组织送 NGS 检测,结果提示 RET 融合。考虑目前患者肿瘤控制佳,暂继续观察,进展后可行 RET-TKI 靶向治疗。

讨论小结:患者目前肺炎恢复良好,肿瘤控制佳,暂予观察,并定期复查。

治疗经过:2020 年 6 月后每 3 个月复查 1 次,2022 年 2 月 25 日复查胸部 CT 提示纵隔 4L 淋巴结新发肿大。2022 年 3 月 7 日查 PET/CT 示(病例 15 图 4):①左肺下叶术后改变,两肺内多发类结节,FDG 代谢未见异常增高,转移瘤治疗后改变考虑,建议复查;②左下颈部、左侧锁骨上、纵隔 4L 多发淋巴结,FDG 代谢增高,倾向转移淋巴结治疗后改变。

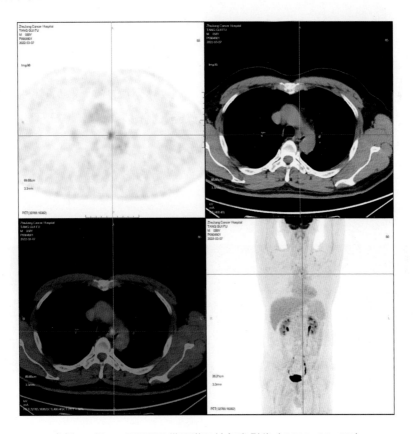

病例 15 图 4 PET/CT 纵隔淋巴结复发影像(2022-03-07)

(三)第三次 MDT 讨论

胸部肿瘤外科医生:目前影像学提示纵隔新发淋巴结转移,可进一步行 EBUS、TBNA 或纵隔镜检查以明确病理。

放疗科医生:患者多西他赛联合帕博利珠单抗治疗出现 CIP 后,一直未行抗肿瘤治疗,PFS 达 24 个月之久。目前复查结果提示纵隔 4L 淋巴结新发转移,胸膜及锁骨上淋巴结控制良好。患者基因检测提示 RET 融合,建议后续接受靶向治疗的同时,针对目前转移病灶行局部放疗。目前有研究显示[4]，对于淋巴结转移数量少的 NSCLC 在靶向治疗的同时联合立体定向放疗可以改善 PFS 和 OS。

胸部肿瘤内科医生：患者目前新发纵隔淋巴结转移，提示疾病进展。NGS 检测提示多种 RET 融合，包括经典的 CCDC6-RET，非经典的 CTNNA3-RET，以及与 MBL2 和 PCDH15 基因间的融合。既往研究[5]显示这些 RET 融合均提示 RET-TKI 靶向药物治疗敏感。基于目前国内上市的靶向药物，可以选择普拉替尼治疗，1 个月后复查 CT，评估疗效。

讨论小结：根据讨论意见，患者拒绝行胸腔镜检查，转移灶局部放疗等。故建议患者行普拉替尼靶向治疗。

治疗经过：2022 年 3 月 10 日起予口服普拉替尼 400mg、1 次 / 日靶向抗肿瘤治疗。2022 年 4 月 9 日复查 CT 示：两肺多发转移瘤较前缩小；两侧锁骨上、纵隔、右肺门肿大淋巴结较前缩小，疗效评估 PR（病例 15 图 5）。靶向治疗期间患者出现味觉障碍，CTCAE 2 级，丙氨酸氨基转移酶和天冬氨酸氨基转移酶升高，CTCAE 1 级，后普拉替尼减量至 300mg、1 次 / 日，不良反应逐渐恢复，耐受性良好。

（四）诊疗结局与随访

随访至截稿日期（2023 年 3 月 4 日），患者普拉替尼靶向治疗中，最佳疗效 PR。目前已持续用药近 12 个月。

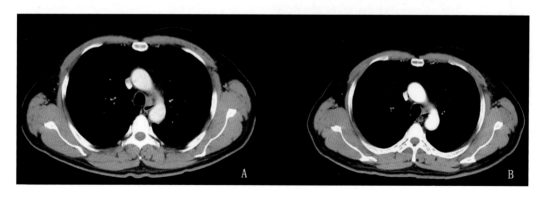

病例 15 图 5　普拉替尼治疗前后 CT 影像

A：2022-02-25；B：2022-04-08

三、病例小结

该患者初诊为左下肺腺癌伴胸膜转移，外院行左下肺楔形切除姑息手术，$cT_1N_3M_{1a}$，IV A 期，基因检测提示 EGFR/ALK/ROS1/KRAS 基因阴性。一线应用培美曲塞、卡铂联合贝伐珠单抗治疗，二线应用培美曲塞联合帕博利珠单抗治疗，三线应用多西他赛联合帕博利珠单抗，治疗期间出现 2 级 CIP，激素治疗后肺炎恢复，后未继续抗肿瘤治疗，持续获益 24 个月。肺炎治疗期间将一线进展后出现的锁骨上淋巴结病理组织行 NGS 检测提示 RET 融合。四线使用普拉替尼靶向治疗，至截稿日期（2023 年 3 月 4 日），疗效持续 PR。治疗经过见病例 15 图 6。

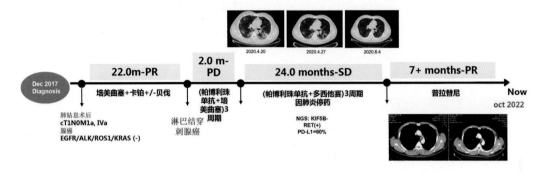

病例 15 图 6　治疗经过

四、诊疗经验总结

随着抗肿瘤免疫治疗时代的来临，免疫相关不良事件，如 CIP 等在临床中也日趋常见。临床研究显示[6]，PD-1 抑制剂导致的 CIP 的发生率约为 4%（任何级别），高级别 CIP 的发生率为 1%。与单一治疗相比，PD-1/PD-L1 抑制剂联合 CTLA-4 抑制剂治疗时更易发生 CIP（1% ~ 5% VS 10%）。CIP 发生的时间各异，从免疫开始治疗 2 ~ 24 个月均有报道，中位时间约为 3 个月。早期发现、早期治疗是预后良好的关键，该例患者在出现 CIP 后早期诊断，尽早开始足量激素治疗，恢复良好。

关于出现免疫相关不良反应后是否继续使用免疫治疗的问题，指南中提示 1 ~ 2 级不良反应经治疗恢复，专家评估后可考虑继续使用，但 3 级及以上则通常要永久停用。回顾性研究[7]显示，irAE 发生后免疫再挑战再次出现 irAE 的发生率为 34.2%，高级别的 irAE 发生率为 11.7%。因此，目前对于是否要重启免疫治疗，以及重启的时机尚无一致性的建议。回顾性分析研究结果显示[8]：CIP 与 ORR、PFS 和 OS 相关，发生 CIP 患者的 PFS 和 OS 较未发生 CIP 患者更长。此外，25% 的既往发生 CIP 患者的肿瘤在停止治疗后长时间无进展，显示了持续的临床获益。这是第一个显示 CIP 的发生可以作为抗 PD-1 抑制剂治疗肿瘤响应和生存的独立预测因子的研究报道。该例患者在出现 2 级 CIP 后选择观察，仍然获得了 2 年的疾病控制时间。

患者因术后标本行基因检测范围较为局限，因此一线治疗采用无驱动基因突变的局部晚期 NSCLC 的治疗方案，后再次行 NGS 法检测到 RET 驱动基因阳性，提示 NGS 法大 panel 的检测价值，任何一个少见、罕见突变基因的发现对患者都是一个新的治疗希望。患者对 RET 抑制剂普拉替尼获益良好。该患者高表达 PD-L1，既往的研究提示 RET 融合阳性的患者免疫治疗疗效不佳，但该患者在未知 RET 融合的情况下使用免疫联合化疗治疗，虽最佳疗效仅达到 SD，但在出现 CIP 后停用抗肿瘤治疗后，仍获得了 2 年的 PFS，提示了免疫治疗的长期获益。但也有回顾性研究[9]收集了来自全球 5 个医疗机构的 623 例 Ⅲ / Ⅳ 期非小细胞肺癌患者的临床数据，将其分为未出现 irAE 组、出现一种 irAE 组、出现两种 irAE 组，中位总生存期（mOS）分别为 8.7 个月、12.3 个月、21.8 个月；出现一种或两种 irAE 的患者，相比未出现 irAE 的患者，死亡风险分别降低 14%、43%。这说明，更高的 irAE 发生风险似乎带来了更大的生存益处。所以，该患者免疫治疗的长期获益到底是与该患者的免疫高表达有关，还是 irAE 出现后的免疫激活状态而导致的免疫持续作用有关，有待进一步讨论。

五、亮点思辨

RET 基因是一个原癌基因，编码具有 1100 个氨基酸的酪氨酸激酶受体超家族 RET 蛋白。RET 基因在器官发生和神经发育中起重要作用。RET 蛋白是一种受体酪氨酸激酶，可激活多种下游信号通路，如 RAS、PI3K 和 STAT，并诱导细胞增生。RET 基因融合属于罕见驱动基因，目前在肺癌、甲状腺癌、食管癌等多个瘤种中较为常见。RET 融合在 NSCLC 的发生率约为 1% ~ 2%，但在 EGFR/KRAS/BRAF/ALK 阴性的 NSCLC 患者中高达 8.8%。至今已发现至少 50 余种 RET 融合变体，而最常见的 RET 基因断裂位点位于第 11 号内含子。国内多中心研究[5]显示 NSCLC 中 KIF5B-RET 为最常见的 RET 融合亚型，约占所有 RET 融合的 68.3%，其次为 CCDC6-RET（16.8%）及 NCOA4-RET（1.2%）。

临床上常用的 RET 融合检测方法主要有反转录 PCR（RT-PCR）、荧光原位杂交（FISH）和二代测序（NGS），这三种检测方法各有优缺点。RT-PCR 检测 RET 融合有很高的特异性，但只能用于检测已知的 RET 融合位点，存在假阴性可能。FISH 具有很高的灵敏度和特异性，能检测出真实的断裂位点，也能对未知的 RET 融合伴侣基因做出诊断，但对病理诊断医师的水平要求较高。NGS 检测具有发现新融合形式，高灵敏性、高特异性的特点，可同时检测多个基因，且可在 DNA 和 RNA 水平进行检测，弥补了 PCR 等常规检测方法存在的漏检、假阴性率高或不能区分融合伴侣等不足。但 DNA-NGS 在识别复杂融合方面有局限性，RNA-NGS 在检测 RET 融合的准确度方面更具优势。《中国非小细胞肺癌 RET 基因融合临床检测专家共识》[10]指出，对于 DNA-NGS 阴性或 FISH 异常的结果，RNA-NGS 可作为一种补充或验证技术。该例患者在前期使用的 PCR 法未检测到 RET 融合，进展后穿刺标本使用 NGS 法检测发现了 RET 多个融合基因［CCDC6-RET，CTNNA3-RET，RET-intergenic（MBL2，PCDH15）］，为患者后续靶向治疗提供了希望。

2020年，FDA批准了靶向药物塞尔帕替尼和普拉替尼，用于治疗RET融合阳性的晚期NSCLC患者、RET突变或融合的甲状腺髓样癌患者以及其他类型的甲状腺癌患者。基于ARROW研究的数据[11]，2021年3月24日中国国家药监局（NMPA）批准普拉替尼上市申请，用于既往接受过含铂化疗的RET基因融合阳性的局部晚期或转移性NSCLC成人患者的治疗。该患者在疾病进展后接受普拉替尼治疗，最佳疗效达到PR。

以PD-1/PD-L1抑制剂为主的免疫治疗是目前热门的治疗手段，驱动基因阳性的NSCLC患者能否从免疫治疗中获益也是热议的问题之一，特别是罕见驱动基因突变不同TMB、PD-L1表达对免疫治疗的预测作用，以及潜在机制还在探索中。一项回顾性研究[12]纳入10个国家24个临床中心551例接受免疫单药治疗的至少携带一个致癌性驱动基因突变的晚期NSCLC患者（包括有KRAS、EGFR、BRAF、MET、HER2、ALK、RET、ROS1等基因），对患者的临床病理学特征及治疗终点（ORR、PFS、OS）进行了评估。结果显示：免疫单药治疗RET融合NSCLC患者组（$n = 16$例）的ORR仅为6.3%，PFS仅为2.1个月。

那么对于PD-L1高表达（≥50%）的RET融合的患者免疫治疗价值是怎样的呢？多个小样本研究显示[13]，RET基因融合同时发生PD-L1高表达（≥50%）的患者占13%～50%。因为样本较少，临床疗效差异较大，PFS一般在3～4个月，最长的1例患者的PFS达29个月（PD-L1 = 100%）[14]。但是PD-L1高表达也是靶向耐药的原因之一。既往在EGFR敏感突变肺癌患者中的研究发现[15]，在未经治的EGFR突变肺腺癌患者中，较高水平的PD-L1表达与对EGFR-TKI治疗的原发性耐药率较高相关。在原发性耐药组中，22.7%的患者表现出PD-L1高表达（TPS≥50%）。

我们面对RET基因融合同时伴有PD-L1高表达的患者，该怎样选择最佳治疗方案？在序贯治疗的背景下，需要特别注意TKIs和免疫治疗之间可能的相互作用，以及序贯治疗的安全性。NCCN指南中RET融合阳性一线可选择塞尔帕替尼或普拉替尼进行靶向治疗，患者发生耐药后再考虑行化疗或化疗联合免疫治疗，如果患者不能耐受化疗，再考虑免疫单药治疗。即先靶向后免疫，减少了免疫效应持续时间和迟发型免疫不良反应，降低影响后续治疗用药的风险。基于目前国内对于普拉替用于肺癌一线治疗RET融合的适应证还在审批中，CSCO指南推荐对于同时存在PD-L1表达＞50%和RET融合的患者，若使用RET抑制剂的机会有限，可以参考无驱动基因晚期一线肺癌治疗方案。

六、专家点评

该病例患者伴有 RET 融合且 PD-L1 表达＞50%，免疫治疗出现 CIP 后停用抗肿瘤治疗，后续持续获益长达 2 年，进展后接受 RET 抑制剂普拉替尼靶向治疗，最佳疗效 PR，目前 OS 已经超过 58 个月，总体治疗获益显著。有几点值得思考：

1. 晚期 NSCLC 患者，特别是腺癌患者，在无经济条件的限制下，基因检测尽量选择敏感度高的大 panel 的 NGS 法，使检测更全面。若基因检测为阴性，可考虑二次检测，或者采用 RNA-NGS 可作为补充技术。

2. 对于驱动基因阳性的肺癌患者，PD-L1、TMB 等检测也是有必要的，对于指导靶向治疗或免疫治疗方案的选择以及疗效的预测有参考价值。

3. 本例患者伴有 RET 融合且 PD-L1 表达＞50%，分别从免疫治疗和靶向治疗中获益，但临床中对于药物合理的排兵布阵仍需更多研究探讨。

（病案整理：邵　岚　浙江省肿瘤医院）

（点评专家：邵　岚　浙江省肿瘤医院）

（审核专家：娄广媛　浙江省肿瘤医院）

参考文献

[1]陈良安.免疫检查点抑制剂相关肺炎诊治专家共识[J].中华结核和呼吸杂志,2019,42(11)：820-825.

[2]CSCO 免疫检查点抑制剂相关的毒性管理指南（2021V1）.

[3]Theelen W，Chen D，Verma V，et al.Pembrolizumab with or without radiotherapy for metastatic non-small-cell lung cancer：a pooled analysis of two randomised trials[J].Lancet Respir Med，2021，9（5）：467-475.

[4]Wang X ZM.First-line tyrosine kinase inhibitor with or without aggressive upfront local radiation therapy in patients with EGFRm oligometastatic non-small cell lung cancer：Interim results of a randomized phase Ⅲ，open-label clinical trial（SINDAS）[J].Journal of Clinical Oncology,2020,（38）：9508.

[5]Feng J，Li Y，Wei B，et al.Clinicopathologic characteristics and diagnostic methods of RET rearrangement in Chinese non-small cell lung cancer patients[J].Transl Lung Cancer Res,2022,11(4)：617-631.

[6]Haanen J, Obeid M, Spain L, et al.Management of toxicities from immunotherapy: ESMO Clinical Practice Guideline for diagnosis, treatment and follow-up[J].Ann Oncol, 2022, 33（12）: 1217-1238.

[7]Zhao Q, Zhang J, Xu L, et al.Safety and Efficacy of the Rechallenge of Immune Checkpoint Inhibitors After Immune-Related Adverse Events in Patients With Cancer: A Systemic Review and Meta-Analysis[J].Front Immunol, 2021, 12: 730320.

[8]Ono K, Ono H, Toi Y, et al.Association of immune-related pneumonitis with clinical benefit of anti-programmed cell death-1 monotherapy in advanced non-small cell lung cancer[J].Cancer Med, 2021, 10（14）: 4796-4804.

[9]Shankar B, Zhang J, Naqash AR, et al.Multisystem Immune-Related Adverse Events Associated With Immune Checkpoint Inhibitors for Treatment of Non-Small Cell Lung Cancer[J].JAMA Oncol, 2020, 6（12）: 1952-1956.

[10] 中国抗癌协会肿瘤病理专业委员会分子病理协作组，中华医学会病理学分会分子病理学组，国家病理质控中心 . 中国非小细胞肺癌 RET 基因融合临床检测专家共识 [J]. 中国病理学杂志，2021, 6（50）: 583-591.

[11]Gainor JF, Curigliano G, Kim DW, et al.Pralsetinib for RET fusion-positive non-small-cell lung cancer（ARROW）: a multi-cohort, open-label, phase 1/2 study[J].Lancet Oncol, 2021, 22（7）: 959-969.

[12]Mazieres J, Drilon A, Lusque A, et al.Immune checkpoint inhibitors for patients with advanced lung cancer and oncogenic driver alterations: results from the IMMUNOTARGET registry[J]. Ann Oncol, 2019, 30（8）: 1321-1328.

[13]Negrao MV, Skoulidis F, Montesion M, et al.Oncogene-specific differences in tumor mutational burden, PD-L1 expression, and outcomes from immunotherapy in non-small cell lung cancer[J].J Immunother Cancer, 2021, 9（8）: e002891.

[14]Knetki-Wroblewska M, Wojas-Krawczyk K, Kowalski DM, et al.Non-Small-Cell lung cancer patients with coexistence of high PD-L1 expression and RET Fusion-Which path should we follow? Case Reports and Literature Review[J].J Clin Med, 2022, 11（6）: 1630.

[15]Hsu KH, Huang YH, Tseng JS, et al.High PD-L1 expression correlates with primary resistance to EGFR-TKIs in treatment naive advanced EGFR-mutant lung adenocarcinoma patients[J]. Lung Cancer, 2019, 127: 37-43.

病例 16　晚期 BRAF V600E 突变原发灶不明恶性肿瘤病例的处理与实践

一、病历摘要

（一）病史介绍

患者男性，47 岁，因"腹痛伴腹胀 1 个月余，咳嗽 1 周"于 2020 年 12 月 28 日至浙江省肿瘤医院就诊，查腹盆部增强 CT（病例 16 图 1）：直肠中上段癌（6.0cm×4.4cm），局部侵犯周围脂肪间隙；周围及骶前多发软组织团块转移；胰腺体尾部密度减低伴结节，考虑转移。胸部增强 CT（病例 16 图 2）：右肺纵隔旁软组织影伴远端阻塞性改变；左肺下叶纵隔旁多发团块影，转移可能；食管左旁肿大淋巴结。直肠 MRI（病例 16 图 3）：直肠中上段癌（$T_{4b}N_2M_x$，上下径约 7.0cm），距肛下缘 5.7cm，肿瘤骑跨腹膜反折，环周切缘阳性，壁外血管侵犯。颅脑增强 MRI 及全身骨 ECT 未见明显异常。肠镜检查（病例 16 图 3）：见直肠肛上 8 ~ 15cm 近全周黏膜不规则溃疡状隆起新生物，管腔稍狭窄。病理（病例 16 图 3）：（直肠）恶性肿瘤，低 – 未分化癌首先考虑。免疫组化：S–100（–）、CK（＋）、CD117（–）、DOG1（少量弱＋）、HMB45（–）、Ki–67（＋，约 20%）、Des（–）、CgA（–）、Sy（–）、CDX–2（–）、TTF–1（–）、NapsinA（–）、P40（–）、hMLH1（＋）、hMSH2（＋）、hMSH6（＋）、PMS2（＋）、PD–L1（22C3）（TPS ＝ 85%）。支气管镜检查（病例 16 图 4）：见中间支气管、右肺上叶及右肺中叶外压性新生物堵塞，右肺下叶开口受累。病理：（中间支气管）结合免疫组化结果，符合低分化癌。免疫组化：CK7（–）、TTF–1（–）、NapsinA（–）、Vim（＋）、CK20（局灶＋）、Villin（小区弱＋）、CDX–2（–）、P40（–）、Ki–67（＋，30%）、Muc–5A（–）、Sy（–）、CD56（–）、CK（＋）、CAM5.2（＋），ALK（D5F3）（–）。EGFR 基因（ARMS–PCR 法）未见突变，ROS1 基因（FISH 法）未见融合。头皮肿块穿刺病理（2021–01–6）：倾向转移或浸润性癌。免疫组化：CK（＋）、EMA（局灶＋）、TTF–1（–）、NapsinA（–）、Villin（–）、CDX–2（–）、Vim（＋）、CD31（–）、CD34（–）、ERG（–）、MITF（–）、GCDFP–15（–）、GATA–3（–）。特殊染色：PAS/AB（局灶＋）。

既往史：吸烟史 20 包 / 年，饮酒史 20 年（白酒 100ml/d），无肿瘤疾病家族史。

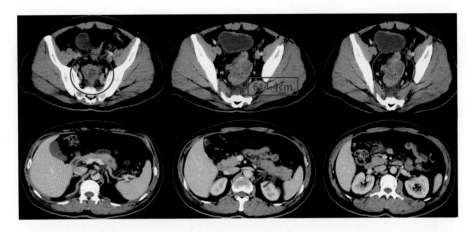

病例 16 图 1　腹盆部增强 CT 检查（2020-12-30）

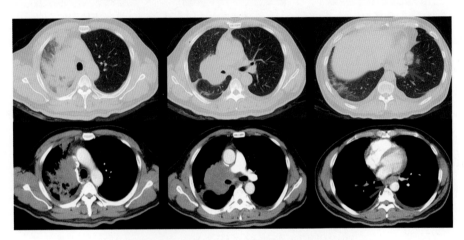

病例 16 图 2　胸部增强 CT 检查（2020-12-30）

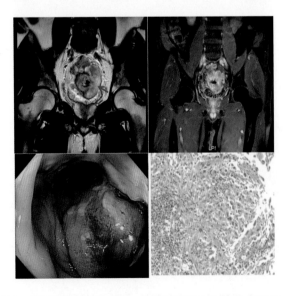

病例 16 图 3　直肠增强 MRI 检查、肠镜检查及 HE 结果（2020-12-30）

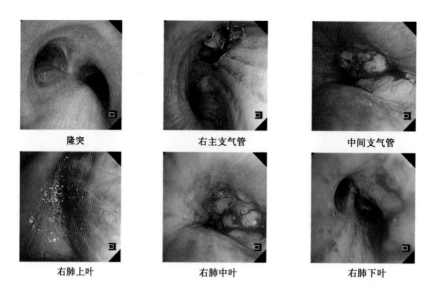

病例 16 图 4　支气管镜检查（2021-01-05）

（二）体格检查

一般情况可，PS 评分＝1 分，右肺呼吸音偏低，闻及少量湿性啰音。直肠指检：距肛 5cm 直肠可触及固定肿物，指套未见染血，盆底未触及结节。头皮表面可触及多枚硬币大小质硬结节。

（三）诊断

1. 右肺下叶癌伴对侧肺内转移（$cT_4N_2M_{1a}$ Ⅳ A 期；EGFR/ALK/ROS1 野生型）。
2. 直肠癌（$cT_{4b}N_2M_x$；PD-L1 高表达；MSS）。
3. 胰腺继发恶性肿瘤。
4. 头皮继发恶性肿瘤。

二、诊治经过

（一）第一次 MDT 讨论

病理科医生：对患者 3 个部位肿块病理 HE 及免疫组化结果进行阅片，考虑直肠、肺部及头皮为同一来源，但肠和肺来源无法确定。

医学影像科医生：该例患者肠道恶性占位考虑原发性癌可能性大；肺内占位为中央型，不表现为典型的肺内转移征象。但肠癌和宫颈癌的肺转移可以表现为类似此患者的中央型大病灶。

结直肠肿瘤科医生：结合肠镜下形态，考虑原发肠癌可能性大。

胸部肿瘤科医生：该患者肠癌转移至肺可能性不大，且肠原发灶局部侵犯尚可，从形态学看目前肺内原发可能。综合考虑肠癌和肺癌双原发可能性大。

讨论小结：该患者右肺和直肠病灶均提示低分化癌，结合病史、影像资料和免疫组化结果，转移性和双原发恶性肿瘤均有可能，建议患者活检标本送检 mRNA 基因表达谱检测，基因溯源原发病灶（病例 16 图 5）。

治疗经过：患者头皮转移病灶标本送检 mRNA 基因表达谱检测，结果提示胃及食管癌。2021 年 1 月 20 日行胃镜检查示食管和胃未见异常。2021 年 1 月 21 日患者活动后出现胸闷气急，面颈部肿胀明显。复查胸盆腔增强 CT（对照 2020-12-29 片）示肺恶性肿瘤，右肺不张改变；纵隔及右肺门增大淋巴结；两侧胸腔积液，较前增多；左肺下叶纵隔旁多发团块影，较前稍增大；食管左旁肿大淋巴结，较前增大；直肠中上段 - 乙状结肠癌，局部侵犯周围脂肪间隙；周围及骶前多发软组织团块，考虑转移，病灶较前增大。体检头皮表面多枚结节也较前增大。

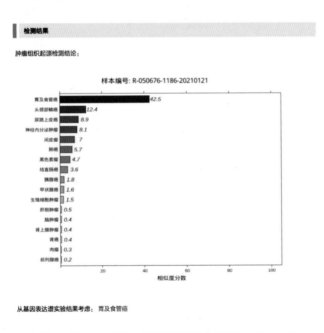

病例 16 图 5 mRNA 基因溯源结果（2021-01-21）

（二）第二次 MDT 讨论

放疗科医生：患者目前全身病灶快速进展；胸部 CT 提示患者出现上腔静脉压迫综合征。综合考虑该患者并非双发癌，但肺来源或肠来源仍不明确。患者右肺病灶增大伴有肺不张及胸腔积液，目前无放疗指征。建议尽快行全身药物治疗控制疾病、缓解症状。

放射介入科医生：患者 CT 提示右肺病灶增大，伴右肺不张、两侧胸腔积液，上腔静脉受压明显。患者目前症状明显，建议行上腔静脉支架置入术。

胸部肿瘤内科医生：同意上述意见。该患者目前原发灶未明且疾病进展迅速，上腔静脉压迫症状明显，建议行上腔静脉支架置入术＋全身药物治疗。根据指南和相关研究结果，对于不明原发部位肿瘤的一线化疗方案优选紫杉醇联合铂类双药化疗[1, 2]。结合该患者 PD-L1 高表达，且 EGFR/ALK/ROS1 野生型，建议先予一线免疫联合化疗；并送检三个样本行 NGS 基因检测＋DNA 甲基化检测，对明确原发灶有一定帮助，也可以指导后续治疗。

结直肠内科医生：同意上述意见，患者应以"一元论"来考虑，但目前肺来源或肠来源不确定。肠癌的化疗方案和肺癌的化疗方案并无重叠，建议遵循原发灶未明肿瘤的诊疗方案；待评估肿瘤应答情况后再调整后续治疗方案。

讨论小结：该患者目前诊断转移性恶性肿瘤，肺来源或肠来源不确定；目前疾病进展迅速，出现上腔静脉压迫综合征，建议行上腔静脉支架置入术＋全身化疗（紫杉类＋铂类）联合免疫治疗；并同时送检多病灶组织行 NGS 检测＋甲基化溯源检测。

治疗经过：2021 年 1 月 21 日行胸腔穿刺引流术，引流出黄色胸水 2500ml，胸水病理示：右侧胸水找到恶性肿瘤细胞，细胞形态倾向腺癌。2021 年 1 月 25 日至 2021 年 5 月 24 日予一线第 1 ~ 6 周期 TP 方案联合 PD-1 单抗治疗，具体方案：白蛋白结合型紫杉醇 0.18g 第 1 天、第 8 天，1 次/3 周＋顺铂 40mg 第 1 ~ 3 天，1 次/3 周＋卡瑞利珠单抗 200mg 第 1 天，1 次/3 周。2 周期治疗后复查 CT 显示所有病灶均显著缩小，疗效评价 PR（病例 16 图 6）。

2021 年 3 月 11 日燃石 520panel-NGS 基因检测＋甲基化溯源结果回报（病例 16 图 7）：①（直肠样本）BRAF 基因 p.V600E 突变（3.5%）；②（头皮样本）BRAF 基因 p.V600E 突变（65.5%），GRM3 基因 p.V272M（34.7%），PIK3CA 基因 p.E545K（32.4%）等突变。③（肺样本）BRAF 基因 p.V600E 突变（53.8%），GRM3 基因 p.V272M（28.4%），PIK3CA 基因 p.E545K（33.2%）等突变。甲基化溯源预测：肠来源可能性大。2021-06-14 至 2021-07-05 行第 7 ~ 8 周期卡瑞利珠单抗免疫维持治疗。

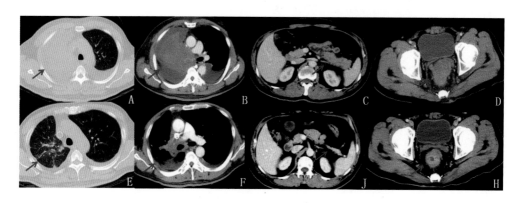

病例 16 图 6　胸腹盆部增强 CT 复查（2021-03-10）

A、B、C、D：2021-01-21 基线 CT；E、F、J、H：2021-03-10 治疗 2 周期后

Gene	Description	直肠	头皮	肺
BRAF	p.V600E	3.5%	65.5%	53.8%
GRM3	p.V272M		34.7%	28.4%
SOX9	p.D168fs		51.0%	42.3%
PIK3CA	p.E545K		32.4%	33.2%
PDGFRA	p.T1066I		22.8%	29.1%
FOXL2	p.R123H		17.9%	9.0%
SOX17	p.G385S		18.8%	12.1%
SLIT2	p.D1204H		15.0%	10.3%
NCOR1	p.P156S			3.8%
		0.554	0.598	0.575
		colon	skin	lung

甲基化预测得分：
>0.5提示肠来源

直肠：TMB=0个突变/Mb；微卫星稳定型；PD-L1（22C3 TPS）：85%

头皮：TMB=5.98个突变/Mb；微卫星稳定型。

肺：TMB=6.98个突变/Mb；微卫星稳定型。

病例 16 图 7　多样本（直肠、头皮、肺组织）NGS + DNA 甲基化检测结果（2021-03-11）

2021 年 7 月患者出现咳嗽咳痰伴乏力，2021 年 7 月 12 日行胸腹部增强 CT 示（对比 2021-04-28 片）：①右肺门区肿块较前缩小，右肺门增大淋巴结较前缩小；②右肺多发斑片伴间质改变，范围较前明显增大，左肺新出现多发斑片、结节，倾向感染性病变；③胰腺体尾部萎缩伴低密度结节，结节较前明显缩小。患者诊断为免疫相关性肺炎，CTCAE 2 级；2021 年 7 月 13 日开始甲强龙 1.5mg/kg×5 天，症状改善后改为 1mg/kg×2 天，后续泼尼松片 1mg/kg 缓慢减量，同时予预防性 SMZ 治疗。

2021 年 8 月 6 日（1 个月后）复查胸部 CT 提示免疫性肺炎好转，后定期复查。2021 年 10 月 12 日复查提示右肺及直肠病灶均增大并出现甲状腺新发转移（病例 16 图 8），2021 年 10 月 16 日行甲状腺肿块穿刺活检，病理示：低分化癌伴坏死。免疫组化：TTF-1（-）、PAX8（+）、TG（-）、CK（+）、SATB2（+）、CK20（-）、Ki-67（+，40%）、P53（+++）。

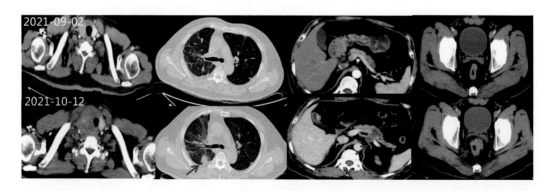

病例 16 图 8　免疫相关性肺炎恢复后疾病进展

患者一线治疗 PFS 为 8 个月，结合患者既往多样本组织均存在 BRAF V600E 突变，建议二线行达拉非尼＋曲美替尼靶向治疗。患者因经济原因拒绝行靶向治疗。患者一线化疗效果显著，2021 年 10 月 18 日起予二线 TP 原方案化疗，具体方案：白蛋白结合型紫杉醇 0.18g 第 1 天、第 8 天，1 次 /3 周＋顺铂 40mg 第 1～3 天，1 次 /3 周。2021 年 11 月初患者出现进行性加重的右颈部肿胀，后影响进食、进水，行胸腹部增强 CT（2021-11-10）示：肺内病灶和右甲状腺区占位，较前明显增大；胰腺体尾部占位，较前增大。行胃镜（2021-11-11）示：镜下见食管入口受压改变，予放置营养管。

（三）第三次 MDT 讨论

胸部肿瘤内科医生：患者首诊为原发灶不明的晚期恶性肿瘤，多病灶组织 NGS 检测和甲基化检测提示直肠、右肺和头皮病灶均存在 BRAF V600E 突变，支持"一元论"诊断，原发肠癌和肺癌均可检测到 BRAF 突变，DNA 甲基化检测提示患者可能是肠癌原发。然而，患者一线化疗方案并非肠癌的标准治疗，且 MSS 肠癌并不能从免疫治疗中获益；但该患者一线化疗联合免疫疗效显著，这点不符合肠来源的诊断。患者 PD-L1 高表达，一线接受肺癌方案化疗＋PD-1 抑制剂疗效较好，从疗效推测肺来源可能性大。患者病情进展迅速，基于 BRF113928 研究结果，建议三线使用达拉非尼＋曲美替尼经鼻饲行靶向治疗。

腹部肿瘤内科医生：该患者 DNA 甲基化溯源结果，考虑肠癌原发。患者直肠标本仅检测到 BRAF 基因变异，右肺和头皮病灶除 BRAF 基因外还有许多共同突变；是否是肠癌转移过程中出现了亚克隆的演变。然而，只有伴有 MSI-H/dMMR 的肠癌患者一线使用免疫治疗是获益的，本例患者直肠标本为微卫星稳定型但免疫疗效较好，似乎又不支持肠癌诊断。建议先予双靶治疗，待评估疗效后再行下一步决策。

讨论小结：三线予达拉非尼＋曲美替尼双靶治疗，1 个月后复查疗效。

治疗经过：2021 年 11 月 12 日开始三线双靶治疗，具体方案：达拉非尼 150mg 口服、2 次 / 日＋曲美替尼 2mg 口服、1 次 / 日。1 个月后复查 CT 提示疗效 PR（部分缓解，病例 16 图 9）。2021 年 12 月 13 日胸颈盆部 CT 示：右侧甲状腺区占位，较前明显退缩；肺门、纵隔、心膈角淋巴结，整体较前缩小；两肺多发转移灶，较前缩小；食管下段左旁肿大淋巴结，较前缩小；右侧胸膜转移考虑，范围较前缩小；胰腺体尾部占位，较前明显缩小（病例 16 图 9）。后患者继续靶向治疗，疗效 PR（部分缓解，病例 16 图 9）。

（四）诊疗结局与随访

随访至截稿日（2022 年 9 月），患者双靶治疗至今，疗效持续 PR（部分缓解），三线 PFS 超过 10 个月。

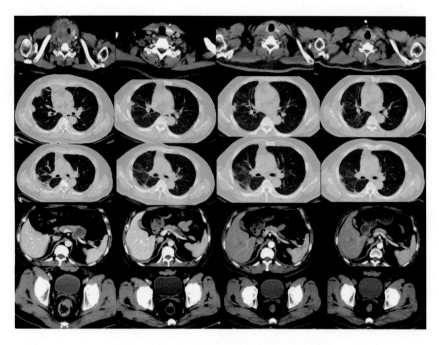

病例 16 图 9　三线双靶治疗前后病灶变化

2021-11-10　　　　2021-12-13　　　　2022-02-27　　　　2022-06-10

三、病例小结

该患者初诊为右肺下叶癌伴对侧肺内转移（$cT_4N_2M_{1a}$ ⅣA 期；EGFR/ALK/ROS1 野生型）；直肠癌（$cT_{4b}N_2M_x$；PD-L1 高表达；MSS）；胰腺继发恶性肿瘤；头皮继发恶性肿瘤，病理均为低分化癌，携带 BRAF V600E 突变。一线予白蛋白紫杉醇＋顺铂联合卡瑞利珠单抗治疗，疗效 PR；后出现免疫性肺炎，停用免疫治疗。一线治疗 8 个月后出现全身病灶进展，二线原方案化疗 1 周期后仍快速进展，三线予达拉菲尼联合曲美替尼双靶治疗至今，最佳疗效 PR，三线 PFS 超过 10 个月（病例 16 图 10）。

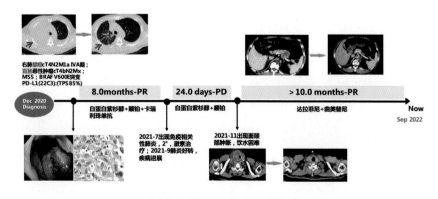

病例 16 图 10　患者诊治经过

四、诊疗经验及总结

本例患者初诊时右肺、直肠、头皮病灶均提示低分化癌，影像学和免疫组化均无法明确肺来源或肠来源，属于原发病灶不明肿瘤的一个类型；予 NGS 测序、mRNA 表达、DNA 甲基化检测多种手段进行肿瘤溯源但仍未得出一致结论。对于原发灶不明肿瘤的溯源研究在不断发展中，不同检测方法各有其侧重点和局限性，目前仍未明确哪一种方法或某种整合形式是优选。

本例患者一线使用了紫杉类化疗联合免疫治疗，PFS 为 8 个月；后续检测到 BRAF V600E 突变，三线予达拉菲尼联合曲美替尼双靶治疗至今，疗效 PR，PFS 超过 10 个月。对于 BRAF V600E 突变 NSCLC 患者免疫治疗和靶向治疗的顺序选择是研究热点。在 BRF113828 临床试验中，达拉菲尼联合曲美替尼的双靶治疗一线 ORR 高达 64%，中位 PFS 为 14.6 个月，中位 OS 长达 24.6 个月，已成为 BRAF V600E 突变 NSCLC 患者的一线治疗策略[3]。IMMUNOTARGET 研究显示，BRAF 突变 NSCLC 人群接受 PD-1/PD-L1 单药治疗，ORR 为 24%，与野生型 NSCLC 患者免疫疗效相似[4]，免疫联合化疗或可获得更高疗效。另有研究报道，免疫单药治疗 BRAF 突变肺癌患者，中位 OS 达 22.5 个月[5]。一项真实世界研究结果发现，BRAF V600E 突变 NSCLC 患者一线接受双靶治疗或化免治疗，其生存获益并无明显差异[6]。因此，BRAF 突变肺癌治疗顺序的选择是值得思考的问题。

五、亮点思辨

BRAF 突变主要分布在黑色素瘤（突变率：高加索人 50%，中国人 25%）、甲状腺乳头状癌（80%）、结直肠癌（5% ~ 10%）和非小细胞肺癌（2% ~ 4%）等实体瘤中，大部分是 V600E 突变。非小细胞肺癌对 BRAF 抑制剂（达拉菲尼，维罗非尼和康奈非尼）或 MEK 抑制剂（曲美替尼，比美替尼和考比替尼）或两者联合方案敏感。BRF113928 研究是一项国际多中心、多队列、开放标签的 II 期临床研究，对比了 BRAF 抑制剂单药与 BRAF+MEK 双靶组合治疗 BRAF V600E 阳性晚期 NSCLC 的疗效。结果显示，达拉菲尼＋曲美替尼组初治患者 ORR 为 61%，经治患者 ORR 为 63%[3]。然而，携带 BRAF V600E 突变的 RAS 野生型结直肠癌患者由于靶向获益有限，一线仍是推荐 FOLFOXIRI 方案化疗联合贝伐珠单抗，后线可选择 BRAF 抑制剂＋西妥昔单抗 ±MEK 抑制剂。FDA 批准 Encorafenib 加西妥昔单抗治疗 BRAF V600E 突变且既往治疗进展的转移性结直肠癌患者的后线治疗。

本例患者携带 BRAF V600E 突变，PD-L1 高表达，MSS 状态。BRAF 突变型 NSCLC 呈现 PD-L1 高表达、低 / 中 TMB、MSS 状态[7]。PD-1/PD-L1 单抗在 BRAF V600E 突变型（ORR：26%）和 BRAF 非 V600E 突变型（ORR：34%）NSCLC 患者中均有良好应答[5]，并且 PD-L1 表达不影响免疫疗效。结直肠癌 MSI-H/dMMR（占总人群 5%）患者一线可选择免疫单药，中位 PFS 由化疗组的 8.2 个月延长至 16.5 个月（$HR = 0.60$，95% CI：0.45 ~ 0.80）[8]。

NGS、mRNA 表达、甲基化检测均可被用于追溯肿瘤起源，但目前尚无标准方案。NGS 通过对肿瘤组织基因位点 DNA 的检测，寻找可能适用的靶向药物，可对明确原发灶提供一定帮助，但有时基因突变与肿瘤并无对应关系，或者基因突变在多种类型肿瘤中表达，此时 NGS 检测可能对明确原发灶并无帮助。本例患者三个部位肿瘤 NGS 测序均检测到 BRAF V600E 突变，提示该患者是转移性癌可能大，而非双发癌，但由于肠癌和肺癌均有存在 BRAF 突变，故无法区分肺来源或肠来源。基因表达谱同时测量数万个 mRNA，从而对任何给定的临床样本和整个人类基因组进行基因表达谱分析，可以鉴别不同组织的分子特征，并有效区分不同器官的肿瘤来源是原发性的还是转移性的[9]。然而，本例患者基因表达谱预测的原发病灶胃和食管均未见占位，该结果不可靠。研究发现 DNA 甲基化图谱可以正确地预测多种癌症类型的起源细胞[10]。本例患者 DNA 甲基化预测原发肿瘤为肠来源。相关研究表明，mRNA 的追踪准确率最高，其次是 DNA 甲基化，而 NGS 检测准确率最低[11]。多个转移部位组织的基因差异性比较可能对识别原发肿瘤有一定帮助。虽然有多种溯源方法的出现，但如何优化和整合是探索的方向。

本例患者对一线紫杉类化疗联合免疫治疗、三线双靶治疗应答良好；上述两种方案均为 BRAF V600E 型 NSCLC 的有效治疗方案；结直肠癌免疫疗效和靶向作用有限。DNA 甲基化图谱预测患者为原发肠癌，但临床始终未能明确肿瘤组织起源，未来对不明原发灶患者的研究具有重要意义。

六、专家点评

该病例是 BRAF V600E 突变的晚期恶性肿瘤患者，右肺、直肠、头皮病理均为低分化癌，携带 BRAF V600E 突变，PD-L1 高表达，MSS。患者接受一线化疗联合免疫治疗、二线化疗和三线双靶治疗，目前 OS 将近 2 年。有几点值得思考：

1. BRAF V600E 突变 NSCLC 患者一线双靶治疗疗效显著；免疫治疗也显示出良好的抗肿瘤活性，但仍需大样本前瞻性研究结论。在临床实践中，免疫序贯靶向治疗需警惕毒性。

2. PD-L1、TMB、MSI-H/dMMR 在不同瘤种中的免疫预测价值不同。PD-L1 是

NSCLC 常用的免疫疗效预测标志物，但在肠癌中其预测效能较差，只有 MSI-H/dMMR 肠癌患者才是免疫获益人群。对于免疫预测生物标志物的深入探索将有助于筛选免疫优势人群，提高免疫疗效。

3. 对于原发灶不明肿瘤，肿瘤溯源基因检测方法（NGS、mRNA 表达、甲基化检测等）需要不断整合和优化，探索此亚型患者的生物学特征和分子机制，将对患者的诊断和治疗十分重要。

（病案整理：李　娜　温州医科大学）

（点评专家：陈凯燕　浙江省肿瘤医院）

（审核专家：范　云　浙江省肿瘤医院）

参考文献

[1]Nesline M，DePietro P，Lee Y H，et al.Novel immunotherapeutic targets in cancer of unknown primary（CUP）[J].Journal for ImmunoTherapy of Cancer，2021，9（Suppl 2）：A78-A78.

[2]Ettinger DS，Varadhachary GR，Bajor D，et al.NCCN Clinical practice guidelines in oncology，occult primary（cancer of unknown primary）Version 2.2021.

[3]Planchard D，Smit EF，Groen HJM，et al.Dabrafenib plus trametinib in patients with previously untreated BRAFV600E-mutant metastatic non-small-cell lung cancer：an open-label，phase 2 trial[J].The Lancet Oncology，2017，18（10）：1307-1316.

[4]Mazieres J，Drilon A，Lusque A，et al.Immune checkpoint inhibitors for patients with advanced lung cancer and oncogenic driver alterations：results from the IMMUNOTARGET registry[J].Ann Oncol，2019，30（8）：1321-1328.

[5]Guisier F，Vinas C，Doubre F，et al.Efficacy and safety of anti-PD-1 immunotherapy in patients with advanced NSCLC with BRAF，HER2，or MET mutations or RET translocation：GFPC 01-2018[J].J Thorac Oncol，2020，15（4）：628-636.

[6]Johnson BE，Baik CS，Mazieres J，et al.Clinical outcomes with dabrafenib plus trametinib in a clinical trial versus Real-World standard of care in patients with BRAF-Mutated advanced NSCLC[J]. JTO Clin Res Rep，2022，3（5）：100324.

[7]Dudnik E，Peled N，Nechushtan H，et al.BRAF mutant lung cancer：programmed death ligand 1 expression，tumor mutational burden，microsatellite instability status，and response to immune Check-Point inhibitors[J].J Thorac Oncol，2018，13（8）：1128-1137.

[8]Luis A Diaz Jr MD，Kai-Keen Shiu MD，Tae-Won Kim MD，et al.Pembrolizumab versus

chemotherapy for microsatellite instability-high or mismatch repair-deficient metastatic colorectal cancer（KEYNOTE-177）：final analysis of a randomised，open-label，phase 3 study[J].Lancet Oncol，2022，23（5）：659-670.

[9]Bender RA，Erlander MG.Molecular classification of unknown primary cancer[J].Semin Oncol，2009，36（1）：38-43.

[10]Zhu T，Liu J，Beck S，et al.A pan-tissue DNA methylation atlas enables in silico decomposition of human tissue methylomes at cell-type resolution[J].Nat Methods，2022，19（3）：296-306.

[11]Liu H，Qiu C，Wang B，et al.Evaluating DNA methylation，gene expression，somatic mutation，and their combinations in inferring tumor Tissue-of-Origin[J].Front Cell Dev Biol，2021，9：619330.

病例 17　BRAF V600E 突变肺腺癌患者免疫治疗的排兵布阵

一、病历摘要

（一）病史介绍

患者男性，61 岁。2019 年 12 月患者出现腰痛症状，难以忍受，化验显示 CA199 升高。遂入天津某综合医院消化内科，2020 年 1 月 3 日行全腹部 CT 检查，查见"左肺占位，纵隔多发淋巴结肿大"。2020 年 1 月 14 日行 CT 引导下左肺肿物穿刺活检术，2020 年 1 月 19 日病理结果回报：（左肺穿刺）浸润性腺癌，结合镜下形态及免疫组化染色结果，支持来自肺，免疫组化：P40（－），P63（－），TTF-1（＋），NapsinA（＋），CK5/6（＋），STAB2（－），Ki67（－），P53（约 30%+），Villin（－），Her-2（弱＋），MSH2（＋），MSH6（＋），PMS2（＋），MLH1（＋）。基因检测：BRAF V600E Exon15 丰度 22.5%，IDH1 R132C Exon4 丰度 13.7%，MSI-L 2.48%，PD-L1 TPS 10%～25%，TMB-M 2.68 Muts/Mb，TNB-M 1.34 Neos/Mb，ATM E3015Q Exon63 丰度 11.93%。患者于 2020 年 1 月 30 日主因"确诊左肺癌 1 周余"首次入天津医科大学肿瘤医院，次日行颈胸腹 CT 检查回报（病例 17 图 1）：左肺下叶可见一不规则结节，大小约 3.0cm×2.3cm，双肺多发粟粒及小结节，考虑转移瘤；纵隔内、双腋下、左肺门、右前胸壁肌间、腹腔内、腹膜后部分淋巴结较前增大，较大者位于右腋下，短径约 3.5cm；双肾周、双膈脚后、腹膜、网膜、腹膜外、前胸壁、左臀部及腹壁皮下多发结节及肿物，考虑转移瘤；双锁骨上下、双颈深、颈部皮下脂肪层内及左肩部肌间多发肿大淋巴结，考虑转移瘤。

既往史：吸烟 40 余年，平均 20 支 / 天。

家族史：否认恶性肿瘤家族史。

（二）体格检查

一般状况欠佳，PS 评分＝2 分。右颈部饱满，右锁上可及肿大淋巴结 2 枚，较大者花生米样大小，质硬、活动度差、无明显压痛。右腋下可及肿大淋巴结一枚，枣样大小，可推动、无明显压痛，余表浅淋巴结未触及明显肿大。双肺呼吸音清，未闻及明显干湿性啰音。

（三）诊断

左下肺腺癌伴右锁上、右腋下及腹腔广泛淋巴结转移（$cT_{1c}N_3M_{1c}$ ⅣB 期），分子分型：BRAF 基因 V600E 突变。

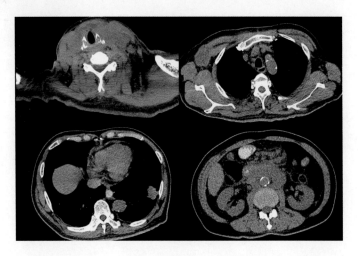

病例 17 图 1　靶向治疗前基线 CT 图像（2020-01-31）

二、诊治经过

（一）第一次 MDT 讨论

肿瘤内科医生：患者初诊时已检测出 BRAF V600E 突变，但 2020 年初双靶药物可及性差。结合既往病史，未见抗血管治疗禁忌。因患者体质较弱，PS 评分 2 分，遂于 2020 年 2 月 1 日开始行培美曲塞单药联合贝伐珠单抗治疗 1 周期，未能联合铂类，具体用药剂量：贝伐珠单抗 500mg 第 1 天、培美曲塞 900mg 第 1 天，治疗后出现 4 度血小板减低，因重度骨髓抑制停止一线化疗。结合基因检测结果，2020 年 2 月 18 日开始患者自购达拉非尼联合曲美替尼治疗：达拉非尼 150mg、2 次 / 日，曲美替尼 2mg、1 次 / 日，服药 2 个月即获得 PR 疗效，治疗期间患者出现皮疹 1 级，未见高热及严重消化道反应等。2022 年 3 月 2 日复查 CT 提示 PD，PFS 长达 24 个月。肿瘤标本检测示PD-L1 阳性（10% ~ 25%），提示免疫治疗获益概率较高，2022 年 3 月 28 日开始更予 PD-1 抑制剂替雷利珠单抗 200mg 1 次 /3 周治疗，截止 2022 年 10 月中旬，疗效维持SD，治疗期间出现 1 级免疫相关性皮疹反应及 2 级甲状腺功能减退症。治疗前后影像变化见病例 17 图 2。

内分泌科医生：免疫相关性甲状腺功能减退症仅需要给予替代治疗即可，可给予左旋甲状腺素口服，定期监测甲状腺功能，据检查结果调整服药剂量，影像变化见病例17 图 3。

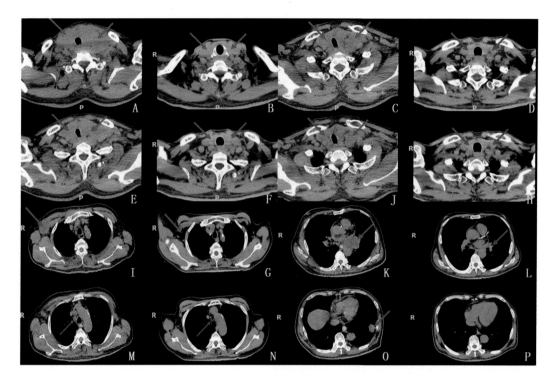

病例 17 图 2　靶向治疗前后影像
A、E、I、M、C、J、K、O：2020-01-31；B、F、G、N、D、H、L、P：2020-04-27

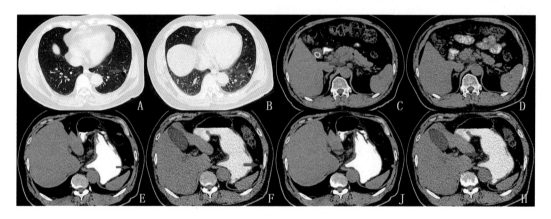

病例 17 图 3　单纯免疫治疗前后影像
A、E、C、J：2022-03-02；B、F、D、H：2022-09-08

（二）诊疗结局与随访

随访至截稿日期，患者仍继续替雷利珠单抗免疫治疗中，近期 CT 提示疗效 SD。目前未见严重 irAE，一般状况可。

三、病例小结

该患者初诊为左下肺腺癌，ⅣB 期，BRAF 基因 V600E 突变，PD-L1 阳性（10%~ 25%）。初因经济原因及靶向药物可及性差，一线单药培美曲塞联合贝伐珠单抗仅一个周期，即出现Ⅳ度血小板减低，难以耐受化疗。2020 年 2 月 18 日开始采用达拉非尼联合曲美替尼双靶治疗，最佳疗效 PR，PFS 长达 24 个月。病情进展后，2022 年 3 月 28 日开始给予替雷利珠单抗单纯免疫治疗至截稿日期，最佳疗效 SD。治疗经过见病例 17 图 4。

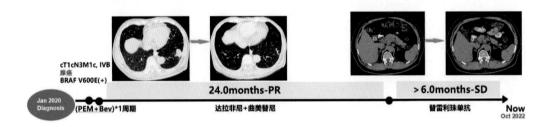

病例 17 图 4　治疗经过

四、诊疗经验总结

BRAF 蛋白是 MAPK 信号通路的关键蛋白激酶，对调节细胞生长、增生和存活至关重要。BRAF 基因突变可诱导 RAF 激酶激活，可分三种类型，以 V600E 突变最为常见，约占 50%[1]。

BRAF 突变在 NSCLC 中发生率较低，国外报道约占 2%~ 4%[1]，因此循证上缺乏大样本临床研究作为支撑。结合 CSCO 指南，患者一线接受培美曲塞联合贝伐珠单抗治疗，因体质差未联用铂类，一周期化疗后仍出现 4 度血小板减低，提示造血功能差。因更换二线治疗。

一项Ⅱ期研究中，36 例患者接受了达拉非尼（BRAF 抑制剂）及曲美替尼（MEK 抑制剂）的联合治疗，结果 64% 的 V600E 突变患者获得临床缓解，其中 21 例获效 PR，2 例 CR。常见不良反应为发热、谷丙转氨酶升高、高血压、呕吐等[2]。五年生存分析显示，双靶组中位 OS 长达 17.3 个月[3]。2017 年，FDA 及 EMA 均批准 D+T 双靶组合用于治疗 BRAF V600E 突变晚期 NSCLC。

国人 BRAF 发病率亦较低，报道约为 3.14%[4]，大样本的临床报道同样不足。在 2022 版 CSCO 诊疗指南中，双靶组合作为 3 类证据，在一线治疗中仅作为Ⅱ类推荐。

该患者二线治疗阶段自购达拉非尼及曲美替尼，服药 2 个月即达到 PR，PFS 长达两年之久，且未出现严重不良反应。

多项回顾性研究表明，BRAF 突变患者应用免疫治疗后 ORR 不足 30%，获益有限，即便 PD-L1 高表达者，也通常不在二线选用。该患者靶向耐药后，因骨髓功能差无法重拾化疗。单药免疫遂成为三线之选，获得 SD 疗效，目前已超过 6 个月。

五、亮点思辨

作为 NSCLC 最重要的驱动基因事件之一，BRAF 突变一经检出，即影响到治疗上的排兵布阵。NCCN 指南已推荐 D+T 组合为一线首选，特定情形下可以单用达拉非尼 / 维莫非尼治疗或实施化疗[5]。BRAF 突变患者一线化疗后再采用双靶治疗，无论 ORR 还是中位 PFS，均不及一线靶向组[6]。由于 D+T 组合在国内获批适应证较晚，该患者一线采用化疗，因不良反应难以耐受而自购靶向药物，并实现长期获益。

无论是双靶组合还是化疗，均不构成 BRAF 突变 NSCLC 一线治疗的难点。免疫单药在 BRAF 突变中的排布及价值成为本病案的一个亮点。尽管目前还没有靶向治疗和免疫单药在一线头对头对比研究，靶向治疗的响应率无疑高于免疫单药。德国的一项研究纳入了 72 例 BRAF 突变患者，11 例患者靶向治疗后缓解率高达 72.7%，14 例在二、三或四线接受了免疫治疗，缓解率仅为 28.6%[7]。

同样作为驱动基因，BRAF 突变与 EGFR、ALK 等突变在免疫治疗的反应上不尽相同。横向比较显示，BRAF 突变对免疫治疗的反应差强人意。IMMUNOTARGET 研究共纳入 43 例 BRAF 突变患者，其治疗失败概率最低（46%），最高的 ROS1 突变可达 83%。从中位 OS 来看，BRAF 组达到 13.6 个月，而 EGFR 组则仅有 10.0 个月。作者认为 BRAF 突变对免疫治疗的反应优于 EGFR 突变，免疫治疗可作为 BRAF 突变的挽救策略。进一步的分析揭示，仅就 BRAF 亚组而言，抽烟患者 PFS 更长。从突变亚型来看，V600E 突变不如非 V600E 但未出现统计学差异（1.8 个月 VS 4.1 个月，$P = 0.20$）[8]。这一结果与以色列的一项研究相一致，后者纳入患者 39 例，虽然 V600E 突变组更易出现 PD-L1 阳性表达（14/19，74%），但从治疗效果看，V600E 突变者的中位 PFS 却短于非 V600E 突变者（3.7 个月 VS 4.1 个月，$P = 0.37$）[1]。法国一项研究也得出相同趋势：非 V600E 突变患者对免疫治疗有着更高的响应率，研究者也认为 BRAF 突变患者对免疫治疗的反应与未经选择 NSCLC 差别不大[9]。

那么，BRAF 突变患者二线选用免疫单药的效果如何呢？一项接受纳武利尤单抗后的亚组分析显示，BRAF 状态未知的总人群 OS 为 11.0 个月，确认野生型亚组 OS 为 11.2 个月，而 BRAF 突变组仅为 10.3 个月。据此作者认为 BRAF 突变患者二线接受免疫单药治疗效果与总人群差别不大，故不推荐二线选择免疫单药[10]。

截至目前，BRAF 与其他驱动基因事件对免疫治疗的敏感性仍存有争议[11, 12]。获得普遍认同的是，BRAF 突变患者接受免疫治疗的获益概率与驱动基因未知者相仿。仅就 BRAF 突变本身而言，V600E 突变与非 V600E 相比，无论从化疗还是免疫治疗中的获益概率均稍逊一些。该患者为 BRAF V600E 突变晚期 NSCLC，历经短暂一线化疗，双靶治疗获得长期缓解，三线接受免疫单药治疗病情稳定半年以上，提供了一个可供参考的治疗模式。

六、专家点评

该患者为 BRAF V600E 突变Ⅳ期肺腺癌，历经一周期化疗联合抗血管生成治疗后出现 4 度骨髓抑制。更予双靶治疗后 PFS 长达 24 个月，靶向耐药后接受替雷利珠单抗单药免疫治疗截止目前稳定半年以上，总体治疗效果显著。有几点值得思考：

1. 单药免疫治疗在 BRAF、MET、HER2 等驱动基因阳性患者的布局及其在后线治疗中的敏感性还需要进一步在临床实践中评估。

2. BRAF 不同亚型对于免疫治疗的响应率存在差异，V600E 突变患者呈现出疗效欠佳的趋势。具有统计学差异的是，抽烟患者接受免疫单药治疗后效果优于不吸烟者。但烟草造成的基因谱变化尚待深入探测。

3. 五年随访研究的基因分析显示，BRAF 突变患者经受靶向治疗后，呈现 PI3K 通路活化迹象，该通路活化后对于免疫疗效的影响及免疫效果不良反应的影响都还需要进一步探索。

（病案整理：陈金良 天津医科大学肿瘤医院）

（点评专家：黄 纯 天津医科大学肿瘤医院）

（审核专家：黄鼎智 天津医科大学肿瘤医院）

参考文献

[1]Dudnik E，Peled N，Nechushtan H，et al.Braf mutant lung cancer：Programmed death ligand 1 expression，tumor mutational burden，microsatellite instability status，and response to immune check-point inhibitors[J].J Thorac Oncol，2018，13（8）：1128-1137.

[2]Planchard D，Smit EF，Groen HJM，et al.Dabrafenib plus trametinib in patients with

previously untreated braf（v600e）-mutant metastatic non-small-cell lung cancer：An open-label, phase 2 trial[J].Lancet Oncol，2017，18（10）：1307-1316.

[3]Planchard D，Besse B，Groen HJM，et al.Phase 2 study of dabrafenib plus trametinib in patients with braf v600e-mutant metastatic nsclc：Updated 5-year survival rates and genomic analysis[J].J Thorac Oncol，2022，17（1）：103-115.

[4]Sun S，Du W，Sun Q，et al.Driver gene alterations profiling of chinese non-small cell lung cancer and the effects of co-occurring alterations on immunotherapy[J].Cancer Med，2021，10（20）：7360-7372.

[5]Ettinger DS，Wood DE，Aisner DL，et al.Non-small cell lung cancer，version 3.2022，nccn clinical practice guidelines in oncology[J].J Natl Compr Canc Netw，2022，20（5）：497-530.

[6]Arulananda S，Mitchell P.Braf mutations-α good news story for immune checkpoint inhibitors in oncogene-addicted nsclc？[J].J Thorac Oncol，2018，13（8）：1055-1057.

[7]Wiesweg M，Preuß C，Roeper J，et al.Braf mutations and braf mutation functional class have no negative impact on the clinical outcome of advanced nsclc and associate with susceptibility to immunotherapy[J].Eur J Cancer，2021，149：211-221.

[8]Mazieres J，Drilon A，Lusque A，et al.Immune checkpoint inhibitors for patients with advanced lung cancer and oncogenic driver alterations：Results from the immunotarget registry[J].Ann Oncol，2019，30（8）：1321-1328.

[9]Guisier F，Dubos-Arvis C，Viñas F，et al.Efficacy and safety of anti-pd-1 immunotherapy in patients with advanced nsclc with braf，her2，or met mutations or ret translocation：Gfpc 01-2018[J].J Thorac Oncol，2020，15（4）：628-636.

[10]Rihawi K，Giannarelli D，Galetta D，et al.Braf mutant nsclc and immune checkpoint inhibitors：Results from a real-world experience[J].J Thorac Oncol，2019，14（3）：e57-e59.

[11]Dantoing E，Piton N，Salaün M，et al.Anti-pd1/pd-l1 immunotherapy for non-small cell lung cancer with actionable oncogenic driver mutations[J].Int J Mol Sci，2021，22（12）：1-13.

[12]Uehara Y，Watanabe K，Hakozaki T，et al.Efficacy of first-line immune checkpoint inhibitors in patients with advanced nsclc with kras，met，fgfr，ret，braf，and her2 alterations[J].Thorac Cancer，2022，13（11）：1703-1711.

病例 18　KRAS^{G12C} 突变的晚期 NSCLC 病例的治疗选择

一、病历摘要

（一）病史介绍

患者男性，61 岁，2020 年 9 月 29 日因"查体发现右肺肿物"就诊于本院；2020 年 10 月 12 日行 PET-CT 检查示：右肺下叶背段肿物，考虑肺癌，伴阻塞性肺炎，不除外远端子瘤，右侧锁区，纵隔内气管右旁、右头臂静脉后、腔静脉前后、主动脉弓内缘、主肺窗、隆突周围、奇食窝、右肺动脉旁及右肺门多发结节，考虑淋巴结转移。

既往史：既往体健，吸烟史 40 年，每日 20 支；无肿瘤家族史。

辅助检查：2020 年 10 月 19 日 CT 引导下肺穿刺活检，病理示：腺癌，免疫组化：CK（+），TTF-1（+），CK5/6（-），P40（-），NapsinA（点状，+）。2020 年 11 月 6 日基因检测：KRAS p.G12C 突变，TP53 p.R273H 突变。

（二）体格检查

一般情况可，PS 评分＝0 分，右锁骨上可及黄豆大小、质硬、多发肿大淋巴结，右下肺呼吸音减弱。

（三）诊断

右下肺腺癌伴右肺门、纵隔、右侧锁骨上淋巴结转移（$cT_2N_3M_0$ ⅢB 期），KRAS p.G12C 突变，TP53 p.R273H 突变。

二、诊治经过

肺癌诊疗中心 MDT 讨论：

胸部肿瘤外科医生：患者 PET-CT 检查示：右肺下叶背段肿物，考虑肺癌，伴阻塞性肺炎，不除外远端子瘤，右侧锁区，纵隔内气管右旁、右头臂静脉后、腔静脉前后、主动脉弓内缘、主肺窗、隆突周围、奇食窝、右肺动脉旁及右肺门多发结节，考虑淋巴结转移，临床分期 $cT_2N_3M_0$ ⅢB 期，多站淋巴结转移无手术治疗适应证。

放疗科医生：右下肺腺癌伴右肺门、纵隔、右侧锁骨上淋巴结转移（$cT_2N_3M_0$ ⅢB 期），

KRAS p.G12C 突变，TP53 p.R273H 突变，淋巴结转移范围较广，目前分期属于不可手术的局晚期非小细胞肺癌，治疗模式为同步 / 序贯放化疗，放化疗后可行免疫巩固治疗，目前先行 2 周期诱导化疗后评估疗效。

肺部肿瘤内科医生：同意放疗科医生建议，肺腺癌患者可行 2 周期培美曲塞联合铂类化疗，免疫及抗血管生成治药物暂不考虑，影像评估后再与放疗科医生会诊。

讨论小结：临床分期ⅢB 期的肺腺癌，驱动基因 KRAS 突变阳性，多站淋巴结转移属于不可手术的局部晚期非小细胞肺癌，治疗上以放化疗为主，放疗后可进行免疫巩固治疗。

治疗经过：患者于 2020 年 11 月 12 日开始行培美曲塞联合卡铂化疗 2 周期，疗效评估 SD（病例 18 图 1），放疗科医生再次会诊考虑肿瘤未见明显变化，可再进行 2 周期化疗。培美曲塞联合卡铂化疗 4 周期后，2021 年 2 月 18 日至 2021 年 4 月 1 日颈胸联合放疗 30 次。2021 年 4 月 20 日影像评估：右侧大量胸腔积液，伴右颈，右腋下淋巴结转移（病例 18 图 2），疗效评估 PD。2021 月 4 月 26 日行右胸腔积液置管引流，胸水细胞学病理：腺癌，胸水沉渣包埋 PD-L1 检测：TPS ＝ 30%（病例 18 图 3、病例 18 图 4）。放化疗后复发出现恶性胸腔积液，属于晚期肺腺癌，行紫杉醇联合顺铂及恩度胸腔灌注治疗。

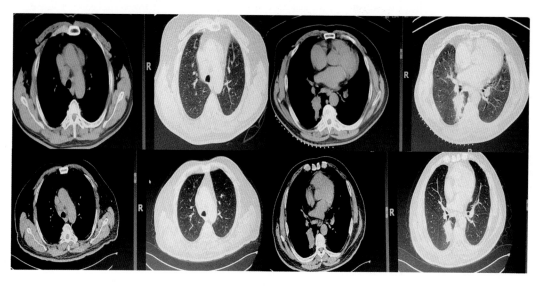

病例 18 图 1　两周期化疗后疗效评估

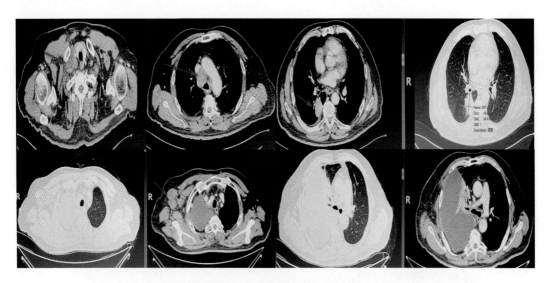

病例 18 图 2　胸部放疗前、后影像

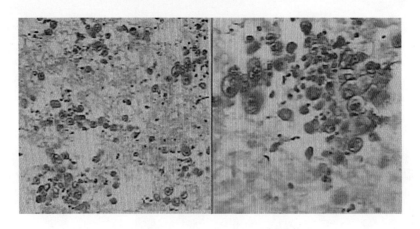

病例 18 图 3　胸水病理

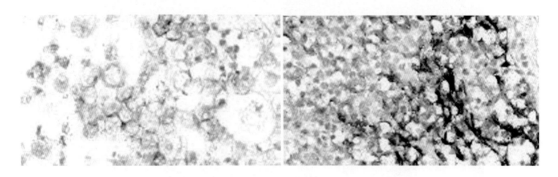

病例 18 图 4　胸水沉渣包埋切片 PD-L1 检测

2021 年 5 月 19 日至 2021 年 7 月 30 日开始注射用紫杉醇（白蛋白结合型）＋顺铂＋帕博利珠单抗治疗 4 周期，疗效 PR（病例 18 图 5），并出现免疫相关性肺炎（CIP），

CS2 级，暂停免疫治疗，给予泼尼松 1mg/kg 口服，并逐渐减量，完成第 6 周期化疗。CIP 好转后于 2021 年 12 月 2 日阿替利珠单抗 1200mg 维持治疗并再次出现免疫相关性肺炎，CS1 级（病例 18 图 6），暂停免疫治疗后好转并再次重启免疫治疗。2022 年 7 月 28 日复查强化 CT 示左颈部淋巴结肿大，考虑转移，行左颈淋巴结穿刺活检，病理：转移性低分化癌。病理证实免疫治疗耐药，予以停止免疫治疗。

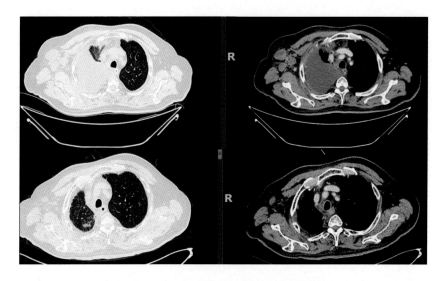

病例 18 图 5　化疗联合免疫治疗后影像评估

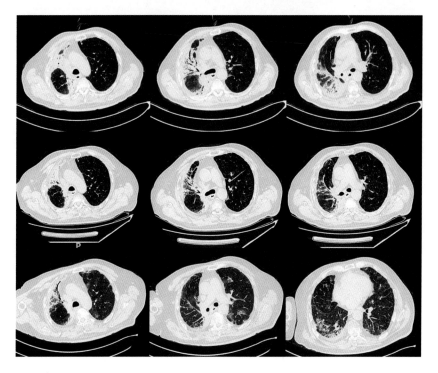

病例 18 图 6　免疫相关性肺炎治疗后好转并二次肺炎

2022 年 8 月 20 日经筛选成功入组信达药业开展的 $KRAS^{G12C}$ 抑制剂 Ⅱ 期临床研究，治疗 6 周后疗效评估 PR（病例 18 图 7），服药至今未见不良反应。

诊疗结局与随访：随访至截稿日期，患者仍继续服药 $KRAS^{G12C}$ 抑制剂试验药物，疗效评估 PR。

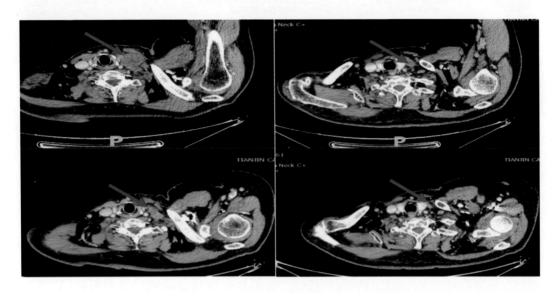

病例 18 图 7　免疫治疗耐药及靶向治疗后评估

三、病例小结

该患者初诊为右下肺腺癌，$cT_2N_3M_0$ Ⅲ B 期，驱动基因为 KRAS 突变阳性，经 MDT 讨论属于不可手术的局部晚期非小细胞肺癌，一线含铂双药化疗 2 周期疗效评估 SD，4 周期化疗后序贯胸部放疗。放疗后 4 周出现右侧大量胸腔积液，细胞学病理证实为腺癌，二线行注射用紫杉醇（白蛋白结合型）及胸腔灌注化疗 1 周期，胸水沉渣 PD-L1 检测：TPS = 30%，于第 2 周期开始联合帕博利珠单抗治疗，最佳疗效 PR，4 周期化疗联合免疫治疗后出现免疫相关性肺炎，CS 2 级，暂停免疫治疗，予以激素治疗。完成 6 周期化疗后暂停全身治疗，复查胸部 CT 示肺炎好转，行 PD-L1 抑制剂阿替利珠单抗 1200mg 维持治疗，疗效维持 PR，6 周期后再次出现免疫相关性肺炎，CS 1 级，暂停免疫治疗并予以观察好转后继续维持 3 周期后病情进展，出现左颈部淋巴结转移，行左颈淋巴结穿刺活检，病理：转移性低分化癌，免疫治疗耐药后入组 $KRAS^{G12C}$ 靶向药物临床试验，口服试验药物至今，无药物不良反应。治疗经过见病例 18 图 8。

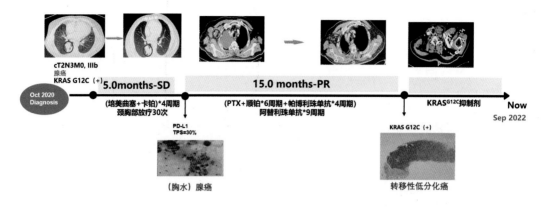

病例 18 图 8　治疗经过

四、诊疗经验总结

局部晚期肺腺癌经放化疗后复发，一线治疗中含铂双药化疗联合免疫治疗有明显生存优势，且随 PD-L1 表达升高，获益增强。在出现免疫相关性不良反应后，结合患者治疗疗效，器官损伤程度等情况考虑重启免疫治疗，该患者出现 2 级 CIP 后激素治疗敏感，恢复良好，考虑既往行胸部放疗史，既往 Meta 分析显示 PD-L1 抑制剂 CIP 各级及 3 ～ 5 级发生率均相对低（3.25%，2.12%）于 PD-1 抑制剂（5.17%，4.14%）[1]，因此维持期间选择 PD-L1 抑制剂阿替利珠单抗治疗。在标准治疗后进展的 KRAS^{G12C} 突变阳性晚期肺腺癌患者可以行针对 KRAS^{G12C} 的靶向药物治疗。

五、亮点思辨

1. 临床分期 Ⅲ B（$T_2N_3M_0$），属于不可手术的局晚期肺腺癌，治疗模式为同步 / 序贯放化疗[2, 3]。免疫治疗时代的到来，形成了同步放化疗后 PD-L1 抑制剂巩固治疗的 PACIFIC 模式，其中亚组分析中显示 EGFR 和 ALK 突变阳性患者未能从免疫巩固治疗中获益[4 ～ 6]，但未排除 KRAS 突变患者。

2. 针对 KRAS^{G12C} 突变的晚期 NSCLC 的靶向药物正在研发和进行临床试验，但仍为后线治疗，因此对于这类人群的一线治疗参考Ⅳ期无驱动基因 NSCLC 治疗推荐。同时对于 PD-L1 表达 30% 患者，Keynote189 研究中显示：无论 PD-L1 表达情况如何，化疗联合 PD-L 抑制剂的 PFS 和 OS 均优于单纯化疗组，亚组分析中进一步显示肿瘤细胞 PD-L1 表达水平是疗效预测指标，即 PD-L1 表达水平越高获益越大[7]。靶向药物不断涌现，其中 Sotorasib 是最早获得阳性结果的药物，在 2020 年世界肺癌大会上，Sotorasib 治疗 KRAS^{G12C} 突变晚期 NSCLC 的注册性Ⅱ期 CodeBreaK100 研究结果公布，研究共入组 126 例患者，接受 Sotorasib 960mg 治疗。入组患者中位年龄 63.5 岁，92.9% 的患者有吸烟史，81.0% 的患者既往接受了铂类为基础的化疗和 PD-1/PD-L1 抑制剂治疗，ORR 为 37.1%，DCR 为 80.6%。中位缓解持续时间（DOR）为 10.0 个月，中位治疗起效时间为 1.4 个月，中位 PFS 为 6.8 个月 [8, 9]。此外 Adagasib 的 I / II 期临床研究中 51 例 600mg、2 次 / 日剂量治疗 NSCLC 患者的 ORR 为 45%，DCR 为 96%[10]。KRAS 突变是否为免疫治疗的疗效预测指标目前证据仍不充足，2022 年 ASCO 会议上汇总分析 157 例 KRAS^{G12C} 突变的晚期 NSCLC 使用 IO 联合化疗的 ORR 为 47%，中位 OS 为 20.8 个月。

3. 免疫治疗过程中出现免疫相关性肺炎（CIP）发生率为 3% ~ 5%，其中 ≥ 3 级发生率为 0.67%，而 PD-L1 抑制剂发生率略低于 PD-1 抑制剂。2021 年 CSCO 指南中提到发生 CIP 后是否重启免疫治疗需要整体评估患者治疗疗效、肺损伤程度和恢复情况、年龄、吸烟史、基础肺部、肺功能等综合考虑，重启免疫治疗可选择不同类型的 ICI。重启后约 20% ~ 30% 会再次出现 CIP，一般级别不会加重，且出现较早的 CIP 再出现的可能性大些 [11, 12]。

六、专家点评

1. 不能手术的局部晚期 NSCLC 以放化疗为主的综合治疗模式，PACIFIC 研究的阳性结果奠定了同步放化疗后 PD-L1 抑制剂巩固治疗的地位，但仍需要考虑驱动基因，如 EGFR 和 ALK 阳性及 PD-L1 表达情况下的获益。GESTONE301 研究进一步探索同步序贯 / 放化疗后 PD-L1 抑制剂巩固治疗，并取得阳性结果。

2. KRAS 突变阳性晚期 NSCLC 一线仍以双铂双药化疗为主，可以联合免疫治疗，在一些基础研究中显示 KRAS 基因突变可以上调免疫相关的 biomarker，增强免疫治疗的疗效，因此，联合免疫治疗可作为一线优选方案，进展后可行针对 KRAS^{G12C} 突变进行靶向治疗。

3. 免疫治疗过程中出现相关 irAE 后可根据疗效，器官损伤程度，患者的耐受性考虑重启免疫治疗，在出现免疫相关性肺炎后结合患者肺功能，既往基础疾病，胸部放疗史，治疗意愿等情况综合考虑，可转换为免疫相关性肺炎发生率略低的 PD-L1 抑制剂。

（病案整理：王柳春　天津医科大学肿瘤医院）

（点评专家：黄鼎智　天津医科大学肿瘤医院）

（审核专家：黄鼎智　天津医科大学肿瘤医院）

参考文献

[1]Su Q，Zhu EC，Wu JB，et al.Risk of pneumonitis and pneumonia associated with immune checkpoint inhibitors for solid tumors：a systematic review and meta-analysis[J].Front Immunol，2019，10：108.

[2]Curran WJJr，Paulus R，Langer CJ，et al.Sequential vs concurrent chemoradiation for stage Ⅲ non-small cell lung cancer：randomized phase Ⅲ trial RTOG 9410[J].J Natl Cancer Inst，2011，103（19）：1452-1460.

[3]Anne Aupérin，et al.Meta-analysis of concomitant versus sequential radiochemotherapy in locally advanced non-small-cell lung cancer[J].J Clin Oncol，2010，28（13）：2181-2190.

[4]Spigel DR，Faivre-Finn C，Gray JE，et al.Five-year survival outcomes with durvalumab after chemoradiotherapy in unresectable stage Ⅲ NSCLC：an update from the PACIFIC trial[J].J Clin Oncol，2021，39（15）：8511-8511.

[5]Antonia SJ，Villegas A，Daniel D，et al.PACIFIC investigators.Overall survival with durvalumab after chemoradiotherapy in stage Ⅲ NSCLC[J].N Engl J Med，2018，379（24）：2342-2350.

[6]Antonia SJ，Villegas A，Daniel D，et al.PACIFIC Investigators.Durvalumab after chemoradiotherapy in stage Ⅲ non-small-cell lung cancer[J].N Engl J Med，2017，377（20）：1919-1929.

[7]Gandhi L，Rodríguez-Abreu D，Gadgeel S，et al.Pembrolizumab plus chemotherapy in metastatic Non-Small-Cell Lung Cancer[J].N Engl J Med，2018，378（22）：2078-2092.

[8]Hong DS，Fakih MG，Strickler JH，et al.KRAS G12C inhibition with sotorasib in advanced solid tumors[J].N Engl J Med，2020，383（13）：1207-1217.

[9]Li BT，Skoulidis F，Falchook G，et al.CodeBreaK 100：registrational phase 2 trial of sotorasib in KRAS p.G12C mutated non-small cell lung cancer[EB/OL].WCLC，2020，abstract PS01.07.

[10]Jänne PA，Rybkin LI，Spira A，et al.KRYSTAL-1：updated safety and efficacy data with adagrasib（MRTX849）in NSCLC with KRASG12C mutation from a phase 1/2 Study[EB/OL].ENA，2020，abstract LBA-03.

[11]Simonaggio A，Michot JM，Voisin AL，et al.Evaluation of readministration of immune checkpoint inhibitors after immune-related adverse events in patients with cancer[J].JAMA Oncol，2019，5（9）：1310-1317.

[12]Delaunay M，Cadranel J，Lusque A，et al.Immune-checkpoint inhibitors associated with interstitial lung disease in cancer patients[J].Eur Respir J，2017，50：1700050.

病例 19　长生存 HER-2 突变晚期
肺腺癌病例的诊治体会

一、病历摘要

（一）病史介绍

患者男性，42 岁，2016 年 12 月因"咳嗽，咳痰，白痰，间断痰中带血 1 周"就诊于当地医院，2016 年 12 月 8 日行支气管镜检查：左下叶管口可见结节样新生物，管腔通畅。活检病理示：腺癌；免疫组化：CK7（+），NapsinA（+），TTF-1（+），CK5/6（-），P40（-），CD56（-），Syn（-），SCLC（-），Ki-67（+，约 10%）。颅脑 MRI：头部未见异常转移灶，右侧基底节区腔隙性梗死灶。2016 年 12 月 19 日至我院胸外科就诊，完善 PET-CT 检查（病例 19 图 1）示：①左肺上叶体积缩小局部呈楔形软组织密度影，近肺门处代谢活跃，远端代谢稍增高，恶性病变（肺癌？）合并阻塞性肺炎可能性大；左侧胸腔少量胸腔积液；②左肺下叶外基底段密度增高结节影，代谢活跃，恶性病变可能性大；左肺下叶心包膜旁索条状软组织密度影，代谢活跃，疑恶性病变；③双肺多发密度增高结节影，部分代谢稍活跃，双肺多发转移？④右侧锁骨上、纵隔 2、4、5、6、8、9R 区多发软组织结节影，代谢活跃，考虑多发淋巴结转移。组织行 EGFR 基因检测未见突变。临床诊断为：原发性左肺上叶周围型腺癌双肺转移，$cT_4N_3M_{1a}$ IV A 期，EGFR（-）。2016 年 12 月 29 日转入我院呼吸内科。

既往史：既往有吸烟史，吸烟 3 年（1 ~ 2 支 / 日），已戒。无肿瘤家族史。

（二）体格检查

一般情况可，PS 评分＝ 1 分，右侧锁骨上可及一枚黄豆大小、质硬肿大淋巴结，左肺呼吸音减弱。

（二）初始诊断

原发性左肺上叶周围型腺癌双肺转移（$cT_4N_3M_{1a}$ IV A 期），EGFR（-）。

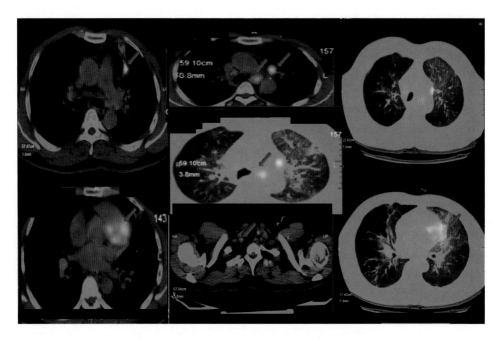

病例 19 图 1　基线 PET-CT（2016-12-21）

二、诊疗经过

（一）第一阶段：传统化疗阶段

1. 一线"培美曲塞＋卡铂"化疗（2016-12-31 至 2017-07-28）　2016 年 12 月 31 日至 2017 年 7 月 1 日行 PC 方案化疗 6 周期，具体方案：培美曲塞 1g、静脉注射、第 1 天＋卡铂 300mg、静脉注射、第 1 ~ 2 天，并给予对症治疗，症状减轻。复查胸部 CT，最佳疗效评估 PR。后培美曲塞单药维持化疗 2 周期，不良反应轻。2017 年 7 月 28 日复查 CT 示：①左肺上叶不规则软组织肿块，较前范围增大；②双肺多发结节，较前增大；③右锁骨上、双肺门及纵隔多发的淋巴结，较前相仿；④双肺散在炎症，较前范围相仿。疗效评价为 PD，提示病情进展。最佳疗效 PR。

2. 二线"多西他赛＋顺铂"化疗（2017-08-02 至 2018-01-19）　2017 年 8 月 2 日至 2017 年 10 月 17 日给予"多西他赛 120mg，第 1 天＋顺铂 60mg 第 1 ~ 2 天"方案全身化疗 4 周期，最佳疗效评价为 SD，整体耐受可。后于 2017 年 11 月 18 日、2017 年 12 月 16 日行多西他赛 120mg 第 1 天单药化疗 2 周期。2018 年 1 月 19 日复查胸部 CT 示：①左肺上叶不规则软组织并左肺上叶炎症，较前范围增大；②双肺多发结节，较前相仿；③右锁骨上、双肺门及纵隔多发小淋巴结，较前相仿；④双肺散在炎症？较前范围相仿。疗效评价 PD，提示病情进展。最佳疗效 SD。

3. 三线"紫杉醇＋卡铂＋贝伐单抗"化疗（2018-01-25 至 2018-09-27）　2018

年1月25日至2018年6月12日给予"贝伐珠单抗600mg 第1天＋紫杉醇150mg 第1天＋卡铂740mg 第1天"方案行全身化疗6周期，化疗过程顺利，疗效评价稳定，耐受可。2018年9月27日复查CT示：①左肺上叶不规则软组织影并左肺上叶炎症，较前范围增大；②双肺散在结节，部分较前增大；③右锁骨上、双肺门及纵隔多发小淋巴结，较前相仿。提示病情进展，最佳疗效SD。

（二）第二阶段：靶向治疗阶段

1. **四线"吡咯替尼"靶向治疗（2018-09-27至2019-07-02）**　2018年10月15日，二次活检及基因检测结果（临床试验中心实验室）提示HER2突变，符合"马来酸吡咯替尼治疗HER2突变晚期非小细胞肺腺癌的有效性和安全性的II期临床研究（方案编号HR-BLTN-I-NSCLC）"入组条件，签署知情同意后于2018年10日24开始口服"吡咯替尼400mg 1次/日"靶向治疗。定期复查，病情稳定。2019年7月2日入院复查，疗效评价PD，最佳疗效SD，退出临床研究。2019年7月12日再次活检，基因检测提示：ERBB2基因20外显子突变（p.E770_A771insAYVM），突变丰度为49.51%。吡咯替尼治疗前后影像变化见病例19图2。

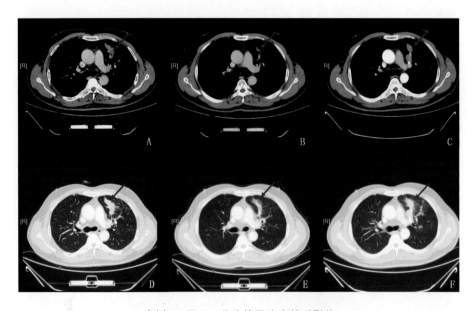

病例19图2　吡咯替尼治疗前后影像

A、D：2018-10-19；B、E：2019-01-15；C、F：2019-07-02

2. **五线"安罗替尼"靶向治疗（2019-08-06至2019-12-17）**　2019年8月6日至2019年11月23日口服"安罗替尼12mg、1次/日"靶向治疗6周期，患者后出现声音嘶哑、咳嗽、咳白色黏痰等不适。2019年12月17日复查CT，疗效评估PD，最佳疗效SD。

（三）第三阶段：免疫联合治疗阶段（六线）

2020 年 1 月 26 日开始行"信迪利单抗＋阿帕替尼"方案治疗 7 周期。2020 年 8 月 11 日于我院复查 CT 示 PD，最佳疗效 SD。

（四）第四阶段：后线广泛参加临床试验阶段

1. 七线优替德隆（2020-09-15 至 2021-07-08） 患者 2020 年 9 月 15 日入组"优替德隆注射液（优替帝）用于二线标准治疗失败或不能耐受的晚期非小细胞肺癌（NSCLC）的单药、开放、多中心的 II 期临床研究"，2020 年 9 月 15 日至 2021 年 6 月 21 日共应用 10 周期治疗。2021 年 7 月 8 日我院复查 CT 示：①左肺上叶不规则结节并周围炎症，较前范围略大。②双肺另多发结节，部分较前增大。③双肺散在炎性改变，较前范围相仿。④双侧锁骨上、双肺门及纵隔散在淋巴结，较前相仿。⑤心包少量积液，较前相仿；双侧胸膜稍增厚，较前相仿。⑥ C_7、T_1、C_6 椎体、左侧肱骨头稍高密度影，较前相仿；左肱骨头骨岛可能，较前相仿。⑦肝胃间、肝门区及腹膜后多发小淋巴结，部分较前增大。⑧双侧股骨头缺血性坏死可能，较前相仿；双侧髋关节积液可能，较前相仿。⑨前列腺增生并钙化灶，较前相仿。⑩双侧上颌窦炎，较前范围相仿。提示病情进展，疗效评价 PD，最佳疗效 SD。优替德隆治疗前后影像变化见病例 19 图 3。

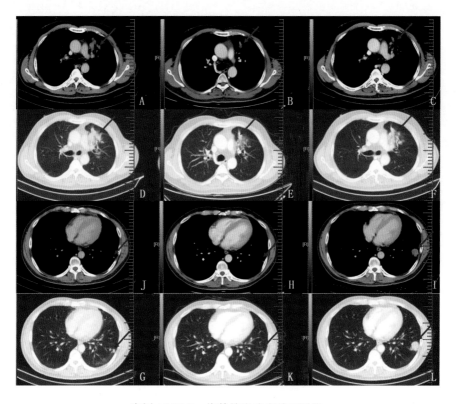

病例 19 图 3 优替德隆治疗前后影像

A、D、J、G：2020-09-19；B、E、H、K：2021-02-04；C、F、I、L：2021-07-08

2. 八线及以后参加其他临床试验（2021-08-30 至 2022-06-28）

（1）患者于 2021-08-30 至 2021-11-03 入组"HX009 注射液治疗晚期实体瘤患者的耐受性及药代动力学的 I 期临床试验"，耐受可，首次复查进展出组。其中 HX009 注射液为抗 PD-1/CD47 双特异性抗体，可同时靶向 PD-1 和 CD47，临床前研究显示其可以显著激活固有免疫和获得性免疫应答以遏制肿瘤免疫逃逸、释放免疫检查点的免疫抑制以达到抗肿瘤效应。

（2）患者于 2021-11-24 至 2022-01-24 入组"ES102 单药用于晚期恶性实体瘤受试者的开放标签、多中心、剂量爬坡和队列扩展的 I 期临床试验"，耐受可，首次复查进展出组。其中 ES102 是一款由科望开发的，具有"First-in-class"设计理念的靶向激活 OX40 的六价抗体。临床前研究显示出显著的单药及联合免疫检查点抑制剂 PD-1/PD-L1 抗肿瘤药效。

（3）患者于 2022-02-08 至 2022-04-16 入组"评价 LBL-003 注射液在晚期恶性肿瘤患者的安全性、耐受性、药物代谢动力学特征基础部有效的 I 期临床研究"，耐受可，首次复查进展出组。其中 LBL-003 是一种由南京维立志博生物科技有限公司自主研发的针对 TIM-3 蛋白的全人源单克隆抗体。临床前研究显示 LBL-003 发挥作用主要通过以高亲和力结合 TIM-3 蛋白，进一步阻断 TIM-3 蛋白与其配体结合，解除对 T 细胞的抑制，增强 T 细胞对肿瘤细胞的杀伤作用。

（4）患者于 2022-05-03 至 2022-06-28 入组"一项评价重组人源化抗 PCSK9 单克隆抗体（JS002）注射液联合特瑞普利单抗在晚期肿瘤患者中安全性、耐受性、药代动力学和初步疗效的 I 期临床试验研究"，耐受可，首次复查进展出组。其中 JS002 是君实生物自主研发、首个获得 NMPA 临床批件的国产 PCSK9 药物，临床前研究显示其具有增强肿瘤免疫检查点抑制剂的治疗效果。

（五）诊疗结局与随访

随访至截稿日期，患者于当地行中药抗肿瘤治疗中。

三、病例小结

该患者为原发性左肺上叶周围型腺癌双肺转移 $cT_4N_3M_{1a}$ IV A 期，HER-2 基因 20 外显子突变，经过多种传统化疗，靶向治疗，免疫联合治疗，多次参加新药临床试验，取得了超过 5 年的生存时间，为晚期 HER-2 突变患者治疗选择提供了一定的借鉴意义。患者治疗经过汇总见病例 19 表 1、病例 19 图 4。

病例19表1　患者治疗经过

治疗阶段	具体方案治疗方案	PFS（月）
第一阶段治疗	培美曲塞＋卡铂／培美曲塞	7.0
	多西他赛＋顺铂／多西他赛	5.6
	贝伐珠单抗＋紫杉醇＋卡铂	8.1
第二阶段治疗	吡咯替尼	9.2
	安罗替尼	4.4
第三阶段治疗	信迪利单抗＋阿帕替尼	6.5
第四阶段治疗	优替德隆	9.8
	HX009	2.1
	ES102	2.0
	LBL-003	2.3
	JS002	1.9

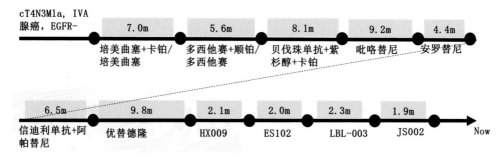

病例 19 图 4　治疗经过

四、诊疗经验总结

HER-2 突变为 NSCLC 中的少见突变类型，临床中遇到此类患者多参考驱动基因阴性 NSCLC 方案治疗。目前有研究显示 DS-8201、吡咯替尼、波奇替尼等对 HER-2 突变患者具有良好疗效，但这些药物对 HER-2 扩增及蛋白过表达患者的疗效仍缺乏相关研究。结合本病历中该患者初始检测 EGFR 阴性，并未做其他基因检测，初始按传统化疗治疗，整体疗效基本符合目前化疗现状。后患者经两次高通量测序均提示 HER-2 突变，参加了吡咯替尼相关临床试验，治疗取得一定获益。后线经多靶点药物安罗替尼，免疫治疗，以及大量实体瘤临床试验，整体疗效一般。目前临床实践中，由于针对 HER-2 突变的靶向新药的可及性问题，参与临床实验仍是该类患者重要的治疗机会，该患者就得益于吡咯替尼治疗的获益，但令人遗憾的是，后续参与的多个临床试验均未取得令人满意的疗效。对于临床医疗实践中未能参与临床试验的大多数 HER-2 突变人群，早期一线可参考驱动基因阴性晚期 NSCLC 治疗指南推荐制订合适的治疗方案。结合该患者整个治疗过程，治疗线数之长，治疗药物覆盖之广，堪称典型，但正是基于一次次的获益，甚至于一次次失败的尝试，才取得了超过五年的长期生存。推而广之，对于普通肺癌患者来说，长生存向来不是等来的，而是努力争取来的，不积跬步无以至千里，不积小流无以成江海。

五、亮点思辨

人表皮生长因子 2 受体（HER-2）基因，也称为 ErbB2，是一种已知的原癌基因，位于第 17 号染色体（17q21）的长臂上。HER-2 基因 / 蛋白质的所有改变的共同后果是受体在同源或异源二聚化和自磷酸化增加后过度活化，这会触发多种信号通路，导致细胞增殖失控。已经在 NSCLC 中描述了三种 HER-2 激活机制：基因突变（1% ~ 4% 的病例）、基因扩增（2% ~ 5%）和蛋白质过表达（2% ~ 30%）[1]。由于 HER-2 突变并未与 HER-2 扩增和过表达严格相关，因此表现出不同的起源机制并导致不同的临床特征、不同的预后和预测结果。HER-2 突变体、HER-2 扩增和 HER-2 过度表达的 NSCLC 患者应被视为三个不同的 HER-2 改变亚组[2]。

影响激酶结构域的外显子 20 插入是最常见的 HER-2 突变（96%）。HER-2 外显子 20 突变还包括点突变，例如 L755S 和 G776C（占所有已鉴定 Her-2 突变的 8% ~ 10%）[3]。最近，报告了一些影响跨膜和近膜结构域（G660D、R678Q、E693K 和 Q709L）的不太常见的突变[4]。HER-2 突变可以通过反转录聚合酶链式反应（RT-PCR）或测序方法（例如下一代测序）检测。HER-2 蛋白表达分析不能用作 HER-2 突变的替代标记[2]。双 EGFR/HER-2 TKI（如阿法替尼）和不可逆 pan-HER TKI（如达克替尼或来那替尼）对 HER-2 突变难治性 NSCLC 几乎没有活性，主要是在 ORR 范围为 0 ~ 19% 的小型 II 期研究中[5, 6]。波奇替尼是一个专门针对 EGFR 和 HER-2 基因外显子 20 突变而设计的特异性靶向药。波奇替尼 II 期开放性试验在美国安德森癌症中心（NCT03066206）进行。试验队列分为两组（EGFR 20ins 及 HER-2 20ins+），纳入 NSCLC 患者（排除 T790M+）的治疗线数 ≥ 1，包括无症状及稳定的脑转移患者，以便观察波奇替尼对转移的疗效。在 2018 年世界肺癌大会上的报道，HER-2 外显子 20 突变入组了 13 例患者，12 例可评估病例中，ORR 达到了 50%，中位 PFS 为 5.1 个月，有 5 例仍在接受治疗中。吡咯替尼 Pyrotinib 是一种 3- 氰基喹啉衍生物，是一种小型的 EGFR、HER-2 和 HER-4 共价泛 HER 抑制剂。对 15 名接受 400mg/d 吡咯替尼治疗的

HER-2 突变 NSCLC 患者进行的单中心 Ⅱ 期研究结果良好，15 名患者中有 8 名达到 PR（ORR 53.3%），中位 PFS 为 6.4 个月（95% CI：1.6 ~ 11.2 个月）[7]。随后的多中心 Ⅱ 期试验的更新数据包括 60 名 HER-2 突变难治性 NSCLC 患者，显示 ORR 为 31.7%，中位 PFS 和 OS 分别为 6.9 个月（95% CI：5.5 ~ 8.3 个月）和 14.4 个月（95% CI：12.3 ~ 21.3 个月）[8]。DS-8201 是二代 ADC 药物，由抗 HER-2 的 IgG_1 单抗通过连接体，与拓扑异构酶 Ⅰ 抑制剂 Dxd（效能比伊立替康高 10 倍）组成。2020 年美国临床肿瘤学会（ASCO）会议上公布了 DS-8201（T-DXd）的 Ⅱ 期临床研究的中期结果，DESTINY-Lung01 为一项开放标签、多中心、多队列的 Ⅱ 期临床研究，此次报道 T-DXd 在 HER-2 突变的晚期 NSCLC 中的疗效，ORR 为 61.9%（95% CI：45.6% ~ 76.4%），DCR 为 90.5%（95% CI：77.4% ~ 97.3%）。中位 PFS 达 14.0 个月（95% CI：6.4 ~ 14.0）。中位缓解持续时间（DOR）以及 OS 尚未达到。DESTINY-Lung01 观察到的疗效与安全性与前 Ⅰ 期研究结果一致[9]。

HER-2 突变在晚期 NSCLC 临床实战中尚不能作为一线治疗靶点，但是在 DESTINY-Lung01 研究中，二代 ADC 药物 DS-8201 取得了惊艳的成绩，ORR 为 61.9%，DCR 为 90.5%，中位 PFS 达 14.0 个月，该研究结果达到了 EGFR 常见突变位点靶向治疗疗效。同样，吡咯替尼治疗 HER-2 突变患者的 ORR 为 31.7%，PFS 为 6.9 个月。以上两项研究有望成为 HER-2 突变的治疗新选择。但上述研究均为 Ⅱ 期小样本、后线临床研究，今后仍需扩大样本的研究，为抗 HER-2 突变的 NSCLC 靶向治疗提供有力证据。

此外，上述临床研究中治疗有效的患者 HER-2 改变形式均为突变，目前尚未发现 HER-2 扩增在 NSCLC 中有效的靶向药物。并且在 HER-2 突变的患者中，不同的突变位点及类型，对靶向治疗的反应亦不相同。突变位点的精准筛选有望大幅度提升 HER-2 抑制剂在人群中的有效率；同时高质量的基因检测是精准筛选患者人群、继而决定治疗策略的基础。

六、专家点评

该病例是 HER-2 突变的患者，期间接受了包括化疗、靶向治疗、免疫治疗等多种综合性治疗手段。目前 OS 超过 5 年，总体治疗效果显著。有几点值得思考：

1. 该患者初诊选择了单 EGFR 基因检查，已经远远不能满足目前的治疗需求，所以还是建议晚期 NSCLC 患者初诊选择多基因检查，充分评估有无靶向治疗机会。

2. 初诊患者及病情变化时应进行 MDT 讨论，在多学科参与下制订综合治疗方案，以期为患者取得最大获益。

3．HER-2 突变可能成为 NSCLC 的重要驱动基因，类似于 EGFR、ALK 等，我们非常期待将来针对 HER-2 靶点新药的Ⅱ期临床试验扩大样本后的结果，尤其是二代 ADC 药物 DS-8201。同时，从精准治疗的角度出发，寻找不同的 HER-2 抑制剂以及有效的 HER2 突变类型也非常重要。临床中碰到类似患者，在靶向新药不可及的情况下，积极鼓励患者后线参加临床试验。

4．患者近期后线治疗手段均以快速进展结束，可建议患者重新行高通量测序，评估基因状态，为后续方案选择提供借鉴。

（病案整理：刘　杰　河南省肿瘤医院）

（点评专家：赵艳秋　河南省肿瘤医院）

（审核专家：赵艳秋　河南省肿瘤医院）

参考文献

[1]Mishra R，Hanker AB，Garrett JT.Genomic alterations of ERBB receptors in cancer：clinical implications[J].Oncotarget，2017，8：114371-114392.

[2]Li BT，Ross DS，Aisner DL，et al.HER-2 amplification and HER-2 mutation are distinct molecular targets in lung cancers[J].J Thorac Oncol，2016，11：414-419.

[3]Arcila ME，Chaft JE，Nafa K，et al.Prevalence，clinicopathologic associations，and molecular spectrum of ERBB-2（HER-2）tyrosine kinase mutations in lung adenocarcinomas[J].Clin Cancer Res，2012，18：4910-4918.

[4]Pahuja KB，Nguyen TT，Jaiswal BS，et al.Actionable activating oncogenic ERBB-2/HER-2 transmembrane and juxtamembrane domain mutations.Cancer Cell[J]，2018，34：792-806，e795.

[5]Dziadziuszko R，Smit EF，Dafni U，et al.Afatinib in NSCLC With HER2 mutations：results of the prospective，open-label phase Ⅱ NICHE trial of european thoracic oncology platform（ETOP）[J].J Thorac Oncol，2019，14：1086-1094.

[6]Hyman DM，Piha-Paul SA，Won H，et al.HER kinase inhibition in patients with HER-2 and HER3-mutant cancers[J].Nature，2018，554：189-194.

[7]Wang Y，Jiang T，Qin Z，et al.HER-2 exon 20 insertions in non-small-cell lung cancer are sensitive to the irreversible pan-HER receptor tyrosine kinase inhibitor pyrotinib[J].Ann Oncol，2019，30：447-455.

[8]Zhou C，Li X，Wang Q，et al.Pyrotinib in HER-2 Mutant advanced lung adenocarcinoma after platinum-based chemotherapy：a multicenter，open-label，single-arm，phase Ⅱ study[J].J Clin

Oncol，2020，38：2753-2761.

[9]Tsurutani J，Iwata H，Krop I，et al.Targeting HER-2 with trastuzumab deruxtecan：a dose-expansion，phase I study in multiple advanced solid tumors[J].Cancer Discov，2020，10：688-701.

第二篇

非小细胞肺癌免疫治疗

病例 20　肺鳞癌免疫联合化疗新辅助治疗后、术后假性进展病例的处理与实践

一、病历摘要

（一）病史介绍

患者女性，41 岁。2019 年 8 月 28 日因"咳嗽 1 年"就诊于当地医院，行胸部增强 CT 示：右肺下叶团片影，恶性肿瘤考虑，右肺门淋巴结转移考虑。2019 年 8 月 29 日行右肺肿块穿刺，病理示：（右肺下叶）少量纤维组织内见个别异型细胞巢，考虑低分化癌，结合免疫组化考虑鳞状细胞癌可能大；免疫组化：TTF-1（-），CK5/6（+），Ki-67（30%+），P63（+），NapsinA（-），CD56（-），CgA（-），Syn（-），CK7（-），CK（+）。2019 年 9 月 25 日至浙江省肿瘤医院就诊，行胸腹增强 CT 检查示（病例 20 图 1）：右肺下叶占位（约 6.3cm×5.3cm），肺癌可符，伴右肺门及气管后方淋巴结肿大；气管镜检查：气管下段后壁局部间外压性略隆起，表面光整。浙江省肿瘤医院病理会诊：（右肺下叶）考虑鳞状细胞癌可能。颅脑增强 MRI 和骨 ECT 未见明显异常。2019 年 10 月 2 日组织基因检测（NGS）：ATR Exon45 G2527R 突变，EPHA3 Exon12 R712H 突变，SMAD2 Exon3 E83D 突变。PD-L1（22C3）：TPS < 1%。

既往史：既往无吸烟史，无肿瘤家族史。

（二）体格检查

一般情况可，ECOG PS 评分＝1 分，双侧锁骨上未及肿大淋巴结；右下肺呼吸音偏低，未闻及干湿性啰音；未闻及异常心音及心脏杂音。

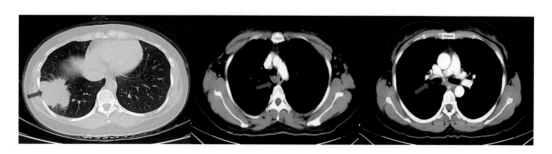

病例 20 图 1　基线 CT（2019-09-25）

（三）诊断

右下肺鳞癌伴右侧肺门、纵隔淋巴结转移（$cT_3N_2M_0$ ⅢB 期），驱动基因阴性，PD-L1 阴性。

二、诊治经过

（一）第一次 MDT 讨论

放射科医生：该患者影像提示右肺下叶见一实性肿块影，病灶大小 6.5cm×5.3cm，形态不规则，伴分叶，宽基底贴于肋胸膜，边缘毛刺，周围血管集束改变；右肺门（11R 组）及 3P 区肿大淋巴结，增强后上述淋巴结呈均匀轻度强化，后者与气管膜部关系密切。考虑是右下肺周围型肺癌，右肺门及纵隔淋巴结转移。

胸部肿瘤外科医生：该患者右肺肿块较大（6.3cm×5.3cm），且贴近胸膜，影像学分期是 $cT_3N_2M_0$ ⅢB 期。根据 2019 版 NCCN 指南[1]，根治性同步放化疗是标准治疗，直接进行根治性手术难度较大。另外，考虑到患者纵隔为单站单个淋巴结转移，且患者本人是有强烈手术意愿的年轻女性，也可考虑行新辅助治疗后再评估手术的可能性，争取手术机会。

胸部肿瘤放疗科医生：目前患者分期是 $cT_3N_2M_0$ ⅢB 期，根据 2019 版 NCCN 指南[1]，目前标准治疗是根治性同步放化疗，但该患者右肺肿块较大，对于肿块大于 4cm 的肿瘤，同步放化疗的控制率在 40%，小于 4cm 的在 70% 左右。另外，患者伴有右肺门及气管后方淋巴结肿大，放疗照射野过大，所需放疗剂量过高，这可能会导致放射性食管炎、放射性皮炎、放射性肺炎等不良反应的发生风险比较高。因此，单纯考虑行同步放化疗可能疗效欠佳。同意胸外科意见，推荐先行新辅助治疗 2 周期后评估疗效再制订进一步治疗策略。

胸部肿瘤内科医生：同意上述意见。新辅助治疗的主要目的是降期、提高手术根治率，最终实现治愈率的提高。既往行单纯新辅助化疗的可切除局部晚期 NSCLC 患者难以达到完全病理缓解（pCR），无法取得较好的主要病理缓解率（MPR），对肿瘤的降期作用十分有限。2019 年已有免疫新辅助治疗的研究数据出炉，包括免疫单药新辅助、双免疫联合新辅助及免疫联合化疗的新辅助治疗，结果提示有免疫治疗参与的新辅助治疗策略可提高 MPR 率和 pCR 率，佐证了新辅助免疫治疗相较于单纯化疗具有更大的优势。同时，从机制上讲，免疫治疗在晚期肺癌患者中的成功是基于肿瘤细胞、抗原呈递细胞和细胞毒性 T 淋巴细胞之间的有效相互作用，用于新辅助时期可更充分地增强体内抗肿瘤免疫 T 细胞的活性，这可能比在辅助治疗时使用效果更好，优势也已经在临床前期的动物实验中得到证实[2]。故推荐该患者行新辅助免疫联合化疗后再评估手术的可能性。

讨论小结：该患者目前诊断右下肺鳞癌伴右侧肺门、纵隔淋巴结转移，$cT_3N_2M_0$

ⅢB 期，驱动基因阴性，PD-L1 阴性。患者一般情况良好，有强烈手术意愿，影像学评估也有潜在手术的可能性，考虑行化疗联合免疫新辅助治疗后再评估手术指征。

治疗经过：2019 年 9 月 25 日、2019 年 10 月 16 日予 2 周期化疗联合免疫新辅助治疗，具体方案：白蛋白紫杉醇 200mg 第 1 天、第 8 天＋顺铂 40mg 第 1～3 天＋PD-1 单抗 200mg 第 1 天，1 次 /3 周。2019 年 11 月 5 日复查胸腹部增强 CT 示（病例 20 图 2）：右肺下叶占位较前缩小（3.2cm×2.3cm），右肺门及气管后方淋巴结肿大，较前缩小，疗效评价 PR。2019 年 11 月 8 日支气管镜检查大致正常。排除手术禁忌，2019 年 11 月 12 日行胸腔镜下右肺癌根治术＋纵隔淋巴结清扫。术后病理示：①（右下）肺组织内局部见少量退变鳞癌组织，周围大片纤维组织增生、炎症细胞浸润，可见泡沫样组织细胞、多核巨细胞反应（符合化疗后重度反应）。②（右下肺支气管根部）2 只、（右下肺内支气管旁）1 只、（第 2、4 组）5 只、（第 7 组）5 只、（第 10 组）3 只、（第 11 组）1 只淋巴结慢性炎伴炭末沉着。免疫组化：ROS1（-）、c-Met（-）、NapsinA（-）、TTF-1（-）、CK5/6（+）、P40（+）、P63（+）、CK7（+）、Sy（-）、CD56（-）、CgA（-）、Ki-67（+，30%）。术后分期：$ypT_1N_0M_0$ ⅠA 期。2019 年 12 月 25 日、2020 年 1 月 15 日予 2 周期化疗联合免疫术后辅助治疗，具体方案：白蛋白紫杉醇 160mg 第 1 天、第 8 天＋顺铂 40mg 第 1 天＋PD-1 单抗 200mg 第 1 天，1 次 /3 周。后因疫情原因未行免疫维持治疗。2020 年 6 月 1 日复查胸腹部增强 CT 示（病例 20 图 3）：右肺术后改变，右侧少量胸水；双肺门及纵隔内多发淋巴结肿大。2020 年 6 月 8 日行 PET-CT 检查（病例 20 图 4）：右下肺癌术后，术区未见明显异常结节影及 FDG 增高影；右侧锁骨上、纵隔及双侧肺门多发肿大淋巴结伴 FDG 代谢增高，转移考虑。

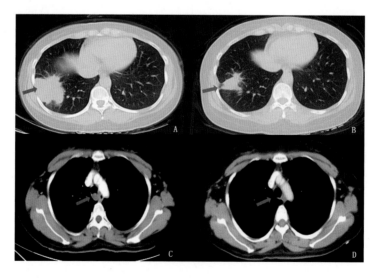

病例 20 图 2　2 周期化疗联合免疫新辅助治疗前后胸腹部增强 CT

A、C：2019-09-23 新辅助治疗前 CT；B、D：2019-11-05 新辅助治疗后

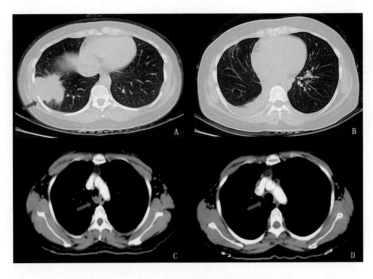

病例 20 图 3　根治术前后胸腹部增强 CT

A、C：2019-09-23 术前 CT；B、D：2020-06-01 术后 CT

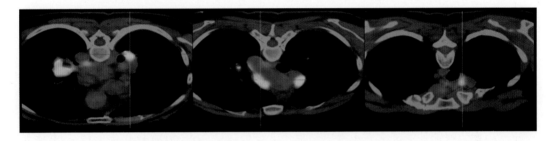

病例 20 图 4　PET-CT（2020-06-08，术后 7 个月）

（二）第二次 MDT 讨论

放射科医生：从胸部增强 CT 上看，患者右肺呈术后改变，吻合口未见明显软组织占位。双肺门及纵隔（3A 区、6 区）多发肿大淋巴结，增强后均匀轻度强化，境界尚清。考虑右肺癌术后改变，双肺门及纵隔多发肿大淋巴结，需要鉴别转移或淋巴结免疫耀斑（nodal immune flare，NIF），建议结合活检病理检查。从 PET-CT 上看，该患者术区未见明显异常结节影及 FDG 代谢增高影；右侧锁骨上、纵隔及双侧肺门多发肿大淋巴结影伴 FDG 代谢增高，SUVmax 约 14.3，转移首先考虑。综合建议结合病理学的检查协助诊断。

胸部肿瘤外科医生：患者新辅助免疫联合化疗后降期明显，手术过程顺利，病灶切缘阴性，淋巴结清扫完全，术后淋巴结切片内均未见明确肿瘤证据，结合术后病理提示患者达到 MPR，术后分期：$ypT_1N_0M_0$ ⅠA 期。近 7 个月后复查 CT 提示淋巴结进展，考虑肿瘤复发，该患者 DFS 少于术后 ⅠA 期患者平均 DFS。但淋巴结是否为肿瘤转移，建议行进一步 EBUS 检查明确。目前无再次手术指征。

胸部肿瘤内科医生：结合患者的病史、术前分期、PET-CT 表现，临床考虑存在术后短时间内淋巴结复发转移的可能性。但目前尚未行淋巴结活检明确病理，无法完全排除假性进展可能。假性进展是免疫治疗的特点之一，可能是由于免疫检查点抑制剂激活了免疫细胞，导致免疫细胞富集于原发病灶或微小转移灶表面或内部，这种情况在影像学上往往与肿瘤本身难以区分，穿刺活检明确病理是鉴别诊断的金标准。建议先行 EBUS 明确纵隔淋巴结性质。

讨论小结：患者ⅢB期经过免疫联合化疗的新辅助治疗及手术治疗后，分期从ⅢB期降至ⅠA期，但术后 7 个月就出现影像学的进展，表现为右侧锁骨上、纵隔及双侧肺门多发肿大淋巴结，需要与假性进展相鉴别。

治疗经过：2020 年 6 月 20 日行 EBUS-TBNA 活检病理：11L 组淋巴结见大量柱状上皮细胞、少量淋巴细胞，未见肿瘤依据。11R 组淋巴结血液成分内见极少量柱状上皮细胞，未见肿瘤依据。虽然 EBUS-TBNA 活检病理未见明确肿瘤证据，但也未见大量淋巴细胞浸润的假性进展特征。结合患者术前的肿瘤分期、PET-CT 的表现，临床上考虑患者存在淋巴结复发转移的可能性。与患者充分沟通后，患者拒绝等待观察 2 个月的建议，于 2020 年 6 月 29 日起接受 4 周期化疗联合免疫治疗，具体方案：奈达铂 40mg 第 1～3 天＋多西他赛 120mg 第 1 天＋PD-1 单抗 200mg，第 1 天，1 次/3 周。2020 年 8 月 31 日复查胸腹部增强 CT 示（病例 20 图 5）：两肺门及纵隔多发淋巴结，转移考虑，较前缩小；两侧锁骨上区多发小淋巴结显示。疗效评估 SD。2020 年 9 月 1 日至 2021 年 1 月 27 日予 8 周期免疫维持治疗。本阶段治疗周期 8 个月，最佳疗效 PR。2021 年 2 月 24 日胸腹部增强 CT 示（病例 20 图 5）：（对比 2020-06-01 检查）双肺门及纵隔多发肿大淋巴结，较前明显缩小。脾脏内新发散在低密度结节灶，病灶小于 1cm，增强扫描后呈轻度强化，境界欠清，FDG 代谢增高灶（SUVmax4.5）结合病史及影像表现，考虑转移可能性大。2021 年 3 月 1 日再次行 PET-CT 检查（病例 20 图 6）：（对比 2020-06-05）右下肺癌术后，术区软组织略显增厚，FDG 代谢轻度增高，较前大致相仿，术后改变考虑；双侧锁骨上、纵隔、双肺门、T_8 右旁、右侧内乳区、右侧心膈角多发肿大淋巴结，伴 FDG 代谢增高，转移考虑，部分淋巴结较前缩小，其中左侧锁骨上、右侧内乳区、右侧心膈角淋巴结较前新发；脾脏结节状 FDG 代谢增高灶，倾向转移。考虑疾病再次进展，2021 年 3 月 2 日至 2021 年 4 月 13 日予 2 周期化疗联合免疫治疗，具体方案：吉西他滨 1600mg 第 1 天＋卡铂 500mg 第 1 天＋PD-1 单抗 200mg 第 1 天，1 次/3 周。2 周期疗效评估 SD。后定期监测期间发现血糖升高，并在短时间内出现糖尿病酮症酸中毒，确诊 1 型糖尿病（T_1DM），永久停用免疫治疗，行胰岛素替代治疗，目前血糖控制可。

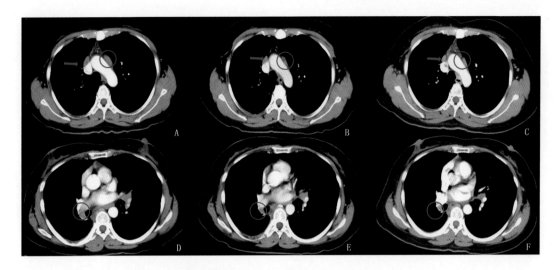

病例 20 图 5　二线奈达铂、多西他赛联合帕博丽珠单抗 4 周期治疗、免疫维持 8 周期治疗前后 CT

A、D：2020-06-01 二线治疗前；B、E：2020-08-31 多西他赛、奈达铂联合 PD-1 单抗治疗 3 个月；C、F：2021-02-24PD-1 单抗维持治疗 5 个月

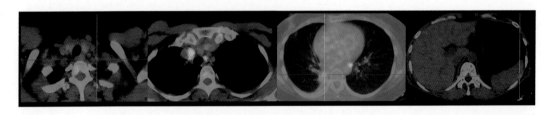

病例 20 图 6　PET-CT（2021-03-01）

（三）诊疗结局与随访

随访至截稿日期，患者仍继续随访中，期间规律复查，未见肿瘤复发迹象，血糖控制可。2022 年 6 月 7 日复查胸部增强 CT 示：右肺癌术后，右肺少许条索影、条片影，与前相仿；双侧锁骨上、两肺门及纵隔多发小淋巴结、右心膈角淋巴结，较前相仿。

三、病例小结

该患者初诊为右下肺鳞癌，$cT_3N_2M_0$ ⅢB 期，驱动基因阴性，PD-L1 阴性。白蛋白紫杉醇、顺铂联合 PD-1 单抗新辅助治疗 2 周期后行右下肺根治性手术。术后行原方案辅助治疗 2 周期。术后 7 个月出现影像学进展，但未病理证实。后续接受奈达铂、多西他赛联合 PD-1 单抗治疗 4 周期，最佳疗效评价 PR。PD-1 单抗维持 8 周期后出现脾脏结节灶，考虑转移；继续行吉西他滨、卡铂联合 PD-1 单抗治疗 2 周期后因糖尿病 irAE 永久停用免疫治疗，随访至截稿日期。

患者完整诊疗经过见病例 20 图 7。

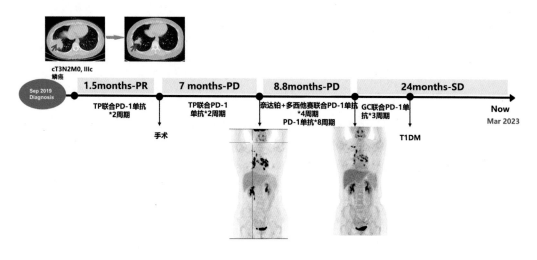

病例 20 图 7   治疗经过

四、诊疗经验总结

接受了根治性手术的非小细胞肺癌（NSCLC）患者中，有 30.0% ~ 35.0% 仍会死于癌症复发。术前新辅助治疗可以起到降期、提高手术根治率、降低复发风险等作用，它已经逐渐成为Ⅲ期，特别是Ⅲ A 期之前的 NSCLC 患者治疗的重要部分，而Ⅲ B 期患者新辅助治疗的前瞻性、大样本临床研究数据相对匮乏。该患者的分期是 $cT_3N_2M_0$ Ⅲ B，经过新辅助免疫联合化疗序贯手术治疗后，分期从Ⅲ B 期降至 Ⅰ A 期，术后病理提示患者达 MPR，达到了新辅助治疗的目的。NADIM 是一项Ⅱ期、多中心临床研究[3]，其纳入了 86 名可切除Ⅲ A ~ Ⅲ B 期 NSCLC 患者，结果显示免疫联合化疗组的降期率为 69.8%，MPR 率为 52.6%，pCR 率为 36.8%。而化疗组的降期率为 40.0%，MPR 率为 13.8%，pCR 率为 6.9%。该项研究证实了新辅助免疫联合化疗可明显改善可切除Ⅲ A ~ Ⅲ B 期 NSCLC 患者预后。

NSCLC 免疫治疗的假性进展一旦发生，需要与肿瘤本身发生进展进行鉴别，然而，两者在影像学上很难区分，如果决策失误可能会影响患者的生存期。该病例于术后 7 个月出现影像学提示的淋巴结多发进展，虽然 EBUS 检查并未发现肿瘤细胞，但也未发现大量淋巴细胞浸润的免疫治疗假性进展特征，临床上仍高度怀疑存在淋巴结进展的可能性。这种情况下，需要结合影像学结果、病理结果、临床表现、患者意愿等综合考虑后续的治疗策略，并且根据 iRECIST 标准[4]，在 4 ~ 6 周内再次进行影像学检查来确认。事实证明，该患者有从后续的治疗中获益。

胰岛受累所致的 1 型糖尿病（T_1DM）虽然在 ICI 治疗中的发生率较低，但容易被患者忽视，并且有约一半的病例会表现为突发糖尿病酮症酸中毒。因此，密切监测、早发现、早干预尤为重要。空腹血糖是首选诊断方法，另外也可检测自身抗体等。结合该病例，患者在末次免疫联合化疗治疗 2 周期后出现血糖升高，且在短时间内出现糖尿病酮症酸中毒，这可能是由于免疫治疗导致了 T_1DM 的胰岛 β 细胞功能的不可逆损伤，故该患者需永久停用免疫治疗，并终身行胰岛素替代治疗。

五、亮点思辨

多项试验表明，术前治疗对 N_2 患者有益。并且，相比于既往的新辅助治疗方案，免疫治疗的加入不仅具有良好的安全性和耐受性，也给患者带来了更好的 MPR 和 pCR 率。CheckMate 816 是一项 3 期随机临床试验，在 358 名可切除（肿瘤 ≥ 4cm 或淋巴结阳性）NSCLC 患者的新辅助治疗中评估纳武单抗联合铂类双药化疗对比单独化疗的疗效。数据显示，纳武利尤单抗 / 化疗组的 pCR 率为 24%（95% CI：18% ~ 31%），而单独化疗组为 2.2%（95% CI：0.6% ~ 5.6%）。纳武利尤单抗 / 化疗的 MPR 率为 36.9%，而单独化疗的 MPR 率为 8.9%。纳武利尤单抗 / 化疗的总缓解率为 53.6%，而单独化疗的总缓解率为 37.4%。接受纳武利尤单抗 / 化疗的患者有 83% 接受了手术，而仅接受化疗的患者则为 75%[5]。基于此，2022 年 3 月 4 日，美国食品药品监督管理局（FDA）批准了纳武利尤单抗联合含铂两药化疗用于可切除的 NSCLC 成年患者的新辅助治疗。但是，新辅助治疗的相关研究多数纳入的是 ⅢA 期以前的患者，对于 ⅢB 期患者仍缺乏前瞻性、大样本的证据支持。一项回顾性研究纳入 51 例初始不可切的 ⅢB 期 NSCLC 患者，接受 PD-1 单抗联合含铂化疗后，MPR 率为 32.3%，纵隔淋巴结转移降期率为 71.0%，接受手术的患者有更长的 DFS/PFS[6]。结合目前的临床研究结果以及该病例的临床实际，提示部分 ⅢB 期 NSCLC 患者也可以从免疫联合化疗的新辅助治疗中获益。

免疫治疗中的假性进展属于一种非传统的临床反应，从机制上来说可能是由于免疫检查点激活了免疫细胞，使其大量聚集于肿瘤病灶，引发了需要与治疗无效的真性肿瘤进展鉴别诊断的问题，两者在影像上很难区别。不同的肿瘤假性进展的发生率也存在差异，NSCLC 中约为 1.81% ~ 5.77%。一项多中心、回顾性队列研究[7] 纳入了 542 名晚期 NSCLC 患者，在这项研究中 3.0% 的患者出现假性进展，典型进展患者与假性进展患者的特征无显著差异。准确识别和评估假性进展非常重要，临床病理组织学检查是假性进展诊断的金标准，但是有创检查一方面会增加患者的精神负担，另一方面并非所有的穿刺活检都能准确鉴别假性进展和真性进展，还需要结合其他影像学检查，如 PET-

CT，以及患者的临床表现等因素。ctDNA 来源于凋亡或坏死的肿瘤细胞，有研究证明[8] ctDNA 用于区分假性进展和真性进展，具有较高的敏感性和特异性，且该检测方法只需要采集静脉血，检测更加方便。但未来还需要更多的研究证据支持 ctDNA 的临床应用。

免疫检查点抑制剂（ICI）治疗中所有不良反应的总体发生率在 54.0% ~ 76.0%[9]，内分泌毒性发生率在 4.0% ~ 14.0%，T_1DM 的发生率不到 1%[10]。美国范德堡大学医学中心研究人员分析了 283 例在使用免疫治疗后出现的糖尿病患者，其中，约 50.0% 的病例表现为突发糖尿病酮症酸中毒，且起病急，预后差，提示 ICI 诱导的 T_1DM 更加凶险，需要紧急的医疗干预。大部分的免疫治疗相关性糖尿病出现在免疫治疗开始使用后的 5 ~ 790 天发生，中位时间为 116 天。早期预测高危人群和识别 T_1DM 可以降低此不良反应的风险。首先，对于未接受免疫治疗的患者而言，遗传易感性和胰岛自身抗体能够较准确地预测 T_1DM 高危人群。其次，定期监测血糖和 C 肽下降趋势有助于早期识别免疫诱导的 T_1DM。

六、专家点评

该病例是女性、不吸烟、局部晚期、周围型鳞癌的患者，接受免疫联合化疗的新辅助治疗后达到 MPR，但术后出现了淋巴结增大需要鉴别真性进展和假性进展的情况，后续又出现了糖尿病酮症酸中毒。目前肿瘤未复发，糖尿病控制可，OS 超过 3 年。诊疗过程中有以下几点值得思考：

1. 该病例是潜在可切除的 Ⅲ B 期非小细胞肺癌患者，对于此类患者的治疗确实存在很多争议的问题，更需要 MDT 讨论后决定合适的治疗方案。该病例虽然 PD-L1 TPS < 1%，仍然从免疫联合化疗的新辅助治疗中获益，降期明显，术后未行免疫巩固治疗，但总体 OS 有延长。未来需要针对此类局部晚期肺癌的治疗模式做更深入的探讨。

2. 该病例在术后复查期间出现了多发淋巴结肿大，引出了免疫治疗后假性进展和真性进展的诊断与鉴别诊断问题。影像学支持淋巴结复发转移；部分肿瘤内科医生认为可能是假性进展；淋巴结穿刺病理未证实转移，同时未发现大量淋巴细胞浸润情况；在多学科讨论后坚持完成了免疫治疗联合化疗的治疗。病例追踪随访中，淋巴结逐渐缩小减少，患者至今无复发迹象。因此，对于该患者的假性进展和真性进展的鉴别诊断仍然是需要思考的问题。

3. 糖尿病是免疫治疗中较为少见的免疫相关不良反应，发生率仅为 0.2% ~ 1.0%，但严重时会导致胰岛细胞的彻底损伤，引发不可逆的糖尿病，甚至是糖尿病酮症酸中毒。临床上需要引起重视，做好对高危人群的识别工作，做好血糖、糖化血红蛋白等相关指标的基线检测和定期监测。

（病案整理：丁凯波　温州医科大学）

（点评专家：徐艳珺　浙江省肿瘤医院）

（审核专家：范　云　浙江省肿瘤医院）

参考文献

[1]National Comprehensive Cancer Network（NCCN）Clinical Practice Guidelines in Oncology，Non-Small Cell Lung Cancer，2019.

[2]Liu J，Blake SJ，Yong MC，et al.Improved efficacy of neoadjuvant compared to adjuvant immunotherapy to eradicate metastatic disease[J].Cancer Discov，2016，6（12）：1382-1399.

[3]PL03.12-Progression Free Survival and Overall Survival in NADIM II Study.2022 WCLC.

[4]Seymour L，Bogaerts J，Perrone A，et al.iRECIST：guidelines for response criteria for use in trials testing immunotherapeutics[J].Lancet Oncol，2017，18（3）：e143-e152.

[5]Forde PM，Spicer J，Lu S，et al.Neoadjuvant nivolumab plus chemotherapy in resectable lung cancer[J].N Engl J Med，2022，386（21）：1973-1985.

[6]Deng H，Liu J，Cai X，et al.Radical minimally invasive surgery after immuno-chemotherapy in initially-unresectable stage　Ⅲ B Non-small cell lung cancer[J].Ann Surg，2022，275（3）：e600-e602.

[7]Fujimoto D，Yoshioka H，Kataoka Y，et al.Pseudoprogression in previously treated patients with non-small cell lung cancer who received nivolumab monotherapy[J].J Thorac Oncol，2019，14（3）：468-474.

[8]Lee JH，Long GV，Menzies AM，et al.Association between circulating tumor DNA and pseudoprogression in patients with metastatic melanoma treated with anti-programmed cell death 1 antibodies[J].JAMA Oncol，2018，4（5）：717-721.

[9]Barroso-Sousa R，Barry WT，Garrido-Castro AC，et al.Incidence of endocrine dysfunction following the use of different immune checkpoint inhibitor regimens：a systematic review and meta-analysis[J].JAMA Oncol，2018，4（2）：173-182.

[10]Sznol M，Postow MA，Davies MJ，et al.Endocrine-related adverse events associated with immune checkpoint blockade and expert insights on their management[J].Cancer Treat Rev，2017，58：70-76.

病例 21　局部晚期非小细胞肺癌病例的处理与实践

一、病历摘要

（一）病史介绍

患者男性，66 岁。2018 年 7 月 12 日因"咳嗽、咳痰 3 周"至当地医院就诊，查胸部 CT 示"右肺上叶及肺门团片影伴右肺上叶不张，建议支气管检查或 CT 增强进一步检查"，2018 年 7 月 21 日到浙江省肿瘤医院就诊。查胸腹部增强 CT：右上中央型肺癌（3.5cm×5.0cm），伴右肺上叶完全不张；纵隔及右肺门多发增大淋巴结，附见肝脏多发稍低密度灶。全身 PET-CT（2018-07-23）：①右主支气管旁肿块（3.4cm×3.8cm×3.7cm），糖代谢异常增高，首先考虑为右侧中央型肺癌，伴右上肺不张；右肺支气管受压狭窄，右肺上叶不张，纵隔（4R、7 区）偏大淋巴结，FDG 代谢增高，需考虑为淋巴结转移可能；②右中肺斑片影，FDG 代谢稍高，考虑为炎性病变；双肺散在纤维灶；③右侧颈部Ⅰ区、左侧颈部Ⅱ区淋巴结 FDG 代谢增高，考虑为淋巴结炎；④食管下段、升结肠、直肠节段性 FDG 代谢增高，考虑为炎性改变，建议随访；⑤肝内多发低密度灶，FDG 代谢不高，考虑为血管瘤可能性大；双肾多发囊肿；右侧上颌窦炎。支气管镜（2018-07-23）：气管下段黏膜浸润性改变，隆突增宽，右主支气管开口新生物阻塞管腔。支气管病理报告：（右主支气管）低分化癌，根据免疫组化，符合鳞状细胞癌。免疫组化结果：ALK-Lung（-），ALK-Lung-NC（-），TTF-1（-），NapsinA（-），CK7（-），CK5/6 弥漫（+），P63 弥漫（+），P40 弥漫（+），CgA（-），Syn（-），CD56（-），Ki-67 50%（+）。

既往史：既往有吸烟史（15 支 ×30 年），无肿瘤疾病家族史。

（二）体格检查

一般情况可，PS ＝ 1 分，皮肤未见出血点和皮疹，浅表淋巴结未触及肿大。口唇发绀，颈静脉无怒张，双肺未闻及干湿性啰音及胸膜摩擦音。

（三）诊断

右肺上叶鳞癌伴右肺门、纵隔淋巴结转移，$cT_4N_2M_0$ ⅢB 期。

二、诊治经过

（一）MDT 讨论

呼吸内科医生：支气管镜见气管下段黏膜浸润性改变，隆突增宽，右主支气管开口新生物阻塞管腔。建议先行圈套切除、氩等离子体凝固（APC）治疗，以解除堵塞，改善肺功能，然后再行抗肿瘤治疗。

胸外科医生：患者肺部肿瘤侵犯气管、隆突、右主支气管，PET-CT 提示纵隔淋巴结转移，目前分期：$cT_4N_2M_0$ ⅢB 期，不适合行手术治疗。建议根据患者身体状况、疾病分期、病理类型等情况给予放化综合治疗。

放疗科医生：患者目前诊断明确，分期 $cT_4N_2M_0$ ⅢB 期，不能进行手术治疗，根据 NCCN 及 CSCO 指南首选根治性放化疗。患者现伴肺不张，FEV1 仅 1.7L，肺功能状态不佳，可先行内镜下处理，再行放化综合治疗。放疗计划设计时，可根据患者实际情况，严格限制肺的剂量。放疗过程中，利用 CBCT 进行监控，如发现肿瘤缩小，肺不张复张，及时修改放疗计划，以防脱靶。放化疗后，如复查肿瘤无进展，以及未发现超过 3 级的放射性肺炎，可考虑予 PD-L1 免疫检查点抑制剂巩固治疗。

胸部肿瘤内科医生：该患者应行同期放化疗，但因肿瘤堵塞右主支气管，伴有肺不张，肺功能较差，放疗初期可能引起局部肿胀，导致肺不张加重；且放疗自定位到放疗开始需要一段时间，患者及家属迫切要求立即开始治疗，可以考虑先行诱导化疗（紫杉醇＋铂类），再行同期放化疗。同期放化疗结束后，可以考虑 PD-L1 免疫检查点抑制剂巩固治疗。

讨论小结：该患者目前诊断右肺鳞癌伴右肺门、纵隔淋巴结转移 $cT_4N_2M_0$ ⅢB 期，病变侵犯气管，隆突，右主支气管，导致肺不张。治疗以同期放化疗为主，当前先行气管镜下圈套治疗。结合实际情况，可考虑诱导化疗＋同期放化疗。放疗结束后，如复查肿瘤无进展，以及无严重放射性肺炎，可考虑 PD-L1 免疫检查点抑制剂维持治疗。

治疗经过：2018 年 8 月 1 日行右气管开口新生物圈套切除术，APC 治疗，切除后镜身进入远端，余支气管无明显异常。2018 年 8 月 2 日、2018 年 8 月 23 日予以紫杉醇（270mg 第 1 天）联合顺铂（40mg 第 1～3 天）方案诱导化疗 2 周期，2 周期化疗后疗效评价（PR），于 2018 年 10 月 11 日开始行胸部放疗（VMAT），照射右肺部肿瘤、右肺门、部分气管、纵隔阳性淋巴结区域，剂量 60Gy/（30F·6W），放疗期间每周紫杉醇 90mg、顺铂 40mg 同步化疗 6 次，2018 年 11 月 21 日放疗结束，放化疗后疗效评估（PR）（病例 21 图 1）。2018 年 12 月 7 日开始度伐利尤单抗 1000mg 静脉滴注，每 3 周一次，持续至 2020 年 12 月 7 日，治疗期间出现 1 级甲状腺功能减低、1 级皮疹、

2 级肺炎（病例 21 图 2），予对症治疗后好转。

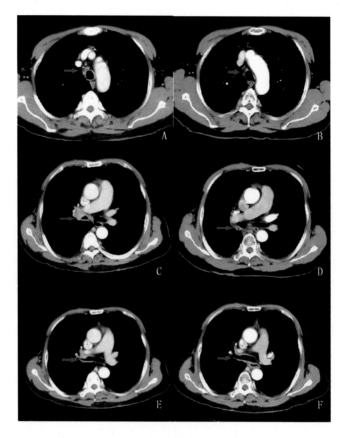

病例 21 图 1　同期放化疗前后胸部 CT

A、C、E：2018-09-12 同期放化疗前；B、D、F：2018-11-29 同期放化疗后

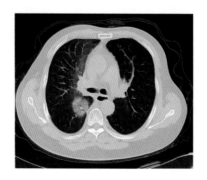

病例 21 图 2　免疫治疗期间出现肺炎

（二）诊疗结局与随访

该例患者最近一次随访日期为 2022 年 10 月 14 日，肿瘤无复发。

三、病例小结

该例是一个侵犯气管、隆突、右主支气管的ⅢB期肺鳞癌，先后经气管镜下治疗、诱导化疗、同期放化疗续贯免疫巩固治疗后，无进展生存（PFS）已经超过50个月，且未出现3级以上的毒性反应，生活质量几乎未受到影响（病例21图3）。

四、诊疗经验及总结

根据PACIFIC研究，针对不可手术的Ⅲ期非小细胞肺癌（NSCLC）患者，在标准同步放化疗后，使用度伐利尤单抗进行维持治疗。结果显示，该方案使主要研究终点——PFS达到17.2个月，而安慰剂组仅5.6个月；度伐利尤单抗组3年总生存（OS）率也得到了显著提高，达到了57%，而安慰剂组为43.5%；使用度伐利尤单抗进行维持治疗，不仅可以使患者死亡风险下降32%，还可以延长至发生死亡或远处转的时间（TTDM），度伐利尤单抗组和安慰剂组的TTDM分别为28.3个月和16.2个月。因此，PACIFIC研究体现出度伐利尤单抗在不可手术的Ⅲ期NSCLC患者中，同步放化疗后维持治疗的优越性。

很多人担心临床实践中放化疗续贯免疫治疗是否会提高肺炎的发生率，但来自我国学者的真实世界数据表明，虽然全级别肺炎发生率显著升高，但严重肺炎（3级及以上）的发生率相似，并且疗效显著提升[1]。

当然，为了减少治疗后肺炎的发生，放疗期间可考虑对肺部采用更为严格的剂量限制，如单纯放疗V20应限制在30%以下、同步放化疗应限制在28%以下；尽量降低V5、平均肺受量。对之前接受过肺部手术、或伴亚临床间质肺炎患者，更要严格要求，同时在免疫治疗期间加强监测[1]。

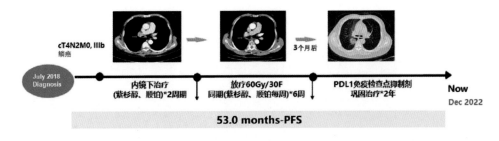

病例21图3 治疗流程图

五、亮点思辨

1. Ⅲ期 NSCLC 的治疗选择。

Ⅲ期 NSCLC 是肺癌诊治中最为困难和最具挑战性的。常需要胸外科、放疗科、肿瘤内科、影像科等在内的多学科团队进行 MDT 讨论，来决定最佳的治疗方案。许多患者常面临着新辅助治疗后手术切除或同期放化疗这两种治疗选择。Zhong 等人在 2022 年 Annal of surgery 发表的一篇研究中，分析了在 2018 年 8 月到 2020 年 5 月期间 51 例的Ⅲ B 期 NSCLC，先接受含铂双药联合 PD-1 免疫检查点抑制剂诱导治疗。新辅助治疗有效且接受手术患者占 61%，32.3% 达到 MPR，降期率为 71.0%。这部分患者无病生存期（DFS）最长，为 27.5 个月；而新辅助治疗无效且不能接受手术，或治疗有效但因各种原因未接受手术患者 DFS 分别为 4.7 个月和 16.7 个月 [2]。因此，优选治疗获益患者显得极为重要。在本例患者中，肿瘤已经侵犯气管、隆突及右主支气管，已不适合行根治性手术 [3]。因此，同期放化疗后续贯免疫巩固治疗可能更为合适。

总之，Ⅲ期 NSCLC 的治疗涉及复杂的管理策略，需要不同学科的协作及 MDT 讨论，以制订最佳的治疗计划 [4]。在 2022 年 CSCO 指南中，也强调了 MDT 在不可手术的局部晚期 NSCLC 的重要性。

2. 对于 PD-L1 表达状态未知的，放化疗后是否需要免疫巩固？

在 PACIFIC 研究中，无论放化疗前 PD-L1 表达 ≥ 25%、< 25% 还是未知表达状态，都能观察到 PFS 获益。放化疗前 PD-L1 表达超过 1% 的亚组 OS 明显获益，而在 PD-L1 低于 1% 的亚组，则未观察到 OS 获益（$HR = 1.14$，95% CI：0.71 ~ 1.84；中位 OS 33.1 个月 VS 45.6 个月）[5]。然而，在多项回顾性研究及真实世界研究中，PD-L1 表达低于 1% 的患者既未观察到 PFS 获益，也未观察到 OS 获益；表达超过 50% 的患者可观察到 PFS 和 OS 获益；而表达在 1% ~ 49% 区间的患者在不同研究中结论并不一致 [6, 7]。鉴于 PACIFIC 研究中未预先设置亚组，且 PD-L1 表达可能随着放化疗进行而改变等原因，这一问题迄今尚存在争议。在目前临床实践中，常需结合患者一般情况、肺功能状态及 PD-L1 表达情况等多种因素，评估免疫巩固的获益及风险。本例患者放化疗后肺功能改善，且无明显肺炎，虽然 PD-L1 表达情况未知，也通过免疫巩固治疗取得了长生存。

3. 同期放化疗后，需要免疫巩固多长时间？

目前，同期放化疗后免疫巩固治疗的时间同样是一个有争议的问题。PACIFIC 研究中，放化疗后进行 1 年度伐利尤单抗免疫巩固治疗可以给患者带来显著的获益 [8]。在 GEMSTONE-301 研究中，放化疗后 2 年的舒格利单抗维持治疗也可以带来 PFS 和 OS

获益[9]。也有研究认为，应该一直应用到肿瘤进展，但高昂的价格，使得长期应用者面临着不小的经济压力；而不恰当停用又需面临疾病进展风险。既往的研究表明，因非肿瘤进展原因停止免疫检查点抑制剂维持治疗的患者，当出现进展时，再次接受免疫检查点抑制剂治疗时 79% 的患者仍可出现临床获益。这提示可以合理控制免疫巩固的持续时间。当然，目前最佳持续时间仍未可知，期待未来可以通过生物标志物等手段进行精准预测。

六、专家点评

该病例是不可手术切除的 Ⅲ B 期肺鳞癌，目前 PFS 超过 50 个月，总体治疗效果显著。有几点值得思考：

1. Ⅲ 期 NSCLC 存在显著的异质性，常需要在规范治疗的前提下考虑个体化，此类患者建议进行 MDT 讨论以制订最佳治疗方案。

2. 对于规划中要做巩固免疫治疗的 NSCLC，在同期放化疗期间，就应严格限制肺的受量。例如，将双肺限制在 28% 以下甚至更低，平均肺受量、V5 等指标也要尽量压低。当物理师难以做到时，有时需要减少照射靶区。ESTRO ACROP 局部晚期非小细胞肺癌靶区勾画指南推荐了两种勾画 CTV 的方法，即阳性淋巴结节区放疗和阳性淋巴结外扩[10]。采用淋巴结外扩能减少肺的受量，特别是低剂量区剂量覆盖，可能更加适合计划接受巩固免疫治疗的患者。当然，这需要治疗前充分的检查（如增强 CT、PET-CT、EBUS 或 B 超引导下穿刺），做到不遗漏 GTV。同时，应用四维 CT、图像引导等技术，能进一步减少 PTV 体积，有条件者应该采用。

3. 研究表明，当放化疗前 PD-L1 高表达时，巩固免疫治疗能取得 PFS 和 OS 获益。但是，PD-L1 表达可能随着放化疗进行发生改变，实际临床应用中，常需结合患者一般情况、肺功能状态及 PD-L1 表达情况等多种因素，来评估免疫维持治疗的获益及风险，从而决定是否进行免疫维持治疗。

（病案整理：王　谨　浙江省肿瘤医院）

（点评专家：季永领　浙江省肿瘤医院）

（审核专家：杜向慧　浙江省肿瘤医院）

参考文献

[1]Wang Y, Zhang T, Huang Y, et al.Real-World safety and efficacy of consolidation durvalumab after chemoradiation therapy for stage Ⅲ Non-small cell lung cancer: a systematic review and meta-analysis[J].Int J Radiat Oncol Biol Phys, 2021, S0360-3016 (21) 03422-2.

[2]Deng H, Liu J, Cai X, et al.Radical minimally invasive surgery after immuno-chemotherapy in initially-unresectable stage Ⅲ B Non-small cell lung cancer[J].Ann Surg, 2022, 275 (3): e600-e602.

[3]Pagès PB, Mordant P, Renaud S, et al.Epithor project (french society of thoracic and cardiovascular surgery).Sleeve lobectomy may provide better outcomes than pneumonectomy for non-small cell lung cancer.A decade in a nationwide study[J].J Thorac Cardiovasc Surg, 2017, 153 (1): 184-195.e3.

[4]Ronden MI, Bahce I, Hashemi SMS, et al.Factors influencing multi-disciplinary tumor board recommendations in stage Ⅲ non-small cell lung cancer[J].Lung Cancer, 2021, 152: 149-156.

[5]Paz-Ares L, Spira A, Raben D, et al.Outcomes with durvalumab by tumour PD-L1 expression in unresectable, stage Ⅲ non-small-cell lung cancer in the PACIFIC trial[J].Ann Oncol, 2020, 31(6): 798-806.

[6]Bryant AK, Sankar K, Strohbehn GW, et al.Prognostic and predictive role of PD-L1 expression in stage Ⅲ Non-small cell lung cancer treated with definitive chemoradiation and adjuvant durvalumab[J].Int J Radiat Oncol Biol Phys, 2022, 113 (4): 752-758.

[7]Taugner J, Käsmann L, Eze C, et al.Durvalumab after chemoradiotherapy for PD-L1 expressing inoperable Stage Ⅲ NSCLC leads to significant improvement of Local-Regional control and overall survival in the Real-World setting[J].Cancers (Basel), 2021, 13 (7): 1613.

[8]Remon J, Menis J, Aspeslagh S, et al.Treatment duration of checkpoint inhibitors for NSCLC[J].Lancet Respir Med, 2019, 7 (10): 835-837.

[9]Zhou Q, Chen M, Jiang O, et al.Sugemalimab versus placebo after concurrent or sequential chemoradiotherapy in patients with locally advanced, unresectable, stage Ⅲ non-small-cell lung cancer in China (GEMSTONE-301): interim results of a randomised, double-blind, multicentre, phase 3 trial[J].Lancet Oncol, 2022, 23 (2): 209-219.

[10]Nestle U, De Ruysscher D, Ricardi U, et al.ESTRO ACROP guidelines for target volume definition in the treatment of locally advanced non-small cell lung cancer[J].Radiother Oncol, 2018, 127 (1): 1-5.

病例 22　PD-1 抗体单药治疗 NSCLC 合并 NTM-NSCLC 治疗有效且 NTM 病情稳定病例的处理与实践

一、病历摘要

（一）病史介绍

患者男性，61 岁。因"间断胸痛 4 个月余，纳差、乏力 1 个月余，胸闷 20 余天"2019 年 5 月 6 日－2019 年 5 月 31 日住院治疗。化验检查结果：白细胞 $10.07 \times 10^9/L \uparrow$，中性粒细胞百分比 63.3%，血沉 58mm/h，C 反应蛋白 56.7mg/L，癌胚抗原 29.9ng/ml $\uparrow$，Cyfra21-1 3.76ng/ml $\uparrow$，NSE23.99ng/ml $\uparrow$，免疫全项、风湿抗体、抗中性粒细胞胞质抗体（－），PCT ＜ 0.05ng/ml，G 试验，Gm 试验均（－）；结核抗体（－）；TSPOT（－）；痰 Xpert MTB/RIF（－），门诊痰抗酸染色（＋）。

既往史：吸烟 30 余年，60 支 / 日。否认肿瘤疾病家族史。

首先考虑肺结核，NTM 肺病不除外，首先给予异烟肼、乙胺丁醇、利福平、吡嗪酰胺抗结核，莫西沙星抗感染兼顾抗结核治疗。

气管镜检查：FFB 刷片抗酸染色（－），FFB 刷片细胞学未见肿瘤细胞；灌洗液 Xpert MTB/RIF（－），HAIN（－），Lamp（环介导恒温扩增测定）（－）；肺组织活检：少许血管及纤维组织伴碳末沉积；灌洗液分枝杆菌菌种鉴定（基因芯片法）偶然分枝杆菌阳性。

2019 年 5 月 20 日行经皮肺穿刺活检，穿刺组织送 Xpert MTB/RIF（－），Lamp（－）；病理回报：少许肺组织呈急慢性炎症伴淋巴组织增生及局部纤维化，其内偶见肉芽肿及多核巨细胞，并见炎性渗出及凝固性坏死，不除外结核病；抗酸染色（－），PAS 染色（－），六胺银染色（－）。

2019 年 7 月 2 日 PET-CT（病例 22 图 1）：左肺上叶尖后段不规则团块（3.0cm×2.3cm），代谢异常增高，伴远端阻塞性不张及炎症；右侧锁骨上窝、左侧肺门及纵隔内多发肿大淋巴结、代谢异常增高（大者短径约 2.1cm），以上考虑左肺上叶肺癌伴多发淋巴结转移可能大。

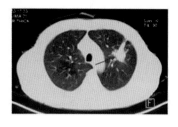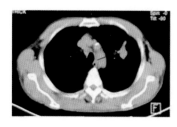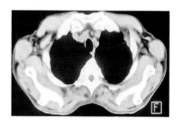

病例 22 图 1　基线 CT（2019-07-02）

2019 年 7 月 26 日我院病理会诊（病例 22 图 2）：（左上叶活检）低分化非小细胞癌，结合原单位免疫组化，倾向于低分化腺癌。免疫组化：CK（+），EMA（+），CK7（+），CEA（-），TTF-1（-），NapsinA（-），CK5／6（-），P63（-），P40（-），CgA（-），Syn（-），Ki-67（50%）。

2019 年 7 月 26 日基因检测（组织）：TET2 p.E1318Exon7，丰度 8.23%；TP53 c.672+2T > C，丰度 16.81%；BCL2L11 2903-bp deletion；突变负荷 TMB：33.06Muts/Mb；微卫星检测结果：MSS；PD-L1 55%。

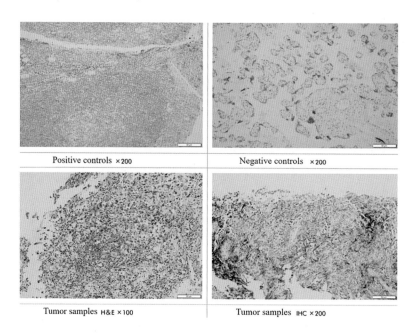

病例 22 图 2　PD-L1 检测结果

（二）体格检查

一般情况可，ECOG PS 评分＝2 分，右锁骨上可及一长颈约 2cm 肿物，质硬、无压痛、活动度差、与周围组织分界不清；左肺呼吸音减弱，右肺呼吸音清，双肺均未闻及干湿性啰音。

（三）诊断

1. 左肺癌 PS：低分化非小细胞癌，倾向于低分化腺癌，CS：ⅢC 期（$T_3N_3M_0$ 期）（肺门、纵隔、锁骨上淋巴结转移）；无敏感基因突变；PD-L1：55%。

2. 非结核分枝杆菌感染。

二、诊治经过

（一）第一次 MDT 讨论

肺部肿瘤科（外科）医生：患者基线 PET-CT 检查结果提示：右侧锁骨上窝（对侧）淋巴结转移，$T_3N_3M_0$ ⅢC 期。根据 NCCN 指南[1]，明确锁骨上淋巴结转移（N_3）患者不适合手术治疗。建议根据患者身体状况、疾病分期、病理类型及基因突变情况、PD-L1 表达状态给予综合治疗。

放疗科医生：患者目前分期 $T_3N_3M_0$ ⅢC 期，根据 NCCN 指南首选根治性放化疗[1]。但该患者已出现对侧锁骨上淋巴结转移，照射野过大，所需放疗剂量过高，难以保证正常组织限量，易发生严重放射性肺炎，且患者合并非结核分枝杆菌感染，低热，贫血，低蛋白血症，ECOG 评分 2 分，目前不推荐行根治性放射治疗。

肿瘤内科医生：患者分期 $T_3N_3M_0$ ⅢC 期，伴有 PD-L1 高表达，对于驱动基因阴性的局部晚期不可手术、不适合同步放化疗患者，可行免疫治疗[2]。但患者合并非结核分枝杆菌感染，既往大规模免疫治疗临床研究均将合并活动性结核患者排除在外，对于合并活动性结核的肺癌患者应用 PD-1 抗体治疗无高级别证据可遵循。而且既往有合并肺结核的肺癌患者在使用免疫治疗后结核复发的报道[3~5]，免疫治疗安全性不能够确定。患者低热，乏力，贫血，低蛋白血症，ECOG 评分 2 分，目前体力状态化疗耐受性差。

结核病专业医生：患者非结核分枝杆菌感染，低热，乏力，贫血、低蛋白血症，已行规律抗结核治疗 2 月余，2019 年 7 月 31 日复查胸部 CT，非结核分枝杆菌肺病病情稳定；但患者症状未见明显改善，不除外低热等症状为肿瘤所致。在抗结核治疗的基础上可同时行抗肿瘤治疗。

讨论小结：该患者目前诊断左肺低分化腺癌伴肺门、纵隔、锁骨上淋巴结转移（$cT_3N_3M_0$ ⅢC 期），PD-L1：55%；非结核分枝杆菌感染。暂无手术及放疗指征，化疗耐受性差，经与患者及家属充分沟通后，给予帕博利珠单抗 200mg 静脉注射 1 次 /3 周治疗。

治疗经过：

2019 年 8 月 14 日开始第 1 周期帕博利珠单抗 200mg 第 1 天方案治疗，未见明显不良反应；2019 年 9 月 14 日行第 2 周期原方案治疗，出现Ⅱ度转氨酶升高。

患者用药后第二天体温降至 36.5℃ 左右，无咳嗽咳痰、胸痛等症状；第 2 周期治疗前 Hb 111g/L，白蛋白 40.8g/L，CEA 10.73μg/L；体力状态较前明显改善。

2019 年 9 月 26 日行 CT 检查评价疗效见病例 22 图 3。

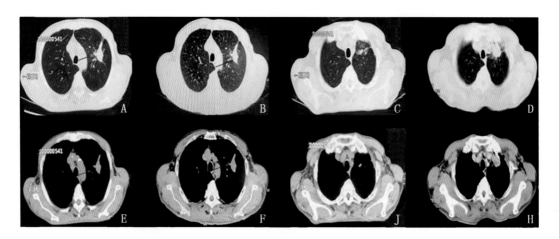

病例 22 图 3　帕博利珠单抗单药治疗 2 周期后疗效评价

A、E、C、J：2019-07-31 治疗前；B、F、D、H：2019-09-26 2 周期

2019-09-26 胸部 CT：与外院 2019-07-31 厚层 CT 比较：新发左肺上叶前段胸膜下不规则肿物，纵隔肿大淋巴结较前缩小，余未见明显变化。

胸部 CT 报告示：新发左肺上叶前段胸膜下软组织肿物（3.0cm×3.1cm），纵隔肿大淋巴结较前缩小（较大者短径约 1.3cm；治疗前 2.1cm）。余无著变。

思考：进展？假性进展？非结核分枝杆菌肺病复发？

（二）第二次 MDT 讨论

肿瘤内科医生：患者经 2 周期帕博利珠单抗治疗后贫血、低蛋白血症消失，低热、乏力等症状消失，体力状态明显改善，且肺部肿瘤标志物轻度降低，不支持疾病进展及非结核分枝杆菌肺病复发；是否为假性进展？患者原发病灶及纵隔内转移淋巴结均较治疗前缩小，不是典型的假性进展征象。争取新发病灶穿刺活检明确诊断。

影像科医生：患者本次 CT 检查结果显示与上次（治疗前）比较，新发左肺上叶软组织肿物，不除外新发转移病灶；但两次 CT 检查间隔 2 个月余，"肿物"体积从影像学不可见到直径 3cm 极少见，建议行强化 CT 检查或新发病灶穿刺活检明确性质。

结核病专业医生：患者合并非结核分枝杆菌肺病，目前"抗结核"治疗过程中，患者低热、乏力等症状明显消失，低蛋白血症、贫血等明显改善，暂不考虑非结核分枝杆菌肺病复发；经 PD-1 抗体治疗后新发左肺上叶前段胸膜下不规则肿块，不除外治疗所诱发（新发病灶部位或存在非结核分枝杆菌定植，经 PD-1 抗体治疗后淋巴细胞等在此处聚集）。

讨论小结：与患者及家属充分沟通的情况下行彩超引导下新发病灶穿刺活检明确病灶性质。

治疗经过：2019 年 10 月 7 日彩超穿刺下活检（病例 22 图 4）：（左上肺及近胸膜穿刺活检）肺泡组织内见大量炭末沉积伴组织细胞反应及多核巨细胞形成，部分区域纤维组织增生胶原化，请结合临床，必要时再检。

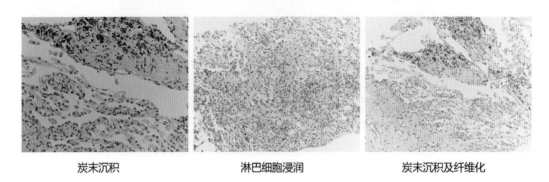

炭末沉积   淋巴细胞浸润   炭末沉积及纤维化

病例 22 图 4 治疗 2 周期后新发病灶病理结果

综合前述 MDT 讨论意见及病理结果，继续帕博利珠单抗 200mg 静脉注射 1 次 /3 周治疗。

治疗过程中动态观察（病例 22 图 5）：原左肺上叶尖后段肿物及纵隔淋巴结逐渐缩小；最佳疗效：PR；Ⅱ 度转氨酶升高；且 2 周期治疗后出现的左肺上叶前段胸膜下不规则肿块几乎消失。共治疗 14 周期。

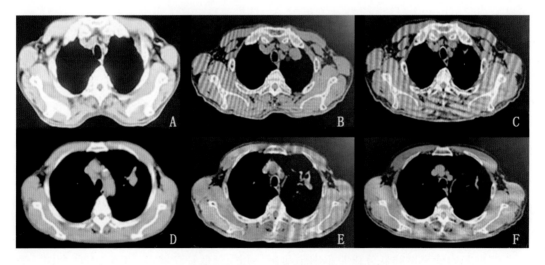

病例 22 图 5 动态影像学观察

A、D：2019-07-02；B、E：2019-09-26；C、F：2020-07-01

进一步行 PET-CT 检查了解病灶代谢活性见图病例 22 图 6。

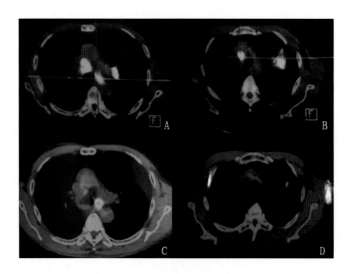

病例 22 图 6　治疗前后 PET-CT 比较

A、B：2019-07 治疗前；C、D：2020-07 治疗 14 周期后

（三）第三次 MDT 讨论

肿瘤内科医生：现患者疾病控制良好，病变范围较治疗前明显缩小，患者体质明显改善，建议请放疗科医生会诊，以确认此时有无局部治疗机会。为减少肺炎等不良反应的发生，放疗期间可暂停免疫治疗。

放疗科医生：患者病灶范围明显缩小，非结核分枝杆菌肺病控制良好，体力状态明显改善。可以考虑行放疗（锁骨上淋巴结、原发肺病病灶，纵隔及肺门淋巴结）。

结核病专业医生：影像学检查、痰涂片及患者目前症状均提示非结核分枝杆菌肺病控制良好，考虑患者"抗结核治疗"1 年，且现出现 Ⅱ 度肝功能损伤，不除外抗结核药物所致，建议停止抗结核治疗，动态观察。

讨论小结：停止"抗结核治疗"，暂停免疫治疗，行放疗。

治疗经过：给予放疗方案：95% PTV 54Gy/1.8Gy/30F；95% PGTV 60Gy/2.0Gy/30F。放疗结束后动态观察，至今患者 PFS 已超过 36 个月。

三、病例小结

该患者初诊为左肺低分化非小细胞肺癌，倾向于低分化腺癌，$T_3N_3M_0$ Ⅲ C 期，无敏感基因突变；PD-L1 55%。患者同时合并非结核分枝杆菌感染，持续低热，贫血，低蛋白血症，体力状态差，不能耐受放化疗。一线选择帕博利珠单抗单药治疗，1 周期患者体力状态明显改善，低热症状消失，贫血及低蛋白血症明显好转。2 周期治疗后影像学检查提示"左肺上叶前段胸膜下新发软组织肿物"。经再次活检病理学检查证实：该肿物并非肿瘤转移病灶。经 MDT 讨论考虑"不除外抗结核治疗诱发"，原发肿瘤病灶及转移淋巴结病灶均缩小（PR），患者体力状态明显改善，继续原方案治疗。后续影像学检查动态监测治疗疗效。治疗 14 周期后再次行 PET-CT 检查，原发病灶及转移淋巴结病灶明显缩小，代谢活性明显减低，"新发左肺上叶肿物"消失。因患者分期为ⅢC 期，无远处脏器转移，再次 MDT 讨论后暂停免疫治疗，行放疗。放疗结束后停止治疗动态观察，PFS 已超过 3 年。治疗经过见病例 22 图 7。

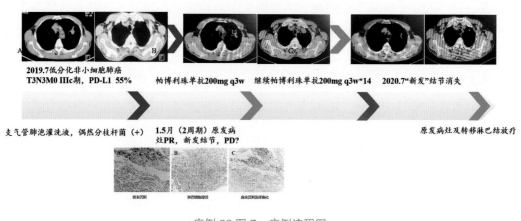

病例 22 图 7　病例流程图

四、诊疗经验总结

尽管 ICI 通常对 PD-L1 高表达 NSCLC 有效，但在治疗过程中会发生相关的不良事件，包括皮疹、肝毒性、肾毒性和内分泌紊乱等；这些事件被称为免疫相关不良事件（irAE）。ICI 免疫疗法也会导致结核病和其他传染病以及非感染性免疫相关并发症。然而，尚不清楚 ICI 免疫治疗是否会导致结核病或 NTM 复发，以及 ICI 治疗是否为肿瘤合并 NTM 患者的最佳选择。在我们这例患者治疗过程中观察到，在肿瘤合并 NTM 感染的病例中，机会性病原菌感染复发是可以克服的，当结核病医生和肿瘤学专家密切合作密切观察 NTM 和肿瘤的动态变化时，该类患者可能从免疫治疗中获益。一般抗结核治疗后，应维持低剂量抗结核药物治疗 1 年；这可以防止免疫治疗过程中的机会性病原体再次致病。但 ICI 治疗肿瘤合并 NTM 经验甚少，其有效性及安全性需要进一步的随机临床试验来证实。

五、亮点思辨

非结核分枝杆菌病的治疗是一个非常困难和漫长的过程。虽然非结核分枝杆菌对抗结核药物具有高度耐药性，但仍常用异烟肼、利福平、乙胺丁醇、吡嗪酰胺和链霉素等抗结核药物治疗。除了高耐药性外，物理因素和其他问题也会使治疗变得复杂[6]。由于化疗会导致免疫抑制，因此在传统的细胞毒性化疗过程中经常检测到活动性结核病。PD-1 或 PD-L1 抑制剂可激活细胞毒性 T 细胞，从而促进免疫介导的癌症细胞识别和破坏。理论上，对外来抗原（癌细胞或感染因子）的免疫反应增强可导致持续感染部位的高度炎症反应[7]。然而，现有的晚期肺癌免疫抑制检查点抑制剂的临床试验通常排除活动性结核（包括 NTM）感染患者。因此，关于免疫抑制检查点抑制剂在这些患者中的临床应用知之甚少。Fujita 等人[3]报道了一名患有肺结核的肺癌患者 nivolumab 治疗后发展为急性肺结核的病例。Kato 等人[4]发表了Ⅲ期非小细胞肺癌根治性放化疗后，度伐利尤单抗治疗期间结核病再次激活的首次报告。Fujita 等人[8]的一项研究解释说，"免疫检查点抑制剂（ICIs）在治疗肺癌的同时，除了与免疫相关的疾病外，还可能导致包括结核病在内的传染病"。然而，2018 年，Ishii 等人[9]发表了一篇题为"晚期非小细胞肺癌患者服用 Nivolumab 后肺脓肿分枝杆菌病的改善"的病例报告。该报告中的患者最初被诊断为ⅢC 期，没有敏感突变。因此，没有手术治疗或分子靶向治疗的机会。在偶然分枝杆菌感染得到更好控制之前，可以进行放射治疗和化疗。在缺乏其他抗癌策略的情况下，在审查免疫指标检测结果后，根据结核病专家的建议，并在之后，选择帕博利珠单抗为治疗药物与患者及其家人充分沟通。两个疗程后，偶然分枝杆菌感染症状完全消失。患者的体质明显改善，肿瘤标志物也降低。然而，影像学结果显示，两个周期后，左上叶前段出现不规则的软组织肿块。这一新肿块的发现令人惊讶，最初尚不清楚这是否是肺癌疾病进展或偶发分枝杆菌复发的指标。体质的改善、偶然分枝杆菌症状的消失以及肿瘤标记物的降低并不支持疾病进展或偶发分枝菌复发。因此，我们完成了新肿块的超声引导穿刺活检，并咨询了结核病专家。专家怀疑这个新的肿块是由机会性感染引起的，可能是由抗结核治疗引起的。尽管有报道称 ICI 治疗可导致结核病复发[10]，但患者的身体状况（贫血、低蛋白血症和发热均已消失）有所改善，未考虑 NTM 复发。我们认为这是由治疗引起的（抗结核治疗或抗肿瘤治疗）。因此，他继续进行抗肿瘤治疗和抗结核治疗。治疗后帕博利珠单抗治疗 14 个周期后，患者继续表现出改善，并接受了根治性放射治疗。目前，放疗已结束，无进展生存期已超过 36 个月，偶然分枝杆菌肺病无复发。

合并肺结核的肺癌患者并非免疫治疗禁忌证，这类患者通常合并"结核中毒症状"，体力状态评分较差，对放化疗耐受性差，不一定能从中获益。若合并 PD-L1 高表达，或许可在多学科会诊、密切监测肿瘤及结核病情变化的前提下应用免疫治疗，并给这部分患者带来临床获益。

六、专家点评

1. 在 PD-L1 表达阳性（≥ 50%）晚期非小细胞肺癌的一线治疗中，可选择单免疫治疗。免疫检查点抑制剂在提高对肿瘤细胞的抑制作用时，活化的 T 细胞攻击正常组织、自身抗体增加，细胞因子增加等诱发自身免疫炎症；产生一系列免疫治疗相关不良反应（irAE）。

2. ICI 免疫疗法也会导致结核病和其他传染病以及非感染性免疫相关并发症。在既往包含免疫检查点抑制剂的临床研究中均将合并活动性感染患者排除在外。因此，尚不清楚 ICI 免疫治疗是否会导致结核病或 NTM 复发。在我们这例患者治疗过程中观察到，在肿瘤合并 NTM 感染的病例中，机会性病原菌感染复发是可以克服的，当结核病医生和肿瘤学专家密切合作密切观察 NTM 和肿瘤的动态变化时，该类患者可能从免疫治疗中获益。

3. 一般抗结核治疗后，应维持低剂量抗结核药物治疗 1 年；这可以防止免疫治疗过程中的机会性病原体再次致病。但 ICI 治疗肿瘤合并 NTM 经验甚少，其有效性及安全性需要进一步的随机临床试验来证实。

4. 在肺癌合并结核和 /NTM 患者接受免疫检查点抑制剂治疗过程中，如影像学检查出现新发病灶，应综合评估，尽量进行新病灶活检明确。

（病案整理：张翠翠　天津医科大学肿瘤医院）

（点评专家：陈　鹏　天津医科大学肿瘤医院）

（审核专家：黄鼎智　天津医科大学肿瘤医院）

参考文献

[1]National Comprehensive Cancer Network （NCCN） Clinical Practice Guidelines in Oncology 2016.

[2]National Comprehensive Cancer Network （NCCN） Clinical Practice Guidelines in Oncology 2019.

[3]Fujita K，Terashima T，Mio T.Anti-PD1 antibody treatment and the development of acute pulmonary tuberculosis[J].J Thorac Oncol，2016，11：2238-2240.

[4]Kato Y，Watanabe Y，Yamane Y，et al.Reactivation of TB during administration of durvalumab after chemoradiotherapy for non-small-cell lung cancer：a case report[J].Immunotherapy，2020，12：373-378.

[5]刘娣，龚俊，廖正凯，等.信迪利单抗治疗非小细胞肺癌致结核病1例报道[J].中国医药导报，2021，18（23）：189-192.

[6]Zhu X，Ma YK，Yu GW.The research advances in the classification of mycobacterium tuberculosis[J].Gansu Keji，2021，37：160-162.

[7]Hu Y，Yang X，Nie L，et al.Analysis of clinical characteristics and driver genes in 405 patients with lung cancer complicated with tuberculosis[J].Zhongguo Fei Ai Za Zhi，2020，23：337-342.

[8]Fujita K，Yamamoto Y，Kanai O，et al.Development of mycobacterium avium complex lung disease in patients with lung cancer on immune checkpoint inhibitors[J].Open Forum Infect Dis，2020，7：ofaa067.

[9]Ishii S，Tamiya A，Taniguchi Y，et al.Improvement of mycobacterium abscessus pulmonary disease after nivolumab administration in a patient with advanced Non-small cell lung cancer[J].Intern Med，2018，57：3625-3629.

[10]Anastasopoulou A，Ziogas DC，Samarkos M，et al.Reactivation of tuberculosis in cancer patients following administration of immune checkpoint inhibitors：current evidence and clinical practice recommendations[J].J Immunother Cancer，2019，7：239.

病例 23　胸腺肿瘤免疫联合化疗后出现肌无力病例的处理与实践

一、病历摘要

（一）病史介绍

患者男性，33 岁，2022 年 4 月于当地医院拟行痔疮手术，术前行胸部 CT 检查发现肺占位性病变。2022 年 4 月 16 日转诊南京某医院，胸部 CT 示：①左肺斜裂胸膜实质性占位，大小约 5.2cm×2.9cm；②肺动脉左干左侧实质性占位伴钙化，建议增强检查。2022 年 4 月 16 日 PET-CT 示：①左肺跨叶间裂软组织密度结节，大小约 4.8cm×2.4cm，FDG 代谢增高，考虑恶性病变可能大，建议明确病理；②肺动脉主干旁左缘软组织结节，大小约 1.9cm×1.5cm，FDG 代谢轻度增高，建议密切复查；余部位未见明显异常。排除禁忌后，于 2022 年 4 月 18 日在南京某医院全麻下行"胸腔镜下肺楔形切除术＋胸壁结节切除术＋纵隔占位切除术＋部分心包切除术"，术中见肿瘤位于叶间裂间，直径约 6cm 大小，胸壁见多处结节，前纵隔见一肿块，直径约 5cm 大小，侵犯心包。2022 年 4 月 24 日病理示：（左上肺结节）：胸腺瘤（B3 型），结合临床考虑为纵隔胸腺瘤累及肺部，肿块大小 6.5cm×4.5cm×2.5cm。标本肺切缘未见明确肿瘤残留。周围肺组织未见明显特殊。（纵隔肿物）：大小约 5.5cm×5.0cm×2.0cm，考虑胸腺瘤，B3 型。免疫组化：上皮细胞表达 CD5（－）、CK（++）、EMA（局灶，+）、P63（+++）、P40（+++）、CD117（－）、TTF-1（－）、淋巴组织表达 CD5（+）、CD20（－）、TdT（散在 +）、Ki-67（30%，+）。（胸壁结节 1、2）：胸腺瘤（B3 型）。胸壁结节 2 免疫组化：上皮细胞表达 CD5（－）、P40（+++）、CD117（－）。淋巴组织表达 CD5（+）、TdT（－）。标本肺切缘未见明确肿瘤残留。周围肺组织未见明显特殊。组织 PD-L1 蛋白表达检测，TC（+）＞90%，IC（+）＜1%；（纵隔部位）基因检测：FGFR1 扩增 3.42 倍，MET 2.75 倍，EGFR 扩增 2.60 倍；MSI 状态：MSS；TMB 2.13Muts/Mb。（左肺上叶）基因检测：FGFR1 扩增 2.94 倍；MSI 状态：MSS；TMB 2.13Muts/Mb。术后恢复可，后前往浙江省肿瘤医院进一步就诊，2022 年 5 月 23 日胸部 CT 示：左肺术后，左肺吻合线旁团片状软组织，考虑术后改变。左锁骨上小淋巴结。颅脑 MRI 未见异常。心电图：①窦性心律；②T 波改变。心脏彩超示：未见明显异常。病理会诊：（纵隔）考虑胸腺瘤 B3 型。（左上肺）符合胸腺瘤（B3 型）。胸壁结节（1、2）符合胸腺瘤（B3 型）。（胸壁结节）小片组织内见胸腺瘤累及。

既往史：吸烟史 10 包 / 年，无肿瘤家族史。

（二）体格检查

一般情况可，PS 评分＝ 0 分，双侧锁骨上未触及明显肿大淋巴结，左侧胸部可见一长约 5cm 术后瘢痕，余无殊。

（三）诊断

胸腺瘤 B3 型侵犯心包伴胸膜及胸壁转移术后，Masaoka-Koga 分期：ⅣB 期。

二、诊治经过

（一）第一次 MDT 讨论

胸外科医生：该患者胸腺瘤术后，术前 CT 见病灶沿着胸膜及心包生长，且术中见肿瘤累积心包，并有伴有胸膜、多部位胸壁转移，属ⅣB 期患者，尽管标本肺切缘未见明确肿瘤残留，手术 R_0 切除的可能性不大，术后病理分型为 B3 型，属低度恶性肿瘤。现患者术后恢复可，为降低术后复发，应行术后放射或者化学治疗。

胸部放疗科医生：患者 Masaoka-Koga 分期为ⅣB 期，手术方式参考肺癌，在胸膜腔内操作，属于非常规胸腺瘤手术操作路径，可能存在不能根治性切除或导致胸膜播散，但目前胸膜结节已切除，此部位无法行瘤床放疗，结合既往 CT 提示靠近左肺动脉肿块与心包关系密切，虽然切除部分心包，但仍无法达到根治性切除，根据 2022 年 NCCN 指南[1]，故建议对该瘤床进行局部放疗。

胸部肿瘤内科医生：患者 Masaoka-Koga 分期ⅣB 期，尽管切缘未见明确肿瘤残留，但术中已发现多处胸壁转移，考虑到病灶侵犯范围广，病期偏晚，复发风险较大，且难以达到根治性切除，因此，推荐行全身系统治疗。根据 2022 年 NCCN 指南[1]，推荐首先行一线全身系统治疗。同时，PD-L1 检测提示肿瘤细胞上 PD-L1 表达大于 90%，有研究表明[2, 3]，在胸腺瘤中 PD-L1 高表达的患者接受免疫治疗具有较好疗效，可考虑化疗联合免疫治疗，但也有发生心肌炎和肌炎的可能。需要充分告知相关不良反应。

讨论小结：患者胸腺瘤ⅣB 期 B3 型，考虑存在多发胸壁转移，病灶侵犯范围广，不能排除无病灶残留，为进一步防止复发转移，应采取积极治疗，结合患者肿瘤细胞 PD-L1 表达较高，完善检查，充分做好基线评估，予患者一线化疗联合免疫治疗，并后续可考虑联合局部放疗。

治疗经过：2022 年 5 月 24 日予第 1 周期多西他赛＋顺铂（TP）联合帕博利珠单抗治疗。定期复查血常规和血生化无明显异常（包括肌酸激酶和转氨酶均正常），末次检查时间为 2022 年 6 月 6 日。2022 年 6 月 13 日完善第 2 周期治疗前相关检查，患者未诉明显不适，发现血生化检查中，谷草转氨酶 78U/L，肌酸激酶 2730U/L（参考区间：10 ~ 190U/L），乳酸脱氢酶 326U/L。进一步查心肌酶示：肌酸激酶 MB 70.5U/L（参考区间：0 ~ 24U/L）；心肌标志物：高敏肌钙蛋白 T 0.437μg/L（参考区间：< 0.014μg/L）；肌红蛋白 1327μg/L（参考区间：28 ~ 72μg/L）；B 型钠尿肽定量测定 185.6pg/ml（参考区间：0 ~ 125U/L）（病例 23 图 1）。心电图：①窦性心律；②T 波改变。考虑到肌酶和心肌酶升高，可能存在免疫性肌炎和心肌炎可能，未予第 2 周期治疗，给予护肝治疗。2022 年 6 月 17 日开始出现睁眼乏力（双侧），视远物模糊，全身轻度肌肉酸痛，颜面水肿症状。2022 年 6 月 17 日心电图示：①窦性心律；②电轴左偏（提示左前分支阻滞）；③完全性右束支传导阻滞；④ V2 导联异常 Q 波；④ Ⅰ、Ⅱ、aVF、V₂ ~ V₆ 导联 ST 段弓背向上抬高，提示符合心肌损伤性心电图改变，请结合临床；⑤T 波改变（病例 23 图 2）。2022 年 6 月 17 日复查谷草转氨酶 229U/L，乳酸脱氢酶 649U/L，肌酸激酶 6304U/L、肌酸激酶 MB 151.7U/L，高敏肌钙蛋白 T 1.260μg/L；肌红蛋白 > 3000μg/L，B 型钠尿肽定量测定 425.1pg/ml（病例 23 图 1）。LVEF 从基线的 78% 下降至 60%。2022 年 6 月 23 日冠脉 CTA：未见确切狭窄及斑块。

（二）第二次 MDT 讨论

胸部肿瘤内科医生：患者胸腺瘤术后，帕博利珠单抗联合免疫治疗 3 周余，出现肌酸激酶、肌酸激酶 MB 及肌钙蛋白增加，心电图出现损伤改变，结合患者体征，肌无力和肌肉酸痛症状，根据 CSCO 指南[4]，考虑存在 G2 级免疫性心肌炎、肌炎，应暂停免疫治疗，立即予甲强龙冲击治疗，连续 3 ~ 5 天后评估疗效后逐渐减量，恢复基线水平后，继续激素治疗 2 ~ 4 周，密切检测患者症状及心肌酶谱和心肌标志物、B 型钠尿肽、心电图检查，评估对激素治疗的反应。

重症医学科医生：结合患者检验检查和临床表现，免疫性心肌炎、肌炎诊断明确，初次检查仅酶指标升高，考虑免疫性肌炎 1 级，可以观察。目前心肌酶及肌钙蛋白肌红蛋白，BNP 等持续升高，心电图提示广泛心肌损伤，左心射血分数下降，分级上升至 2 级，但患者各项发展速度较快，疾病凶险，并且出现弥漫性心肌损伤，临床按照心肌炎 3 级处理，予甲强龙 500mg 大剂量冲击 3 天，3 天后激素减量，评估激素治疗效果，必要时可考虑联合免疫球蛋白治疗，密切监测心肌酶谱、心肌标志物、BNP 等指标，监测了解疾病转归和变化。

心内科医生：患者肌炎肌无力合并心肌炎，此不良反应的发生可能与胸腺瘤疾病有一定的关系。目前症状不太明显，同意以上医师处理意见，患者心电图传导提示：电轴左偏（提示左前分支阻滞）完全性右束支传导阻滞。密切观察病情，必要时考虑起搏器植入等处理措施。内科治疗方面辅以左卡尼丁、辅酶 Q 营养心肌，口服门冬氨酸钾镁片补钾治疗，建议血钾维持在 4 ~ 5mmol/L，以及对症支持治疗。

讨论小结：患者诊断为免疫性肌炎肌无力合并心肌炎，分级 2 级，因疾病发展迅速，临床按照心肌炎 3 级处理，予甲强龙 500mg/d 大剂量冲击 3 天，3 天后激素减量，评估激素治疗效果，必要时可考虑联合免疫球蛋白治疗，密切监测心肌酶谱、心肌标志物、BNP 等指标，监测了解疾病转归和变化。必要时考虑起搏器植入等处理措施。内科治疗方面辅以左卡尼丁、辅酶 Q_{10} 营养心肌、补钾及其余对症营养支持治疗。大剂量激素冲击治疗 3 天后，若评估有效，甲强龙减量至 1 ~ 2mg/kg，后逐渐减量。

治疗经过：2022 年 6 月 17 日开始予甲强龙 500mg/d 大剂量冲击治疗，并辅以左卡尼丁、辅酶 Q_{10} 营养心肌及其余对症营养支持治疗。患者大剂量激素冲击治疗第 2 天，自诉全身酸痛基本消失，眼睑睁眼无力有改善，自觉体力状况明显好转。每日复查相关指标均逐渐好转（病例 23 图 1）。2022 年 6 月 20 日甲强龙调整为 2mg/kg，后逐渐减量，患者各项指征均恢复至基本正常，于 2022 年 7 月 1 日继续行第 2 周期多西他赛＋顺铂治疗，停用免疫治疗。

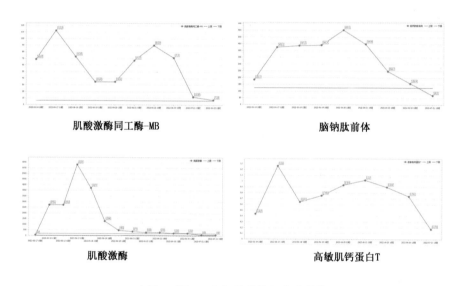

病例 23 图 1　心机酶谱指标变化趋势

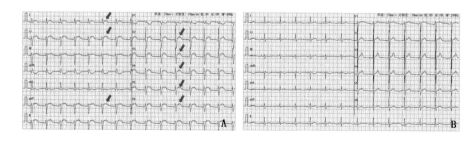

病例 23 图 2　治疗前后心电图对比

A：2022-06-17 治疗前；B：2022-07-02 治疗后（窦性心律，T 波改变）

（三）诊疗结局与随访

随访至截稿日期，患者已行 6 周期 DP 方案治疗（病例 23 图 3），未出现明显不良事件，检查未发现疾病复发。

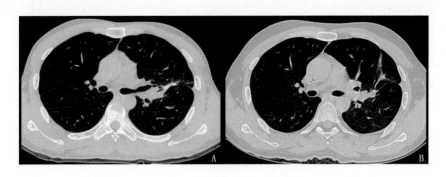

病例 23 图 3　术后辅助治疗 4 周期前后胸部 CT 对比

A：2022-05-20 术后；B：2022-09-01 辅助治疗 4 周期后

三、病例小结

患者初诊为胸腺占位累及心包伴胸膜及胸壁多发转移结节，于 2022 年 4 月 18 日行胸腔镜下行肺楔形切除术＋胸壁结节切除术＋纵隔占位切除术＋部分心包切除术，术后病理提示胸腺瘤 B3 型，结合术中所见，诊断胸腺瘤 B3 型侵犯心包伴胸膜及胸壁转移，Masaoka-Koga 分期为ⅣB 期，考虑到患者侵犯范围广，病期偏晚，难以达到 R_0 切除，再发风险较大，行术后辅助全身系统治疗，组织 PD-L1 检测提示肿瘤细胞上 PD-L1 TPS ＞ 90%，故于 2022 年 5 月 24 日行一线 DP 方案联合免疫治疗，后出现 2 级免疫相关性肌炎肌无力及心肌炎，予糖皮质激素对症治疗后好转，并停免疫治疗。于 2022 年 7 月 1 日继续行第 2 周期 TP 方案治疗至截稿日期，4 周期疗效评估无疾病复发状态（病例 23 图 4）。

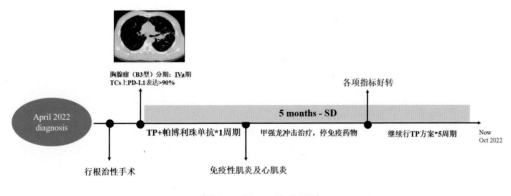

病例 23 图 4　治疗经过

四、诊疗经验总结

胸腺上皮肿瘤为胸腺上皮细胞的罕见肿瘤，其包括胸腺瘤及胸腺癌。由于该肿瘤组织学形态多样和异质性以及独特的生物学行为，WHO 胸腺上皮肿瘤组织学分型将胸腺上皮性肿瘤分为胸腺瘤（A 型、AB 型、B1 型、B2 型、B3 型）和胸腺癌（C 型）。其中胸腺瘤每年的发病率约每百万分之 2.5[5]。目前，手术仍是胸腺上皮肿瘤最主要的治疗手段，术后的分期和肿瘤组织学则是影响预后的最重要因素。有相关研究纳入了100 例胸腺瘤 / 癌的术后患者 [6]，其中包括 8 例 A 型，17 例 AB 型，27 例 B1 型，8 例B2 型，12 例 B3 型，28 例 C 型，并进行随访，发现各亚型治疗的生存预后存在显著差异，A 型和 AB 型的 10 年无病生存（DFS）率为 100%，B1 和 B2 型为 83%，B3 型为 36%，C 型为 28%。通过多变量分析，还发现 Masaoka 临床分期对 DFS 有显著的独立相关（$P = 0.002$）。Ⅰ期、Ⅱ期、Ⅲ期、Ⅳ期胸腺瘤患者的复发率分别为 2.8%、7.7%、50% 和 50%。该研究还指出 B3 型胸腺瘤患者的无病生存率往往较其他亚型的胸腺瘤患者差，并且 B3 型胸腺瘤患者存在 5 ～ 8 年晚期复发的风险。因此，在 B3 型胸腺瘤中Ⅳ期的患者预后较差，并有高度复发风险，应在术后给予积极治疗。此外，近年来，联合免疫治疗不断被应用于多种胸部实体瘤中，并且取得了一定的获益价值。有临床研究发现程序性死亡受体 –1（PD–1）及其配体（PD–L1）在胸腺瘤 / 胸腺癌中呈高表达，胸腺瘤的表达频率为 23% ～ 68%，胸腺癌表达频率为 70% ～ 75%[7]，表明了免疫治疗或许在胸腺上皮肿瘤中也能有所获益，但多项有关研究结果存在争议，胸腺上皮肿瘤发生低，样本量少，缺乏大型研究，免疫治疗对胸腺瘤 / 胸腺癌的有效性还需要进一步证明。此外，有研究指出 [2]，接受帕博利珠单抗治疗的胸腺癌患者中有 5% ～ 9% 的概率会发生 3 ～ 4 级心肌炎，其不良发生率高于接受帕博利珠单抗治疗的其他恶性肿瘤患者。并且，不同的胸腺肿瘤类型发生免疫性不良反应差异较大，有关Ⅱ期临床研究的数据显示 [3]，胸腺瘤和胸腺癌患者接受免疫治疗发生 ≥ 3 级不良反应的比例分别为 71% VS12%，因此在胸腺瘤患者中使用免疫治疗更应谨慎考量，同时需密切关注免疫相关不良反应（irAEs）发生。此外，有研究表明胸腺瘤患者的免疫相关心肌炎往往表现为多器官受累，合并肌炎肌无力等，且更容易发展为重症状态，早期激素干预能显著改善多器官受累心肌炎的预后，并且较差的心衰等级（3 ～ 4 级）是免疫性心肌炎的独立预后因素，因此建议监测心脏功能来帮助判断预后，并采取及时早期激素治疗 [8]。

五、亮点思辨

目前，胸腺上皮肿瘤的手术治疗非常重要，对于晚期患者的治疗方式则为化学治疗。目前针对 PD-L1 高表达的患者，是否应该采取免疫治疗进而取得获益，多项 II 期研究结果不尽相同，仍存在极大争议，缺乏大型的临床研究。同时，多项研究均发现，使用免疫治疗后的胸腺瘤 / 胸腺癌的患者，出现免疫相关不良反应的概率较其他瘤种升高。特别是在胸腺瘤中，对免疫检查点抑制剂响应期间，亦易发生肌肉骨骼，神经肌肉和心脏免疫相关不良反应。在韩国的一项单臂、单中心、II 期研究中 [3] 纳入 33 例接受过至少一种铂类化疗方案后病情有所进展的胸腺上皮肿瘤患者（胸腺癌 26 例，胸腺瘤 7 例）给予帕博利珠单抗治疗。研究发现 7 例胸腺瘤中，2 例部分缓解（PR），5 例病情稳定（SD），总体反应率（ORR）为 28.6%（95% CI：8.2% ~ 64.1%），疾病控制率（DCR）为 100%（95% CI：64.6% ~ 100%）；26 例胸腺癌中，5 例为 PR，14 例为 SD，ORR 为 19.2%（95% CI：8.5% ~ 37.9%），DCR 为 73.1%（95% CI：53.9% ~ 86.3%）。并且发现有 58.3%（14/24）的 PD-L1 高表达，41.7%（10/24）的 PD-L1 表达较低或无表达，其中肿瘤 PD-L1 高表达的 14 名患者中的 5 名（35.7%）表现出了抗肿瘤反应，而 PD-L1 表达低的患者无反应（$P = 0.034$），证实了胸腺上皮肿瘤 PD-L1 表达与临床疗效相关。但是免疫相关的不良事件发生率较高，尤其是胸腺瘤患者。7 例胸腺瘤患者中的 5 例患者（71.4%）和 26 例胸腺癌患者中的 4 例（15.4%）报告了 ≥ 3 级免疫相关不良事件。此外，在一项评估抗 PD-L1 抗体（度伐利尤单抗）在复发性晚期胸腺上皮肿瘤患者中的疗效和安全性的试验中 [7]，纳入 8 例胸腺上皮肿瘤的患者［胸腺瘤 B1 型 1 例，B2 型 3 例，B3 型 3 例，胸腺癌（C 型）1 例］，在对其中 3 例（B3 型 2 例，B2 型 1 例）使用 20mg/kg 剂量水平度伐利尤单抗治疗时，在 3 例患者中均出现了到 3 ~ 4 级不良反应。其中 3 例患者均发生 3 ~ 4 级的免疫相关肌炎 / 心肌炎。1 例 B2 型出现了 3 级肝功能不全；这 3 例患者疗效评估 1 例为 SD，两例为 PR。而对其余 5 例使用 10mg/kg 剂量水平的度伐利尤单抗治疗时，只有 1 例 B2 型患者出现了 3 级肝功能不全及 4 级呼吸衰竭，1 例 B1 型患者出现了 4 级免疫相关性肠炎，且疗效评估均为 PR，其余 3 例为 SD，1 例为疾病进展（PD）。可以发现 4 例免疫治疗后达到 PR 的患者均出现了都出现了 3 ~ 4 级的免疫相关的不良事件，剩下 3 例无反应的胸腺瘤患者中，只有一例患者出现 irAEs。因此，推测 irAEs 的发生可能与免疫治疗所引发的较好的抗肿瘤反应相关。但因其纳入样本太小，证据不够充分，还需要大样本研究继续探索。

六、专家点评

该病例为诊断胸腺瘤 B3 型侵犯心包伴胸膜及胸壁转移术后的患者，病理分型为 B3 型，Masaoka-Koga 分期为 IV B 期。因患者病情容易复发，采取了积极的术后治疗，该患者 PD-L1 表达较高，故在一线化疗的基础上联合了帕博利珠单抗免疫治疗，但 1 周期治疗后出现免疫相关肌炎肌无力以及心肌炎不良反应，停免疫治疗，予大剂量激素冲击治疗，激素治疗敏感，患者的 irAE 达到了痊愈。后继续化学治疗，肿瘤病灶控制稳定。有几点值得思考：

1. 胸腺上皮肿瘤中的晚期患者，即使采取了手术切除，术后仍有一定复发风险，应结合患者既往病史、体力状况、分期、年龄等进行多方面考量，行 MDT 讨论，寻求内科、外科和放疗科等多方面综合治疗。

2. 虽然胸腺瘤 / 癌中 PD-L1 高表达的患者较多，免疫治疗具有前景，但特别是胸腺瘤中，irAEs 发生概率高于胸腺癌，我们需密切关注 irAEs 的发生，衡量获益及风险，慎重使用免疫检查点抑制剂。

3. 胸腺瘤患者的免疫相关心肌炎往往表现为多器官受累，合并肌炎肌无力等，且更容易发展为重症状态，早期激素干预能显著改善多器官受累心肌炎的预后，并且较差的心衰等级（3 ~ 4 级）是免疫性心肌炎的独立预后因素，因此建议监测心脏功能来帮助判断预后，早期及时采取激素治疗。

（病案整理：朱　琳　温州医科大学）

（点评专家：覃　晶　浙江省肿瘤医院）

（审核专家：卢红阳　浙江省肿瘤医院）

参考文献

[1]Ettinger DS，Riely GJ，Akerley W，et al.NCCN clinical practice guidelines in oncology：thymomas and thymic carcinomas.Version 2.2022[J].J Natl Compr Canc Netw，2022，MS-4 ~ MS-8.

[2]Giaccone G，Kim C，Thompson J，et al.Pembrolizumab in patients with thymic carcinoma：a single-arm，single-centre，phase 2 study[J].Lancet Oncol，2018，19（3）：347-355.

[3]Cho J，Kim HS，Ku BM，et al.Pembrolizumab for patients with refractory or relapsed thymic epithelial tumor：an Open-Label phase II trial[J].J Clin Oncol，2019，37（24）：2162-2170.

[4] 赫捷，李进，程颖，等 . 中国临床肿瘤学会（CSCO）免疫检查点抑制剂相关的毒性管理指南（2021）[Z]. 北京：人民卫生出版社，2021，1-148.

[5]Denbakker MA，Roden AC，Marx A，et al.Histologic classification of thymoma：a practical guide for routine cases[J].Journal of Thoracic Oncology，2014，9（9）：S125-S130.

[6]Kondo K，Yoshizawa K，Tsuyuguchi M，et al.WHO histologic classification is a prognostic indicator in thymoma[J].Ann Thorac Surg，2004，77（4）：1183-1188.

[7]Rajan A，Heery CR，Thoms A，et al.Efficacy and tolerability of anti-programmed death-ligand 1（PD-L1）antibody（Avelumab）treatment in advanced thymoma[J].J Immunother Cancer，2019，7（1）：269.

[8]Xie X，Wang L，Li Y，et al.Multi-organ Immune-Related adverse event is a risk factor of immune checkpoint Inhibitor-Associated myocarditis in cancer patients：a multi-center study[J].Front Immunol，2022，13：879900.

病例 24　肺癌免疫治疗发生免疫性肝脏毒性的临床实践

一、病历摘要

（一）病史介绍

患者男性，73 岁，2021 年 5 月因"腰痛伴咳嗽 1 个月"就诊于当地医院。5 月 30 日查上腹部及盆腔增强 CT 示：右肾上腺区肿块，T_2 椎体压缩性骨折，不排除转移，建议寻找原发灶。进一步行胃肠镜检查均未见明显异常。2021 年 6 月 9 日全身 PET-CT 示：右上肺分叶状软组织肿块，伴胸膜牵拉，FDG 代谢异常增高，周围型肺癌考虑；右肾上腺软组织肿块、左肾上腺结节样增厚，FDG 代谢增高，转移考虑；多发椎体骨质异常改变，FDG 代谢增高，骨转移考虑。为行进一步诊疗，2021 年 6 月 18 日患者转诊至浙江省肿瘤医院，6 月 20 日行胸腹部增强 CT 示（病例 24 图 1）：右肺上叶肿块影（3.2cm×2.4cm），考虑周围性肺癌。两肺数个粟粒结节灶，建议复查。上胸椎稍高密度结节灶，L_2 椎体密度不均匀，骨转移可能，伴 L_2 压缩骨折可能。右侧膈肌脚肿块影（3.6cm×1.6cm），考虑转移，局部侵犯右肾上腺及右肝边缘。左肾上腺结节状增粗，请结合其他检查或复查。腰椎增强 MRI 示：L_2 椎体转移瘤伴病理性压缩骨折。颅脑增强 MRI 示：右侧顶叶异常信号（大小约 1.2cm×0.9cm），结合病史，转移可能。2021 年 6 月 25 日行 CT 引导下右肺肿块穿刺，穿刺病理提示：少量低分化非小细胞癌伴坏死。因穿刺组织量较少，无法进一步行免疫组化及分子检测。遂于 2021 年 6 月 27 日加行右侧肾上腺肿块穿刺，病理提示：（右侧肾上腺区结节）肾上腺组织内见低分化腺癌，结合免疫组化考虑肺来源。免疫组化：CK（＋）、EMA（＋）、TTF-1（＋）、P40（－）、NapsinA（－）、CK5/6（－）、Sy（－）、CD56（－）、ALK（D5F3）（－）、Ki-67（＋，40%）；组织 NGS 基因检测：EGFR Ex21 L858R 突变（丰度 1.2%），TP53 突变（丰度 7.55%）。

既往史：吸烟史 80 包/年，否认饮酒史，无肿瘤家族病史。既往有乙肝小三阳病史 1 余年，口服"恩替卡韦"治疗中，HBV DNA 阴性。

（二）体格检查

一般情况可，PS 评分＝1 分，生命体征平稳，浅表未见肿大淋巴结，两肺呼吸音粗，未闻及明显干湿性啰音，腹软，无压痛，无肾区叩击痛。

（三）诊断

右肺上叶腺癌伴双侧肾上腺、脑、骨转移（$cT_{2a}N_0M_{1c}$ ⅣB 期），EGFR L858R 突变。

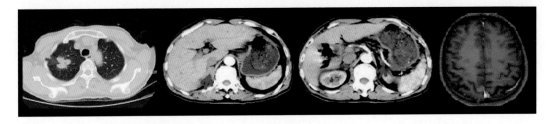

病例 24 图 1　基线 CT 影像（2021-06-20）

二、诊治经过

（一）一线治疗

患者符合一项"评估高剂量甲磺酸阿美替尼一线治疗 EGFR 敏感突变的晚期 NSCLC 伴脑转移患者的有效性及安全性：前瞻性、开放标签、多中心、单臂临床实验（ACHIEVE 研究）"的入组条件，2021 年 7 月 7 日起口服阿美替尼 165mg 1 次 / 日靶向治疗。患者 L_2 椎体压缩性骨折，2021 年 6 月 28 日行 L_2 椎体骨水泥成形术，治疗后患者腰部疼痛明显好转。靶向治疗 1 个月后，2021 年 8 月 2 日复查胸腹部增强 CT 及颅脑增强 MRI，疗效评估 SD，继续靶向治疗。2021 年 9 月 29 日复查胸腹部增强 CT 示（对照 2021-08-02，病例 24 图 2）：右肺上叶周围型肺癌（3.2cm×2.7cm），部分层面较前稍饱满，请随诊。左肾上腺结节影较前增大，右侧膈肌脚肿块侵犯右肾上腺、右肝边缘，较前增大（7.1cm×5.0cm），考虑转移。L_2 椎体密度不均匀，骨转移治疗后改变，建议随访。颅脑增强 MRI 示：右顶叶占位灶（大小约为 1.3cm×1.1cm），结合病史，考虑

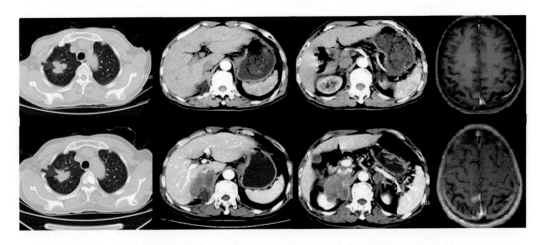

病例 24 图 2　复查胸腹部增强 CT 及颅脑增强 MRI 示转移灶较前增大（2021-09-29）

脑转移瘤，较前相仿。疗效评估 PD，予出组临床研究。

患者靶向治疗期间，出现肌酸激酶升高 2 级，无四肢酸痛，未予特殊处理。

（二）二线治疗

患者右肺腺癌伴骨、脑、肾上腺多发转移，EGFR L858R 突变，一线阿美替尼靶向治疗后进展。根据国内外指南推荐，2021 年 10 月 7 日至 2021 年 12 月 11 日行 4 周期培美曲塞联合卡铂联合贝伐珠单抗方案标准剂量化疗，2 周期后疗效评估 SD。4 周期后（2021-12-28，病例 24 图 3）复查胸腹部增强 CT 示：右上肺占位灶，较前（2021-11-17 CT 片）增大，大小约 3.3cm×5.5cm；L_2 椎体密度不均匀，范围较前相仿；左肾上腺转移瘤较前增大；右侧膈肌脚肿块，局部侵犯右肾上腺、右肝边缘，病灶较前饱满，大小约 7.5cm×4.8cm。颅脑增强 MRI 示：右侧顶叶近中线旁强化灶，较前略缩小，直径约 1.0cm。总体疗效评估 PD（肺内进展）。

二线治疗中，患者出现白细胞及中性粒细胞 3 度下降，经升白治疗后恢复；感乏力，CTCAE 2 级，经对症治疗后恢复不明显。

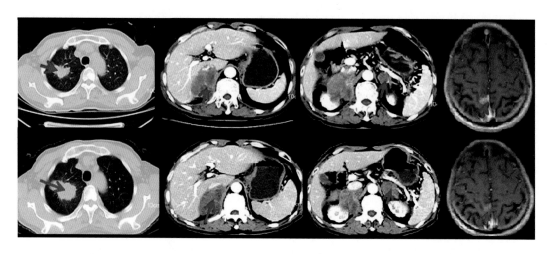

病例 24 图 3　二线化疗联合抗血管药物治疗 4 周期后，肺内病灶再次进展

（三）三线治疗

患者二线治疗后乏力持续，考虑患者耐受性，三线给予白蛋白紫杉醇单药化疗联合信迪利单抗治疗，2021 年 12 月 30 日、2022 年 1 月 20 日行第 1 ~ 2 周期治疗，2 周期后（2022-02-09）复查胸腹部增强 CT 示：右上肺占位灶，较前明显缩小，大小约 3.0cm×1.8cm；L_2 椎体密度不均匀，范围较前相仿；左肾上腺转移瘤较前缩小；右侧膈肌脚肿块，局部侵犯右肾上腺、右肝边缘，病灶较前缩小，大小约 4.2cm×1.8cm。颅脑增强 MRI 示：右侧顶叶近中线旁强化灶，对比前片略缩小，直径约 0.8cm。总体疗效评估 PR（病例 24 图 4）。2022 年 2 月 10 日、2022 年 3 月 4 日继续第 3 ~ 4 周期原方

案治疗，4周期治疗后疗效持续PR。

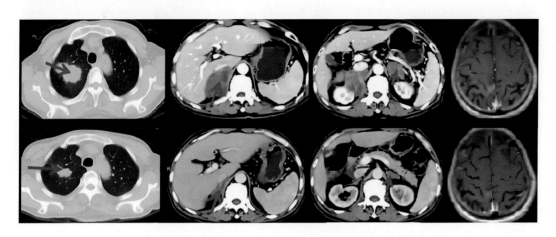

病例24图4　三线化免治疗前后影像对比

（四）免疫治疗相关性肝炎

1. 科内会诊　患者2022年3月28日来院复查，查体见两侧巩膜黄染，皮肤黄染伴轻微瘙痒，生化提示：总胆红素160.6μmol/L，直接胆红素130.2μmol/L，间接胆红素30.4μmol/L，谷丙转氨酶257U/L，谷草转氨酶193U/L。患者否认饮酒史、长期药物使用史，为明确诊断进一步完善病史及相关检查：①再次详细询问病史，排除酒精性肝病、其他药物引起的肝损伤；②请放射科会诊，排除肝大、肝硬化、脂肪肝、肝内新发占位、胆管梗阻等；③患者既往乙肝表面抗原阳性，再次复查HBV DNA阴性，并排除其他类型病毒型肝炎可能；④自身抗体检测提示抗核抗体、抗平滑肌抗体，抗中性粒细胞质抗体，核小体抗体等均阴性。经鉴别诊断，排除酒精性肝损伤、其他药物性肝损害、病毒性肝炎及自身免疫性肝炎，患者诊断：免疫治疗相关性肝炎，混合型，CTCAE 3级。

根据NCCN免疫治疗相关毒性的管理指南（2022年V1版），2022年3月28日起予甲强龙60mg、2次/日静脉滴注（2mg/kg）治疗，同时给予异甘草酸镁、谷胱甘肽护肝降酶治疗，腺苷蛋氨酸、熊去氧胆酸退黄治疗，激素治疗期间给予奥美拉唑护胃，并口服维生素D及钙剂。2mg/kg激素剂量治疗6天后，复查生化示胆红素及肝酶持续下降（均下降至CTCAE 2级），遂于2022年4月3日起下调激素剂量为甲强龙40mg、2次/日（1.5mg/kg）静脉滴注，并继续降酶退黄治疗。激素减量治疗3天后，2022年4月6日复查生化提示：总胆红素165.1μmol/L，直接胆红素132.9μmol/L，间接胆红素32.2μmol/L，谷丙转氨酶65U/L，谷草转氨酶99U/L。胆红素较前上升明显，再次回升至CTCAE 3级，肝酶继续下降，CTCAE 1级，遂请肝病科会诊。

2. 肝病科医师会诊　结合患者既往病史及治疗史，同意免疫治疗相关性肝炎诊断，该患者为混合型肝损伤，且在激素治疗后出现胆酶分离的情况，考虑该患者为激素难治性肝炎。根据 NCCN 及 CSCO 指南，针对激素难治性肝炎患者，均建议避免应用英夫利昔单抗，可考虑使用免疫调节剂，如吗替麦考酚酯、他可莫司或硫唑嘌呤。建议加用吗替麦考酚酯 500mg、2 次 / 日口服，继续甲强龙 40mg、2 次 / 日静脉滴注。

后续诊疗：2022 年 4 月 6 日起予免疫调节剂联合激素治疗，吗替麦考酚酯 500mg、2 次 / 日口服＋甲强龙 40mg、2 次 / 日静脉滴注。治疗 4 天后，2022 年 4 月 10 日生化结果示：总胆红素 158.5μmol/L，直接胆红素 130.1μmol/L，间接胆红素 28.4μmol/L，谷丙转氨酶 72U/L，谷草转氨酶 134U/L。胆红素较前稍有下降，继续原方案治疗。2022 年 4 月 12 日即治疗 6 天后，复查示胆红素再次升高，肝酶较前相仿，考虑患者病情加重与激素减量相关，遂重新上调甲强龙剂量至 60mg、2 次 / 日（2mg/kg）静脉滴注，并继续口服吗替麦考酚酯 500mg、2 次 / 日及降酶退黄治疗；患者大剂量激素治疗近 2 周，予加用磺胺甲恶唑（SMZ）预防卡氏肺孢子虫感染。

3. 浙一医院感染病科会诊 激素加量治疗 3 天后，2022 年 4 月 15 日复查结果示胆红素仍持续升高，请浙一医院感染病科医师会诊：结合患者既往病史及治疗史，考虑为激素抵抗性免疫相关性肝炎，在应用吗替麦考酚酯 500mg、2 次 / 日联合激素治疗未见好转，吗替麦考酚酯起效较慢，需要较长时间达到稳定的免疫抑制作用，建议上调剂量为 1000mg、2 次 / 日，如果经济情况允许可考虑加用丙种球蛋白联合治疗，并继续加强护肝退黄静脉治疗。

后续诊疗：遵循会诊专家建议，2022 年 4 月 16 日起上调吗替麦考酚酯剂量为 1000mg、2 次 / 日，并继续甲强龙 60mg、2 次 / 日静滴及降酶退黄治疗。3 日后再次复查生化：总胆红素 269.6μmol/L，直接胆红素 239.8μmol/L，间接胆红素 29.8μmol/L，谷丙转氨酶 50U/L，谷草转氨酶 99U/L。患者胆红素仍继续升高，经与患者及家属沟通，于 2022 年 4 月 19 日起加用人免疫球蛋白 20g、1 次 / 日静脉滴注。"人免疫球蛋白＋甲强龙＋吗替麦考酚酯"三联方案治疗 3 天后，2022 年 4 月 23 日患者胆红素较前有所下降，评估治疗有效，吗替麦考酚酯开始发挥效用。2022 年 4 月 24 日评估患者病情后停用人免疫球蛋白，2022 年 4 月 26 日复查生化，患者胆红素持续下降，提示免疫性肝炎得到控制，遂下调甲强龙剂量为 40mg、1 次 / 日静脉滴注，继续吗替麦考酚酯 1000mg、2 次 / 日口服，持续降酶退黄预防感染等对症支持治疗。

调整剂量治疗 8 天后，2022 年 5 月 5 日患者生化结果提示胆红素继续下降，肝酶基本正常，予以出院，出院后改甲强龙为甲泼尼松片 40mg、1 次 / 日口服联合吗替麦考酚酯 1000mg、2 次 / 日口服治疗，并配合口服护肝降酶退黄预防感染等药物治疗。后患者规律复查肝功能，逐步下调甲泼尼松片及吗替麦考酚酯剂量，2022 年 7 月 18 日复查生化：总胆红素 35.1μmol/L，直接胆红素 31.2μmol/L，间接胆红素 3.9μmol/L，谷丙转氨酶 65U/L，谷草转氨酶 63U/L，胆红素及肝酶指标基本正常，停用激素及吗替麦考酚酯，继续口服护肝及退黄药物治疗。

治疗前后胆红素及肝酶变化见病例24图5。

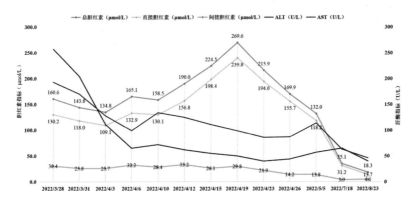

病例 24 图 5 治疗前后胆红素及肝酶变化趋势图

（五）诊疗结局与随访

患者 2022 年 8 月 23 日复查肝功能：总胆红素 18.3μmol/L，直接胆红素 13.7μmol/L，间接胆红素 4.6μmol/L，谷丙转氨酶 40U/L，谷草转氨酶 46U/L。查体巩膜及皮肤无黄染，无腹痛腹胀等不适，临床评估免疫性肝炎治愈。

因免疫相关性肝炎暂停治疗 3 个月余，2022 年 6 月 23 日复查胸腹部增强 CT（病例 24 图 6）示：右上肺占位灶，较前（2022-03-24）缩小，大小约 2.7cm×1.4cm。左肾上腺转移瘤较前缩小。右侧膈肌脚旁软组织影，局部侵犯右肾上腺、右肝边缘，病灶较前缩小，大小约 2.5cm×1.4cm。颅脑 MRI 示：右侧顶叶近中线旁异常信号灶，较前略缩小，直径约 0.5cm，强化不明显。影像学提示肿瘤病灶仍持续缩小，疗效评估为持续 PR。

随访至截稿日期，患者免疫性肝炎未见复发，全身肿瘤病灶控制稳定。

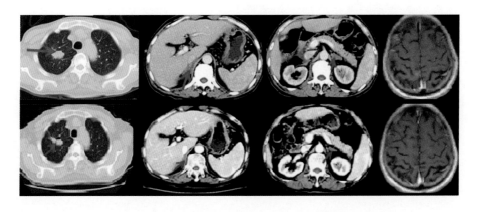

病例 24 图 6 免疫治疗暂停 3 个月前后影像学对比

三、病例小结

该患者初诊为右肺上叶腺癌伴双侧肾上腺、脑及骨转移，cT2aN0M1c ⅣB 期，EGFR Ex21 L858R 突变，一线行阿美替尼靶向治疗，最佳疗效 SD，PFS 仅 2.8 月，考虑为 EGFR-TKI 原发耐药；二线改行培美曲塞联合卡铂联合贝伐，最佳疗效 SD，PFS 也不理想，仅 3 个月；三线予白蛋白总紫杉醇联合信迪利单抗治疗，最佳疗效 PR（缩小 49.4%），截止末次随访时间 PFS 已达 6 个月，但免疫治疗 4 周期后出现 3 级免疫治疗相关性肝损伤，经激素、免疫抑制剂及人免疫球蛋白治疗后基本恢复正常。治疗过程汇总见病例 24 图 7。

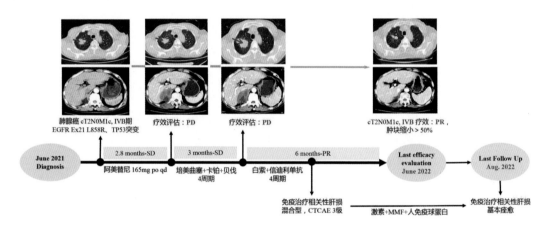

病例 24 图 7　患者治疗流程图

四、诊疗经验总结

目前针对激素难治性免疫治疗相关性肝损伤，NCCN、ESMO、CSCO 等指南[1~3]均推荐使用免疫抑制剂如吗替麦考酚酯、他可莫司或硫唑嘌呤，应避免应用英夫利昔单抗。但免疫抑制剂起效时间偏长，在免疫抑制剂治疗前期往往伴随着胆红素的继续升高。结合该病例，我们认为在二线免疫抑制剂治疗中不应着急更换三线免疫抑制剂，应根据相关指标和患者一般情况判断是否无效，免疫抑制剂使用在激素使用评估无效后应尽早开始，且剂量应充分，同时可尽早联合人免疫球蛋白使用。

五、亮点思辨

免疫治疗相关性肝损伤（IMH）是免疫治疗中较为常见的不良反应，其平均发生率在 8% 左右 [4~6]。不同免疫药物及联合治疗方案发生免疫治疗相关性肝损伤的概率差异较大，2020 年的一项系统分析显示任何级别的 IMH 发生率在 PD-1 抑制剂中最低（0.7% ~ 2.1%），在 PD-L1 抑制剂和标准剂量 CTLA-4 抑制剂中居中（0.9% ~ 12%），在联合 CTLA-4/PD1 抑制剂（13%）和高剂量 CTLA4（16%）抑制剂治疗中最高。其中，3 级和 4 级 IMH 的总发生率为 0.6% ~ 11%，而高剂量 CTLA-4 抑制剂中更常见 [5]。其他免疫治疗相关肝毒性发生的危险因素还包括肝脏的基础状态、肝脏肿瘤、自身免疫性肝病等，而慢性病毒性肝炎是否会增加免疫治疗相关肝毒性发生，目前尚无定论。IMH 发生时间一般在免疫治疗后的数周至数月，中位时间为 6 ~ 14 周 [7]，而双免联合治疗导致 IMH 出现的时间可能更早，且持续时间也可能更长 [8]。

IMH 发生的机制目前仍不十分清楚，肝脏作为免疫耐受器官，PD-L1/PD-1 通路及 CTLA-4 可通过调节 CD_8^+ T 淋巴细胞活化和凋亡从而帮助维持耐受性。因此，这些信号通路的阻断可打破针对自身抗原的免疫耐受，进而导致 T 细胞过度活化造成正常肝组织的损伤 [9~10]。另外，CD_4^+ T 细胞亚群如 Treg、B 细胞亚群等也发现可能与 IMH 相关 [11]。最近一项研究发现组织驻留的 Kupffer 细胞在 ICIs 作用下可产生 IL-12，进而招募大量中性粒细胞从而导致肝脏组织损伤 [12]。

IMH 为排除性诊断，免疫治疗中一旦出现肝功能损伤，应全面了解患者的用药史、饮酒史、病毒性肝炎史及其他肝病史等，同时进一步完善实验室指标如自身抗体、感染指标等，还应排除肝脏新发占位等引起的胆管梗阻等情况，在排除了其他可能造成肝功能异常原因后，可诊断 IMH。而 IMH 治疗应依据 CTCAE 分级采取差异性处理策略，皮质类固醇可抑制 T 淋巴细胞和巨噬细胞等炎症细胞的活化和增生，从而起到免疫抑制作用。因此，在 2 级及以上的 IMH 中，NCCN、ESMO 及 CSCO 指南均推荐激素作为首选的免疫抑制药物。

而对于激素难治性肝损伤处理，不推荐英夫利昔单抗治疗肝炎不良反应，因英夫利昔单抗有导致肝衰竭的潜在风险 [13]，而应选择其他免疫抑制药物，如吗替麦考酚酯、他可莫司或硫唑嘌呤等。研究发现吗替麦考酚酯可作用于鸟嘌呤核苷酸达到抑制 T、B 细胞增生的作用，从而抑制过度活化的免疫应答及自身抗体产生 [14]。但需要指出的是，这些免疫抑制药物起效时间较晚，在治疗早期阶段可能仍出现肝酶或胆红素的继续升高。结合该病例，我们认为在二线免疫抑制剂治疗中不应着急更换三线免疫抑制剂，因根据相关指标和患者一般情况判断是否需要调整。二线免疫抑制剂使用在激素使用评估无效后应尽早开始，且剂量应充分。人免疫球蛋白可抑制自身抗体及补体产生，抑制 Fc 受体、抑制 T 细胞过度活化等多种抑制，发挥免疫调节作用，因此在二线免疫抑制剂使用同时可尽早联合人免疫球蛋白，可能起到协同效果。目前 NCCN 指南并未包含三线免疫抑制治疗的推荐药物，但 ESMO 指南提出 1 例 Ipilimumab 引起的对激素及 MMF 抵抗的肝炎患者应用抗胸腺细胞免疫球蛋白（ATG）治疗成功的病例，同时指出，激素治疗失败、疾病快速进展、器官功能衰竭是考虑 ATG 治疗的主要原因[2]。另外，需要警惕的是，即使转氨酶或胆红素水平降至正常，临床上仍观察到肝酶或胆红素水平反弹甚至发生急性重型肝炎的病例。所以肝功能恢复后仍需关注患者的临床表现和血清学检测结果。

六、专家点评

该病例为肺癌免疫治疗后出现 3 级混合型免疫相关性肝损伤的患者，激素治疗后表现为胆酶分离情况，考虑为激素难治性免疫治疗相关性肝损伤，在激素联合吗替麦考酚酯及人免疫球蛋白治疗后，肝功能逐渐恢复正常，且患者治疗暂停 3 个月后，仍显示肿瘤持续缩小的情况。基于该病例，有以下几点思考：

1. 免疫治疗相关性肝炎在激素治疗后，如果出现胆酶分离情况，往往提示更差的预后，应尽快联合免疫抑制剂。

2. 在处理激素难治性免疫治疗相关性肝炎时，应尽快使用除英夫利昔单抗以外的其他免疫抑制药物，如吗替麦考酚酯、他可莫司或硫唑嘌呤等。但这些药物起效较慢，在应用多少时间后评估其效果，目前仍没有指南的规范，仍需真实世界的数据解答。如果其中一种免疫抑制剂无效，可考虑尝试更换其他免疫抑制剂，但不建议联合使用。

3. 人免疫球蛋白与上述免疫抑制剂作用机制迥异，在激素难治性 IMH 中，可考虑与免疫抑制剂联合使用，可能起到协同作用。

4. 如何筛选及尽早识别免疫治疗相关性肝炎，最近研究显示 IL-12 可能发挥重要作用，能否通过监控外周血 IL-12 水平，尽早发现免疫相关性肝损伤还需要在临床研究中验证。

（病案整理：李　晖　浙江省肿瘤医院）

（点评专家：李　晖　浙江省肿瘤医院）

（审核专家：范　云　浙江省肿瘤医院）

参考文献

[1]Thompson JA，Schneider BJ，Brahmer J，et al.Management of immunotherapy-related toxicities，version 1.2022，NCCN clinical practice guidelines in oncology[J].J Natl Compr Canc Netw，2022，20（4）：387-405.

[2]Haanen J，Obeid M，Spain L，et al.ESMO guidelines committee.Management of toxicities from immunotherapy：ESMO clinical practice guideline for diagnosis，treatment and follow-up[J].Ann Oncol，2022，11（22）：04187-4.

[3]赫捷,李进,程颖,等.中国临床肿瘤学会(CSCO)免疫检查点抑制剂相关的毒性管理指南(2版)[M].北京：人民卫生出版社，2021，52-59.

[4]Miah A，Tinoco G，Zhao S，et al.Immune checkpoint inhibitor-induced hepatitis injury：risk factors，outcomes，and impact on survival[J].J Cancer Res Clin Oncol，2022，Online ahead of print.

[5]Peeraphatdit TB，Wang J，Odenwald MA，et al.Hepatotoxicity from immune checkpoint inhibitors：a systematic review and management recommendation[J].Hepatology，2020，72（1）：315-329.

[6]Remash D，Prince DS，McKenzie C，et al.Immune checkpoint inhibitor-related hepatotoxicity：a review[J].World J Gastroenterol，2021，27（32）：5376-5391.

[7]Mok TSK，Wu YL，Kudaba I，et al.Pembrolizumab versus chemotherapy for previously untreated，PD-L1-expressing，locally advanced or metastatic non-small-cell lung cancer（KEYNOTE-042）：a randomised，open-label，controlled，phase 3 trial[J].Lancet，2019，393（10183）：1819-1830.

[8]Hasegawa S，Ikesue H，Nakao S，et al.Analysis of immune-related adverse events caused by immune checkpoint inhibitors using the japanese adverse drug event report database[J].Pharmacoepidemiol Drug Saf，2020，29（10）：1279-1294.

[9]Mak A，Uetrecht J.The combination of Anti-CTLA-4 and PD1-/-Mice unmasks the potential of isoniazid and nevirapine to cause liver injury[J].Chem Res Toxicol，2015，28（12）：2287-2291.

[10]Keir ME，Liang SC，Guleria I，et al.Tissue expression of PD-L1 mediates peripheral T cell tolerance[J].J Exp Med，2006，203（4）：883-995.

[11]Shojaie L，Ali M，Iorga A，et al.Mechanisms of immune checkpoint inhibitor-mediated liver injury[J].Acta Pharm Sin B，2021，11（12）：3727-3739.

[12]Siwicki M，Gort-Freitas NA，Messemaker M，et al.Resident kupffer cells and neutrophils drive liver toxicity in cancer immunotherapy[J].Sci Immunol，2021，6（61）：eabi7083.

[13]Bessone F，Bjornsson ES.Checkpoint inhibitor-induced hepatotoxicity：role of liver biopsy

and management approach[J].World J Hepatol，2022，14（7）：1269-1276.

[14]Bruera S，Suarez-Almazor ME.The effects of glucocorticoids and immunosuppressants on cancer outcomes in checkpoint inhibitor therapy[J].Front Oncol，2022，12：928390.

病例 25　免疫相关性肺炎的临床诊治历程

一、病历摘要

（一）病史介绍

患者男性，70 岁，因"发现左上肺占位 1 天"于 2020 年 12 月 29 日就诊于浙江省肿瘤医院，行胸腹部增强 CT 检查示：右肺上叶尖后段见大小约 3.2cm×1.9cm 肿块影，肺癌原发灶考虑；双锁骨上、左侧腋窝、纵隔及双肺门多发肿大淋巴结，大者短径约1.4cm，考虑转移；部分胸椎椎体及附件密度增高，倾向转移。颈部淋巴结超声示：左下颈及左侧锁骨上肿大淋巴结，较大者大小约 2.5cm×1.2cm，转移考虑。骨 ECT 示：第 5、6、10 胸椎、右侧肩胛骨、左侧髂骨、右侧髋臼、右侧股骨近端可见放射性浓聚影，骨转移考虑。颅脑增强 MRI 示：未见明显占位征象。左锁骨上淋巴结穿刺病理示：纤维、淋巴组织内见转移或浸润性低分化（腺）癌。穿刺组织基因检测（NGS- 组织）：未见基因变异。

患者诊断为右肺腺癌伴左侧腋窝淋巴结、多发骨转移，$cT_2N_3M_{1c}$ ⅣB 期。成功入组一项评价培美曲塞＋铂类化疗药物＋帕博利珠单抗（MK-3475）联合或不联合仑伐替尼（E7080/MK-7902）作为转移性非鳞状非小细胞肺癌患者一线治疗方案的安全性和有效性的随机、安慰剂对照Ⅲ期试验（LEAP-006）。2021 年 1 月 14 日至 2021 年 4 月9 日行一线 5 周期帕博利珠单抗＋仑伐替尼 / 安慰剂＋培美曲塞＋卡铂联合方案治疗。2、4 周期疗效评估 PR（－44%）。2021 年 4 月 30 日患者自述近 10 天来无明显诱因下出现咳嗽咳痰，伴胸闷气急，活动后上述症状加重。急查动脉血气分析：血液 pH 7.51，PaO_2 62mmHg，$PaCO_2$ 37mmHg，血氧饱和度 88%，予鼻导管吸氧后症状缓解。完善实验室检查：白细胞计数 $4.9×10^9$/L，中性粒细胞计数 $3.3×10^9$/L，血红蛋白 91g/L，超敏 C 反应蛋白62.12mg/L，降钙素原 0.05ng/ml，D- 二聚体 810.0ng/ml。胸部平扫 CT 示：左肺上叶尖后段肺癌原发灶，较前相仿；两肺上叶、右肺下叶新出现炎性改变。结合患者病史，考虑免疫相关性肺炎，CTCAE 2 级。初始予甲强龙 80mg 静脉滴注、2 次 / 日（2mg/kg）抗感染治疗 4 天后，患者症状较前减轻，未吸氧下血氧饱和度 93% ～ 94%，复查动脉血气分析：血液 pH 7.51，PaO_2 72mmHg，$PaCO_2$ 39mmHg，血氧饱和度 94%。继续鼻导管吸氧，激素减量至 60mg 静脉滴注 2 次 / 日（1.5mg/kg）治疗 3 天。2021 年 5 月 6 日复查 CT 提示两肺炎症较前好转，考虑治疗有效。患者主诉无胸闷气急、偶有咳嗽咳痰，未吸氧下血氧饱和度 96%。复查动脉血气分析：血液 pH 7.49，PaO_2 81mmHg，$PaCO_2$ 31mmHg，血氧饱和度 97%。2021 年 5 月 7 日改醋酸泼尼松片 80mg、1 次 / 日口服抗感染治疗，嘱每周减少泼尼松片剂量 20mg，同时给予奥美拉唑护胃，碳酸钙及维生素 D 预防骨质疏松。激素治疗前后 CT 影像变化见病例 25 图 1。

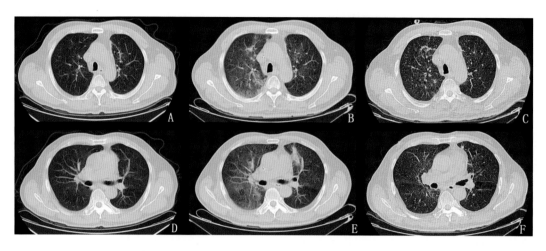

病例 25 图 1　免疫相关性肺炎激素治疗前后 CT 对比

A、D：2021-04-07 肺炎发生前；B、E：2021-04-30 出现免疫性肺炎；C、F：2021-05-06 激素治疗 1 周后

2021 年 5 月 20 日（出院后 2 周），激素减量至 40mg、1 次 / 日口服维持 2 天。患者感乏力、胸闷气促症状较前逐渐加重，2022 年 5 月 25 日患者出现发热，体温最高 38.6℃，就诊我院。血气分析：pH 7.48，血氧饱和度 93%，PaO_2 62mmHg，$PaCO_2$ 34mmHg。血常规：白细胞 7.3×10^9/L，中性粒细胞计数 7.0×10^9/L，中性粒细胞百分比 95.8%，超敏 C 反应蛋白 173.63mg/L，降钙素原 0.83ng/ml。并送检血培养。2021 年 5 月 25 急诊胸部平扫 CT 示：左肺上叶尖后段病灶，较前大致相仿；两肺纵隔旁为主炎性改变，较前稍增多（病例 25 图 2）。

既往史：重度吸烟者，吸烟 60 包 / 年。

（二）体格检查

一般情况欠佳，PS 评分 = 2 分。生命体征尚平稳，体温 37.1℃，心率 145 次 / 分，呼吸 20 次 / 分，血压 92/66mmHg，血氧饱和度 96%。双锁骨上可触及黄豆大小、质硬、多发肿大淋巴结，听诊心脏无殊，两肺呼吸音低，两肺可闻及干性啰音，左肺可闻及湿性啰音。

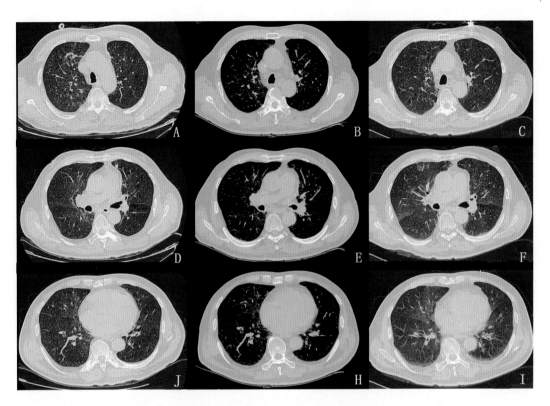

病例 25 图 2　胸部平扫 CT 提示双肺炎症较前加重（2021-05-25）

A、D：2021-05-06；B、E：2021-05-17；C、F：2021-05-25

（三）初步诊断

1. 肺炎，免疫相关性？感染？
2. 左上肺腺癌伴左侧腋窝淋巴结、多发骨转移，$cT_{1b}N_3M_{1c}$ ⅣB 期，基因野生型。

二、诊治经过

（一）重症医学科医师会诊（2022-05-25）

患者为左上肺腺癌伴骨转移，一线免疫联合化疗方案治疗 4 周期后出现免疫相关性肺炎，予激素治疗 2 周后症状及 CT 影像学表现均提示肺炎好转。目前为激素治疗第 4 周，已减量为泼尼松片 40mg、1 次 / 日口服，近 5 天患者自觉乏力明显，今突发胸闷气促，汗出明显，听诊两肺可闻及哮鸣音。实验室检查示白细胞及中性粒细胞稍高，超敏 C 反应蛋白及降钙素原基本正常，肿瘤标志物较 1 个月前升高（29.14ng/ml → 47.38ng/ml）。胸部平扫 CT 提示左上肺原发灶及远处转移灶较前相仿；纵隔旁炎性改变，较前进展。结合患者影像学表现，近期症状加重基本除外肿瘤进展，目前首先考虑间质性肺炎，免疫相关性肺炎。建议：①继续激素治疗，必要时醋酸泼尼松片加量至 60mg/d；②预防剂量使用复方磺胺甲恶唑片（SMZ）1 片，1 次 / 日口服；③加用莫西沙星针 0.4g、1 次 / 日静脉注射覆盖非典型病原体治疗。

治疗及转归：遵循会诊意见执行，2021 年 5 月 25 起醋酸泼尼松片加量至 30mg、2 次 / 日口服，同时予莫西沙星针 0.4g、1 次 / 日静脉注射，预防剂量使用 SMZ 1 片，1 次 / 日口服抗感染治疗。患者胸闷气促症状逐渐加重，每日仍有高热，体温最高 38.8℃，2022 年 5 月 27 日复查血常规：中性粒细胞计数 7.0×10^9/L，中性粒细胞百分比 95%；超敏 C 反应蛋白 173.63mg/L，血气分析：pH 7.50，血氧饱和度 88%，PaO_2 49mmHg，$PaCO_2$ 33mmHg。2022 年 5 月 27 日复查胸部平扫 CT 示双肺多发炎症，较前片明显，免疫相关性肺炎不能除外（病例 25 图 3）。

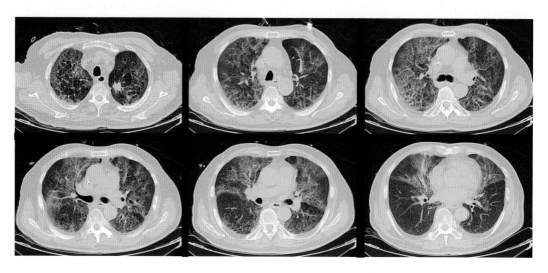

病例 25 图 3　复查胸部平扫 CT（2021-05-27）

（二）浙一医院呼吸内科医师会诊（2022-05-27）

评估患者目前出现 Ⅰ 型呼吸衰竭，症状较前加重，炎症指标较前明显升高，结合患者胸部 CT 分析肺部继发性感染不能除外，但目前病原体未明确。建议：①扩大抗菌谱治疗，加用泰能增强抗感染，更昔洛韦抗病毒治疗，卡泊芬净、SMZ 治疗剂量抗真菌治疗；②大剂量激素冲击治疗 3 ～ 5 天；③加用人免疫球蛋白针 3 ～ 5 天；④如病情允许可考虑行支气管镜肺泡灌洗，灌洗液标本送检宏基因检测，如不允许，可考虑血标本送检宏基因检测；⑤对症支持治疗。

治疗及转归：2021 年 5 月 27 日起予 SMZ 3 片、1 次 / 日口服，泰能 0.5g 静脉注射 1 次 /8 小时，更昔洛韦 0.3g 静脉注射 1 次 /12 小时，卡泊芬净 50mg 静脉注射 1 次 / 日（首剂 70mg），甲强龙针 80mg 静脉注射 2 次 / 日；人免疫球蛋白针 30g 静脉注射 1 次 / 日；

联合莫西沙星 0.4g 静脉注射 1 次 / 日广谱抗感染治疗。因患者无法耐受支气管镜下肺泡
灌洗，标本取样困难，采集血标本送检 G 实验。2021 年 5 月 28 日患者感气促较前稍缓
解，超敏 C 反应蛋白 198.49mg/L。继续原方案治疗后，2021 年 5 月 30 日患者自觉胸闷
气急较前持续加重，储氧面罩 5L/min 吸氧下血氧饱和度 94% ~ 95%。实验室检查：白
细胞计数 2.0×10^9/L，中性粒细胞计数 1.8×10^9/L，超敏 C 反应蛋白 31.12mg/L，降钙素
原 0.17ng/ml。炎症指标较前明显下降，复查 CT 见双肺炎症，较前片范围增大，渗出性
改变较前明显（病例 25 图 4）。

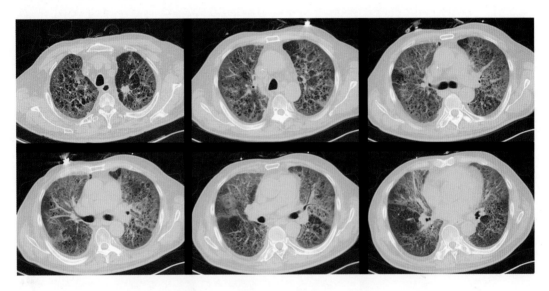

病例 25 图 4　胸部平扫 CT（2021-05-30）

（三）北京协和医院呼吸与危重症医学科医师远程会诊（2022-05-30）

结合患者长期大剂量激素用药史，首先考虑继发耶氏肺孢子菌感染。实践证明耶
氏肺孢子菌肺炎治疗初期 3 ~ 5 天，症状及影像学表现仍会持续加重，一般在 8 天左右
评估治疗反应。患者目前使用治疗剂量 SMZ 仅 3 天，症状及体征较前加重，且急诊 CT
提示两肺纵隔旁炎性改变，较前明显，但炎症指标较前明显好转。因此目前患者仍考虑
继发性真菌感染，耶氏肺孢子菌肺炎可能大，应继续足剂量抗菌治疗，尽可能完善病原
学检测。建议：①下调甲强龙剂量为 40mg 静脉注射 2 次 / 日，余继续卡泊芬净、泰能、
SMZ、丙种球蛋白、更昔洛韦原剂量治疗；②患者无法耐受支气管镜下肺泡灌洗，可采
用 3% 氯化钠盐水雾化诱导排痰后送病原学 NGS 检测；③对症支持治疗。

治疗与转归：经上述治疗后患者病情逐渐缓解，2021 年 5 月 31 日 G 实验真菌葡聚
糖 414.43pg/ml，提示真菌感染。2021 年 6 月 1 日痰液基因检测结果示耶氏肺孢子菌相对
丰度 0.35%，确诊为耶氏肺孢子菌肺炎，继续同前治疗。治疗 8 天后，2022 年 6 月 4 日
患者诉胸闷气急较前明显好转，改鼻导管 4L/min 吸氧，血氧饱和度 96%，心电监护示

生命体征正常且平稳。双肺听诊湿性啰音减少。实验室检查：白细胞 3.3×10^9/L，中性粒细胞计数 3.0×10^9/L，中性粒细胞百分比 90.7%，超敏 C 反应蛋白 16.36mg/L；动脉血气分析（未吸氧下）血 pH 7.48，PaO_2 51mmHg，$PaCO_2$ 36mmHg，血氧饱和度 88%。胸部平扫 CT 示：双肺炎症，较前片有吸收好转。治疗 2 周后，2022 年 6 月 10 日患者仅诉稍感乏力，无胸闷气急等不适，未吸氧下血氧饱和度 93% ~ 94%。实验室检查：白细胞计数 4.0×10^9/L，中性粒细胞计数 3.2×10^9/L，中性粒细胞百分比 80.8%，超敏 C 反应蛋白 11.26mg/L；动脉血气分析（未吸氧下）血 pH 7.50，PaO_2 67mmHg，$PaCO_2$ 35mmHg，血氧饱和度 92%。胸部平扫 CT 示双肺炎症较前继续吸收（病例 25 图 5、病例 25 图 6），予带药出院。

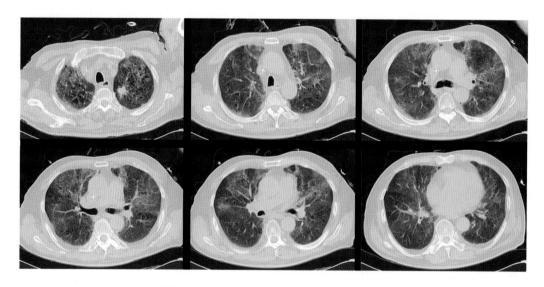

病例 25 图 5　胸部平扫 CT（2021-06-04）

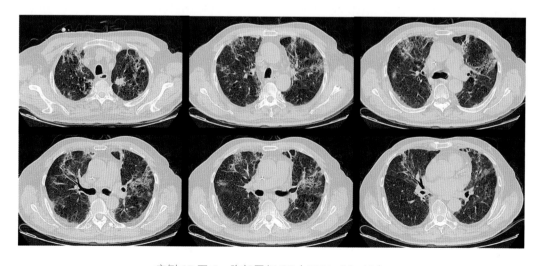

病例 25 图 6　胸部平扫 CT（2021-06-10）

（四）诊疗结局与随访

患者出院后继续口服 SMZ 3 片 1 次 / 日巩固 2 周，醋酸泼尼松片 20mg、1 次 / 日（嘱每周减少泼尼松片剂量 10mg）。后定期复查 CT，肺部炎症均较前好转，2021 年 8 月 30 日复查 CT 示炎症基本吸收，患者已无咳嗽咳痰，发热畏寒等不适，临床评估肺炎治愈。

患者因肺炎暂停抗肿瘤治疗 2 个月余，2021 年 7 月 17 日复查癌胚抗原明显升高，胸腹增强 CT 显示骨进展，由于无法耐受化疗，二线予安罗替尼 12mg、1 次 / 日口服靶向治疗，期间复查癌胚抗原仍进行性升高，2021 年 8 月 30 日复查 CT 显示胸椎椎体及附件密度升高，考虑 T_{10} 椎体进展，行 T_{10} 局部姑息性放疗。2022 年 1 月 10 日盆腔 MRI 显示骨盆、骶椎及双侧股骨头多发转移瘤，肿瘤再次进展，2022 年 1 月 10 日复查盆腔 MRI 显示骨盆、骶椎及双侧股骨头多发转移瘤，肿瘤再次进展。2022 年 2 月 11 日起三线行 4 周期白蛋白结合型紫杉醇＋卡铂＋贝伐珠单抗治疗方案，2、4 周期疗效评估 SD，后行贝伐珠单抗维持治疗，末次治疗时间 2022 年 7 月 25 日（病例 25 图 7），随访至截稿日期，患者肺炎未见复发，肿瘤控制稳定。

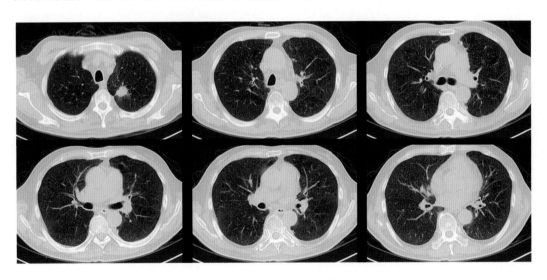

病例 25 图 7　胸部增强 CT（2022-07-25，肺窗）

三、病例小结

该患者首诊为右肺腺癌伴左侧腋窝淋巴结及多发骨转移，$cT_2N_3M_{1c}$ ⅣB 期，驱动基因阴性。成功入组 LEAP-006 临床研究，一线予帕博利珠单抗＋仑伐替尼 / 安慰剂联合 PC 方案治疗，最佳疗效 PR（-44%）。5 周期治疗后出现免疫相关性肺炎，予激素治疗后症状好转。后于激素减量期间出现症状反复，针对不典型病原菌抗感染治疗联合加大激素治疗后症状仍继续加重，血氧饱和度持续下降，考虑继发性机会性致病菌感染，遂扩大抗菌谱、3% 浓盐水雾化促排痰取得标本、送检 NGS 宏基因检测，最终确诊为耶氏肺孢子菌肺炎。予抗真菌治疗后肺炎痊愈，继续抗肿瘤治疗（病例 25 图 8）。

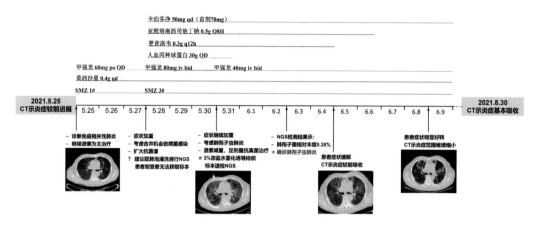

病例 25 图 8　肺炎诊疗经过

四、诊疗经验总结

本例患者在肺部炎症加重前有免疫相关性肺炎史及大剂量激素应用史，临床诊疗的难点是如何快速而准确地鉴别免疫相关性肺炎和机会性致病菌导致的肺炎。该患者血象稍高，C 反应蛋白 > 100mg/L，降钙素原正常，影像学鉴别困难，因此迅速完善病原学检测是本案例鉴别的关键点。病原学检测除标本送检病原菌培养外，还可送检宏基因组测序，后者能用于检测可培养和未可培养的微生物，病原检出率更高。同时该患者排痰无力，且因血氧饱和度低而无法耐受支气管镜下肺泡灌洗，标本取样困难。对于此类的患者，可以采用 3% 浓盐水雾化促排痰取得标本，送检 NGS。尤其值得注意的是，耶氏肺孢子菌感染治疗前期，往往出现症状、体征、血液学及影像学的继续加重，因此，评估治疗效果建议在治疗后 8 天左右。此外，在大剂量激素应用过程中需预防性使用抗生素，警惕机会性致病菌（如肺孢子菌）的感染。

五、亮点思辨

肺孢子菌肺炎是由耶氏肺孢子菌引起的呼吸系统真菌感染性疾病，好发于大剂量使用皮质类固醇，HIV 病毒、巨细胞病毒感染或应用免疫抑制剂等导致免疫系统受损的个体中[1]。临床表现无特异性，与间质性肺炎症状相似，主要表现为无痰性咳嗽，呼吸困难，通常伴有发热。肺孢子菌肺炎的影像学通常表现为细小、双侧、以肺门为中心广泛分布的磨玻璃影，而从肺门区逐渐向外周或基底部进展为间质性肺泡蝶型弥漫性实变病灶。通过发现肺组织或呼吸道分泌物中的微生物，可对肺孢子菌肺炎进行定性诊断[2]。目前临床的微生物检测工作中，微生物实验室对病原体的诊断主要依赖于培养、染色镜检等传统检测手段，但因分离培养技术限制、可检测病原体种类少等缺点使其检测结果的假阴性率高。宏基因组测序（mNGS）以特定环境中的整个微生物群落作为研究的对象，不需对微生物进行分离培养，而是提取环境微生物总 DNA 进行研究，具有无偏移、全覆盖、高效率等优势。因其较少受到抗生素影响，尤其适用于危重和疑难感染患者的临床诊断[3]。另外，耶氏肺孢子菌往往合并其他感染，有研究发现约28%～71%患者合并其他病原菌，如革兰阴性菌、巨细胞病毒、曲霉菌或金黄色葡萄球菌感染[4]。肺孢子菌肺炎预防和治疗的一线用药为SMZ,抗菌预防治疗是预防易感个体感染的最有效方法。耶氏肺孢子菌在使用 SMZ 治疗初期 3～5 天，可能出现症状加重，因此初期治疗无效不能急于更换其他抗菌药物，一般建议治疗后 8 天左右评估治疗效果。另外，还需关注 SMZ 的不良反应，如皮疹，肝肾毒性，骨髓抑制等[4]。

　　免疫检查点抑制剂相关性肺炎（CIP）是一种由于自身免疫过度激活引起的肺损伤。临床研究报道的 CIP 发病率约为 3%～5%，但真实世界数据显示 CIP 发生率最高可达19%[5, 6]，且肺癌患者 CIP 的总发生率和重度 CIP 发生率均高于其他肿瘤患者[7~9]。两项 meta 分析结果显示，CIP 占 PD-1/PD-L1 单抗相关死亡的 35%～42%，是最常见的致命性免疫相关不良事件[10, 11]。CIP 的危险因素较为复杂，多项回顾性分析结果显示，高龄（年龄≥70 岁）、亚裔人群、有吸烟史、肺部基础疾病、基线肺功能受损及多线治疗等可能与 CIP 发生有关；与 ICI 单药治疗相比，免疫联合治疗（如双免联合治疗、免疫联合化放疗、免疫联合分子靶向药物治疗）可增加 CIP 的发生风险[12]。CIP 的临床表现为新发的活动后气急、咳嗽、胸痛、乏力或原有上述症状加重，部分患者可出现发热。在影像学表现上模式各异，可分为机化性肺炎型、非特异性间质性肺炎型、过敏性肺炎型、急性间质型肺炎 -ARDS 型、毛细支气管炎型[13]。在治疗上，CIP 通过临床表现及影像学综合评估分级，2 级以上患者推荐使用等效剂量的泼尼松龙，而对于重症 CIP，首选静脉内激素，并永久停用免疫治疗[14]。在长期大剂量激素使用过程中应考虑预防性使用有效抗生素[15]，根据指南建议，对于接受每天口服泼尼松片 20mg 或 20mg 以上或等效剂量的类固醇治疗且持续时间 4 周及以上患者，可考虑采取预防耶氏肺孢子菌感染的措施；对于接受每天口服泼尼松片 20mg 或 20mg 以上或等效剂量的类固醇治疗且持续时间 6～8 周及以上患者，考虑采取预防真菌感染的措施[16]。因此，激素治疗期间需时刻警惕机会性致病菌（如肺孢子菌）的感染。值得注意的是，CIP 临床表现缺乏特异性，影像表现多样且不典型，也缺乏相对特异的血清学标志物，常采用排除性诊断，临床上需要与感染、肿瘤进展进行鉴别。

六、专家点评

该患者为肺癌免疫一线化疗联合免疫治疗中出现免疫相关性肺炎，激素治疗后迅速好转，但在激素减量中出现肺孢子菌肺炎，经 SMZ 及卡泊芬净治疗后逐渐好转。基于该病例，有以下几点思考：

1. 免疫性肺炎激素治疗如何减量，指南中只提到逐渐减量，总疗程 6 ~ 8 周，但具体减量安排仍有争议，我们倾向于前期激素治疗有效情况下快速减量，后期激素减量缓慢的节奏，总疗程控制在 6 ~ 8 周。

2. 免疫性肺炎激素治疗时程较长，剂量较大，因此，使用糖皮质激素治疗时，建议预防肺孢子菌及真菌感染，还要注意使用质子泵抑制剂预防胃肠道反应。需补充钙剂和维生素 D。

3. 激素治疗中如果出现肺炎反复的情况，应谨慎鉴别免疫性肺炎的反复还是感染性肺炎，尤其在激素治疗期间未使用抗生素预防情况下，更应该警惕机会性致病菌感染。建议尽早行病原学诊断，如采集肺泡灌洗液行宏基因组检测。

4. 肺孢子菌肺炎治疗早期可能出现症状及影像加重，因此，不能急于更换其他抗菌药物，一般建议治疗后 8 天左右评估疗效。

（病案整理：周子超　浙江中医药大学）

（点评专家：李　晖　浙江省肿瘤医院）

（审核专家：范　云　浙江省肿瘤医院）

参考文献

[1]Gilroy SA, Bennett NJ.Pneumocystis pneumonia[J].Semin Respir Crit Care Med, 2011, 32（6）：775-782.

[2]Fishman JA.Pneumocystis jiroveci[J].Semin Respir Crit Care Med, 2020, 41（1）：141-157.

[3]Gu W, Miller S, Chiu CY.Clinical metagenomic Next-Generation sequencing for pathogen detection[J].Annu Rev Pathol, 2019, 14：319-338.

[4]Maschmeyer G, Helweg-Larsen J, Pagano L, et al.ECIL guidelines for treatment of Pneumocystis jirovecii pneumonia in non-HIV-infected haematology patients[J].J Antimicrob Chemother, 2016, 71（9）：2405-2413.

[5]Su Q，Zhu EC，Wu JB，et al.Risk of pneumonitis and pneumonia associated with immune checkpoint inhibitors for solid tumors：a systematic review and Meta-Analysis [J].Front Immunol，2019，10：108.

[6]El Osta B，Hu F，Sadek R，et al.Not all immune-checkpoint inhibitors are created equal：Meta-analysis and systematic review of immune-related adverse events in cancer trials[J].Crit Rev Oncol Hematol，2017，119：1-12.

[7]Yin J，Wu Y，Yang X，et al.Checkpoint inhibitor pneumonitis induced by Anti-PD-1/PD-L1 therapy in Non-Small-Cell lung cancer：occurrence and mechanism[J].Front Immunol，2022，13：830631.

[8]Khunger M，Rakshit S，Pasupuleti V，et al.Incidence of pneumonitis with use of programmed death 1 and programmed Death-Ligand 1 inhibitors in Non-Small cell lung cancer：a systematic review and meta-analysis of trials[J].Chest，2017，152（2）：271-281.

[9]Possick JD.Pulmonary toxicities from checkpoint immunotherapy for malignancy[J].Clin Chest Med，2017，38（2）：223-232.

[10]Zhao B，Zhao H，Zhao J.Fatal adverse events associated with programmed cell death protein 1 or programmed cell death-ligand 1 monotherapy in cancer[J].Ther Adv Med Oncol，2020，12：1758835919895753.

[11]Wang DY，Salem JE，Cohen JV，et al.Fatal toxic effects associated with immune checkpoint inhibitors：a systematic review and meta-analysis[J].JAMA Oncol，2018，4（12）：1721-1728.

[12]中华医学会呼吸病学分会肺癌学组.免疫检查点抑制剂相关肺炎诊治专家共识 [J].中华结核和呼吸杂志，2019，11：820-825.

[13]Kalisz KR，Ramaiya NH，Laukamp KR，et al.Immune checkpoint inhibitor therapy-related pneumonitis：patterns and management[J].Radiographics，2019，39（7）：1923-1937.

[14]Ettinger DS，Wood DE，Aisner DL，et al.Non-Small cell lung cancer，version 3.2022，NCCN clinical practice guidelines in oncology[J].J Natl Compr Canc Netw，2022，20（5）：497-530.

[15]Shah NJ，Cook MR，Wu T，et al.The risk of opportunistic infections and the role of antibiotic prophylaxis in patients on checkpoint inhibitors requiring steroids[J].J Natl Compr Canc Netw，2022，20（7）：800-807，e801.

[16]Baden LR，Swaminathan S，Angarone M，et al.Prevention and treatment of cancer-related infections，version 2.2016，NCCN clinical practice guidelines in oncology[J].J Natl Compr Canc Netw，2016，14（7）：882-913.

病例26 免疫治疗相关多器官不良反应病例的处理与实践

一、病历摘要

（一）病史介绍

患者男性，63岁。因"发作性头痛伴右下肢疼痛及活动障碍1个月余"于2020年10月10日至我院就诊。头颅MRI示：右侧颞叶、额叶多发占位。2020年10月12日我院PET-CT示：左上肺薄壁空洞影，FDG代谢增高，为MT；颈胸部多发淋巴结转移；左侧肾上腺转移；L5、S1转移；右侧枕叶及颞叶多发转移（病例26图1）。2020年10月21日左锁骨上肿块穿刺活检：结合涂片形态及免疫酶标结果，诊断为癌，腺癌可能，建议首先查肺等处。AE1/AE3（＋），CK7（＋），TTF-1（少部分＋），NapsinA（个别＋），P63（个别弱＋），CK5/6（－），Syn（－），PAX8（－），CK20（－），CDX2-88（－），ALK（D5F3）（－），CD68/kp1（－），PD-L1 22C3（TPS：约95％）。基因检测：EGFR、ALK、ROS1阴性。

既往史：泌尿系统结核史，强化抗结核治疗一年半，已停药半年余。糖尿病数年，口服降糖药二甲双胍控制血糖。否认吸烟史。否认肿瘤家族史。

（二）体格检查

一般情况可，ECOG PS评分＝1，左锁骨上1.5cm大小肿块。

（三）诊断

左肺腺癌，脑、骨、左肾上腺、淋巴结转移（$cT_2N_3M_{1c}$ ⅣB期）；泌尿系统结核治疗后。

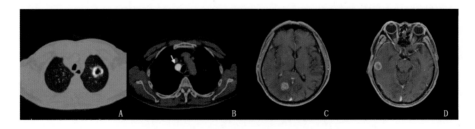

病例26图1 基线PET-CT及颅脑MRI

A：左肺病灶基线PET-CT（2020-10）；B：纵隔淋巴结基线PET-CT；C、D：颅脑病灶基线MRI（2020-10）

二、诊治经过

（一）MDT 讨论

胸外科：该患者目前诊断明确，是一例肺腺癌晚期伴多脏器转移的患者，$cT_2N_3M_{1c}$ ⅣB 期，驱动基因阴性，但是 PD-L1 高表达，根据指南，应以全身治疗为主，首选推荐免疫检查点抑制剂治疗联合或者不联合化疗。该患者为 N_3，对于 N_2 及以上的患者，手术切除肺部病变以及孤立肾上腺转移病灶，不能带来获益[1]，不建议手术治疗。

放疗科医生：参考 NCCN 及 CSCO 指南，对于晚期肺腺癌合并孤立性骨转移的患者，PS 在 0 ~ 1，在系统性全身治疗的前提下，行骨转移病灶放射治疗＋双膦酸盐治疗，一方面可以缓解骨痛症状，更重要的是能明显减少肺癌骨转移的骨相关不良事件，并带来生存获益[2]。该患者同时还有两个脑转移病灶，既往临床研究证实[3]，对于大小在 3cm 以内，不超过 4 个脑转移瘤的患者，推荐对局部病灶进行立体定向放射治疗[4]。建议该患者在全身治疗的前提下，可行针对脑转移灶局部 SBRT 治疗。

肿瘤内科：同意上述意见。对于驱动基因阴性晚期 NSCLC 患者，无论 PD-L1 表达情况，免疫结合化疗目前是 Ⅰ 类推荐。

治疗经过：该患者于 2020 年 10 月 23 日至 2020 年 12 月 30 日行第 1 ~ 4 周期 KN189 方案治疗，具体方案：帕博利珠单抗 200mg 第 1 天＋培美曲塞 0.8g 第 1 天＋卡铂 AUC ＝ 5，1 次 /3 周。并予对症降颅压、双膦酸盐护骨治疗。4 周期后疗效评价 PR（病例 26 图 2、病例 26 图 3）。期间（2020 年 11 月至 12 月）针对头颅 2 个病灶，进行了局部 SBRT 治疗 27Gy/3F，及腰椎的放疗 24Gy/3F。

2021 年 1 月 20 日开始行帕博利珠单抗＋培美曲塞维持治疗。

2021 年 3 月随访监测发现 Ⅰ 度甲状腺功能减退，游离三碘甲状腺素 FT_3 < 1.64pmol/L（2.43 ~ 6.01pmol/L），游离甲状腺素 FT_4 < 5.15pmol/L（9.0 ~ 19.05pmol/L），促甲状腺激素 TSH 85.4U/L（0.35 ~ 4.94U/L），甲状腺球蛋白 < 0.04ng/ml（3.5 ~ 77ng/ml），甲状腺球蛋白抗体 362.6U/ml（0 ~ 4.11U/ml），抗甲状腺过氧化物酶 266.7U/ml（0 ~

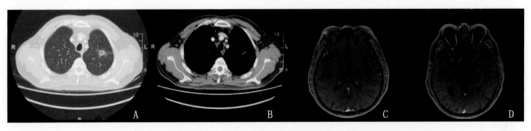

病例 26 图 2　免疫联合化疗 4 周期后胸部 CT 及颅脑 MRI（2021-01）

A：左肺病灶 CT；B：纵隔淋巴结基线 PET-CT；C、D：颅脑病灶基线 MRI

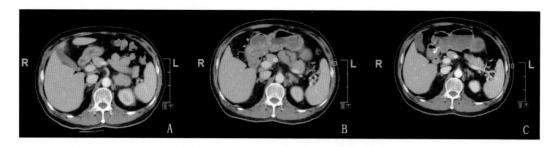

病例 26 图 3　治疗前后肾上腺病灶 CT

A：左肾上腺基线病灶 CT（2020-10）；B：免疫化疗 4 周期后肾上腺 CT（2021-01）；C：末次随访肾上腺 CT（2022-08）

5.61U/ml）。给予甲状腺激素替代补充治疗，定期监测。至末次随访时间 2022 年 8 月患者甲状腺功能恢复正常，优甲乐口服 75μg/d。

2021 年 3 月中旬，患者出现发热，外院抗生素治疗效果不佳，胸部 CT 示左上肺肿块伴空洞同前，双侧锁骨上、纵隔、肺门淋巴结同前，两肺散在炎症。结合患者病史，考虑肺炎，Ⅱ级，免疫相关性肺炎可能，感染性肺炎不能除外（病例 26 图 4）。

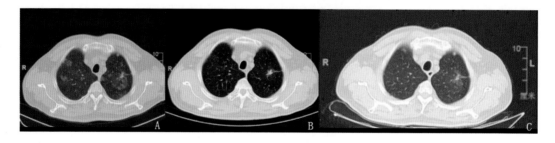

病例 26 图 4　免疫治疗相关间质性肺炎前后胸部 CT

A：两肺间质性肺炎改变 CT（2021-03）；B：抗炎后 2 周左右 CT（2021-03）；C：激素停用后 CT（2021-05）

结合免疫相关不良反应（immune-relatedadverse events，irAE）管理指南[5]，遂暂停帕博利珠单抗及培美曲塞用药，予口服阿奇霉素抗感染 1 周，同时甲强龙 40mg、2 次 / 日，静脉输注 5 天后，逐步减量。一周后复查胸部 CT 示肺炎较前好转，后改为口服泼尼松片 25mg/d，5 天减 1 粒，直至停药。

2021 年 5 月重启帕博利珠单抗治疗，并继续培美曲塞维持治疗。2021 年 8 月患者出现纳差、乏力，外院查肾上腺功能示皮质醇显著降低。促肾上腺皮质激素（随机）ACTH 5.3pg/ml，皮质醇（随机）25.4nmol/L。外院考虑免疫相关性肾上腺皮质功能不全，Ⅱ级，予氢化可的松替代治疗。2021 年 10 月复查促肾上腺皮质激素（随机）ACTH 36.2pg/ml，皮质醇（随机）183nmol/L，症状较前缓解。综合性医院内分泌科定期复诊，截止到随访日期（2022-08），患者皮质功能恢复正常，目前醋酸可的松早 25mg，晚12.5mg 口服维持治疗。

对于大多数有 2 级（中度）免疫介导的毒性的患者，除非症状或毒性为 1 级或更低时才可恢复免疫治疗，而免疫介导的内分泌疾病是个例外，如果患者不需要免疫抑制治疗，根据症状的严重程度，可以暂停免疫治疗，直到开始激素替代。一旦急性症状得到缓解，并且患者接受了足够的肾上腺糖皮质激素替代治疗，就可以恢复免疫治疗。该患者在激素替代补充治疗之后，再次重启免疫检查点抑制剂帕博利珠单抗治疗，并联合培美曲塞维持。疗效评价示持续 PR（病例 26 图 5）。

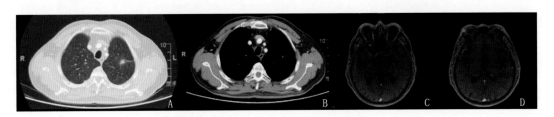

病例 26 图 5　恢复免疫治疗后胸部 CT 及头颅 MRI（2022-07）

A：左肺病灶 CT；B：纵隔淋巴结 CT；C、D：颅脑 MRI

（二）诊疗结局与随访

随访至 2022 年 8 月，患者继续帕博利珠单抗联合培美曲塞维持治疗中，并定期伊班膦酸保骨治疗，疗效评价持续 PR，优甲乐及醋酸可的松维持中，无不适症状，定期综合性医院内分泌科随诊调整用药。

三、病例小结

该病例患者为中老年男性，既往无吸烟史，有泌尿系统结核病史；初治Ⅳ期驱动基因突变阴性肺腺癌，伴有多个器官远处转移，PD-L1 高表达；一线使用免疫治疗联合化疗，局部放疗，PFS 20.5 个月；出现多个免疫治疗介导的不良反应（肺炎、甲状腺功能减退、肾上腺功能减退）；期间曾暂停免疫治疗，并接受对应治疗；重启免疫治疗后未见严重不良反应（病例 26 图 6）。

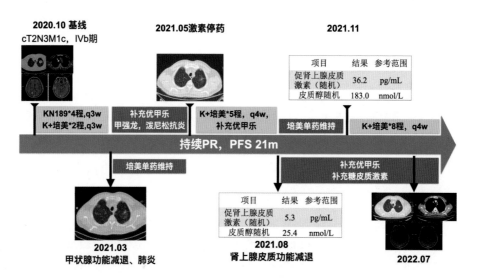

病例 26 图 6　治疗流程图

四、诊疗经验总结

尽管 irAE 发生率不高，随着免疫检查点抑制剂使用适应证越来越广泛，临床工作中还是比较容易遇到，尤其是在发生肺炎以及内分泌系统受累的患者中。由于初发症状往往很轻，易漏诊。因此严格按照指南随访要求，定期监测相关指标显得尤为重要，包括甲状腺功能、肾上腺皮质功能等。对于发生 irAE 患者的管理，需要多学科全程参与。

五、亮点思辨

1. 免疫治疗 irAE 与免疫治疗疗效相关性　ICIs 比较常见的 irAEs 之一就是内分泌毒性，主要表现为甲状腺和垂体功能障碍，而 ICIs 引起的肾上腺功能减退发生率很低，在 1% 左右[6]。本例患者先后经历了甲状腺功能减退、间质性肺炎、肾上腺功能减退等 irAE，在症状改善后再次挑战免疫检查点抑制剂治疗能够持续获益，似乎提示 irAE 可以预测更好的疗效。

但是到目前为止，irAE 与免疫治疗疗效相关性仍是一个充满争议的问题。irAEs 被认为代表了来自激活的 T 细胞的旁观者效应，而对 ICI 有反应的患者更有可能出现自身免疫性毒性（例如由于更有能力 / 治疗反应性的免疫系统，或肿瘤和宿主组织之间的交叉反应）。早期对黑色素瘤患者的研究表明，irAE 的发生与抗细胞毒性 T 淋巴细胞相关蛋白 4（CTLA-4）抗体的疗效之间没有关联。相反，越来越多的文献表明[7, 8]，irAE 的发生对各种实体瘤的抗 PD-1 和抗 PD-L1 抗体反应具有预测性。与缺乏毒性的患者相比，经历过 irAE 的患者在无进展生存期、总生存期和总反应率方面有明显的改善。

在一项观察性研究中，对 270 名经治的转移性 NSCLC 患者进行了至少一个剂量的抗 PD-L1 或抗 PD-1 抗体治疗，比较了出现和未出现 irAE 的患者的预后。大多数患者（89.3%）接受了抗 PD-1 治疗，而其余的（10.7%）接受了抗 PD-L1 抗体治疗。在纳入的患者中，44% 经历了任何等级的 irAEs，最常见的受累部位是内分泌（20%）、皮肤科（7%）和胃肠道毒性（7%）。与没有经历 irAEs 的患者相比，经历 irAEs 的患者具有更长的 PFS 和 OS（OS: NR 与 8.21 个月，$HR = 0.29$，95% CI: $0.18 \sim 0.46$，$P = 0.001$；PFS：5.2 与 1.97 个月，$HR = 0.42$，95% CI：$0.32 \sim 0.57$，$P < 0.001$）。与没有经历 irAE 的患者相比，经历 irAE 的患者的 ORR（22.9% VS 5.7%，$P < 0.0001$）和疾病控制率（DCR）（76% VS 58%，$P < 0.001$）也提高了。根据 irAE 等级，患者的 OS、PFS、ORR 和 DCR 没有统计学上的显著差异。当观察按不同 irAE 类型分析患者的预后时，与没有经历过内分泌病变的患者相比，经历过甲状腺炎的患者在 OS 和 PFS 方面有统计学意义的改善（OS: NR VS 18.2 个月，$HR = 0.46$，95% CI: $0.25 \sim 0.86$，$P = 0.01$；PFS：8.05 VS 2.59 个月，$HR = 0.58$，95% CI：$0.39 \sim 0.85$，$P = 0.005$）。按 irAE 发病时间（< 3 个月 VS $\geqslant 3$ 个月）观察患者的预后，没有明显差异[9]。

关于 irAE 发病与 ICI 疗效之间的关联，仍然存在一些关键问题。其中最相关的问题是，这种关联是否只与使用抗 PD-1 和抗 PD-L1 抗体治疗的患者有关，以及 irAE 的部位、严重程度、发病时间和管理是否影响 ICI 疗效。irAE 毒性与效应性相关的分子机制猜想：①也许 irAEs 是由肿瘤和炎症器官共同的抗原引发的。②肠道微生物组的不同导致了免疫治疗响应性的差异以及毒性差异。确切的关联性需要更多的临床试验证据支持。

2. 糖尿病与免疫治疗疗效　糖尿病患者有更高的癌症风险，罹患糖尿病的癌症患者，预后也更差[10]。Cortellini 等人通过回顾分析将近 1400 例使用单药免疫检查点抑制剂的患者（CTLA4 单抗 2.5%，PD-1/PD-L1 单抗 97.5%），其中，54.5% 为非小细胞肺癌。在调整了性别、年龄、体重指数、原发肿瘤、治疗线、疾病负担、表现状态和皮质类固醇使用后，与没有糖尿病的患者相比，糖尿病药物负担高的患者无进展生存期（$HR = 1.39$，95% CI: $1.09 \sim 1.78$，$P = 0.0075$）和总生存期（$HR = 1.44$，95% CI: $1.09 \sim 1.90$，$P = 0.0087$）较短。研究者认为长期或控制不佳的糖尿病可能会损害免疫治疗的疗效[11]。而糖尿病治疗药物二甲双胍却有一定的抗肿瘤作用，体内研究发现，二甲双胍能防止 CD_8^+ TILs 的凋亡，且与 PD-1 和 Tim-3 的表达无关。给小鼠口服二甲双胍可以使已建立的实体瘤消退，这种抗肿瘤作用主要通过 CD_8^+ T 细胞介导[12]。同样也是动物研究证明，二甲双胍可以改善肿瘤低氧微环境，增加肿瘤对 PD-1 抑制剂的反应性[13]。而在一项回顾性研究中发现，二甲双胍与 ICI 联用（包括伊匹木单抗，纳武利尤单抗，帕博利珠单抗）

的黑色素瘤患者有更好的治疗响应性（ORR、DCR、中位 PFS 和中位 OS），但是差异并没有显著性 [14]。目前关于二甲双胍是否增强免疫检查点治疗的抗肿瘤作用尚无定论，需要大型的前瞻性临床试验来研究二甲双胍联合 ICIs 是否存在协同效应。

六、专家点评

本例患者是一例晚期驱动基因阴性肺腺癌患者，PD-L1 高表达，预示了他可能从免疫治疗获益。治疗过程中先后经历了甲状腺功能减退、间质性肺炎、皮质功能减退，在 irAE 控制稳定之后，再挑战帕博利珠单抗，不良反应没有复发，也没有新发的 AE，疗效评价持续 PR，目前 PFS 将近 2 年。但整个治疗过程中，仍有以下两点值得考量：

1. 对于免疫治疗相关间质性肺炎，鉴别诊断的工作可以做得更充分，如补充肺泡灌洗液 NGS 检测，除外其他感染因素。

2. 对于 irAE 是否预测免疫治疗的响应性，尚需要更多的临床证据证实。如何权衡利弊，挑选出适合免疫治疗再挑战的患者，也是需要谨慎思考的问题。

（病案整理：章　瑶　复旦大学附属肿瘤医院）
（点评专家：王佳蕾　复旦大学附属肿瘤医院）
（审核专家：王佳蕾　复旦大学附属肿瘤医院）

参考文献

[1]Spaggiari L，et al.A risk stratification scheme for synchronous oligometastatic non-small cell lung cancer developed by a multicentre analysis[J].Lung Cancer，2021，154：29-35.

[2]Chow E，Harris K，Fan G，et al.Palliative radiotherapy trials for bone metastases：a systematic review[J].Journal of Clinical Oncology，2007，25：1423-1436.

[3]Yamamoto M，et al.Stereotactic radiosurgery for patients with multiple brain metastases（JLGK0901）：a multi-institutional prospective observational study[J].Lancet Oncol，2014，15：387-395.

[4]Vogelbaum MA，et al.Treatment for Brain metastases：ASCO-SNO-ASTRO Guideline[J].J Clin Oncol，2022，40：492-516.

[5]Schneider BJ，et al.Management of Immune-Related adverse events in patients treated with immune checkpoint inhibitor therapy：ASCO guideline update[J].J Clin Oncol，2021，39：4073-4126.

[6]Grouthier V，et al.Immune checkpoint inhibitor-associated primary adrenal insufficiency：

WHO vigiBase report analysis[J].Oncologist，2020，25：696-701.

[7]Rogado J，et al.Immune-related adverse events predict the therapeutic efficacy of anti-PD-1 antibodies in cancer patients[J].Eur J Cancer，2019，109：21-27.

[8]Judd J，et al.Immune-Related adverse events as a biomarker in Non-Melanoma patients treated with programmed cell death 1 inhibitors[J].The oncologist，2017，22：1232-1237.

[9]Grangeon M，et al.Association between immune-related adverse events and efficacy of immune checkpoint inhibitors in Non-small-cell lung cancer[J].Clin Lung Cancer，2019，20：201-207.

[10]Giovannucci E，et al.Diabetes and cancer：a consensus report[J].Diabetes Care，2010，33：1674-1685.

[11]Catenacci CLDV，Maron S，Solomon BJ，et al.Diabetes therapy burden as proxy of impairment of immune checkpoint inhibitors efficacy[J].ESMO Congress，2021，966，16-21.

[12]Eikawa S，et al.Immune-mediated antitumor effect by type 2 diabetes drug，metformin[J].Proceedings of the National Academy of Sciences，2015，112：1809-1814.

[13]Scharping NE，Menk AV，Whetstone RD，et al.Efficacy of PD-1 blockade is potentiated by metformin-induced reduction of tumor hypoxia[J].Cancer Immunology Research，2017，5：9-16.

[14]Afzal MZ，Mercado RR，Shirai K.Efficacy of metformin in combination with immune checkpoint inhibitors （anti-PD-1/anti-CTLA-4）in metastatic malignant melanoma[J].J Immunother Cancer，2018，6：64.

第三篇

非小细胞肺癌其他少见及特殊病例

病例 27　黏液腺癌合并普通腺癌的双原发晚期肺癌的诊治体会

一、病历摘要

（一）病史介绍

患者男性，69 岁。因"左侧胸痛 1 天"于 2018 年 1 月至某中心医院就诊，查 PET-CT 示（病例 27 图 1）：左肺上叶 MT 伴纵隔、两肺门及右颈部多发淋巴结转移，左肺上叶局部癌性淋巴管炎；多发骨转移；两肺内多发小结节，转移可能；右肺中叶慢性炎症。脑 MRI 未见转移征象。支气管镜示：左固有上叶充血明显，尖段支气管外压性变形；右肺中叶可见较多黏稠分泌物阻塞部分管腔，难以吸除分泌物。考虑左固有上叶病变及右肺中叶感染可能。2018 年 1 月 25 日支气管镜病理示：（左上肺尖段活检标本）少量低分化非小细胞癌组织，考虑腺癌。2018 年 1 月 30 日（左上肺）组织基因检测（NGS）示：EGFR Ex18 G719C 突变（27.11%），EGFR Ex20 S768I 突变（26.74%），TP53 Ex5 R175H 突变（21.76%），NTRK1 拷贝数增加（10），BRAF 拷贝数增加（7）。

临床诊断：左上肺腺癌伴双肺、骨转移 $cT_1N_3M_{1c}$ Ⅳ B 期，EGFR G719C、EGFR S768I 突变。

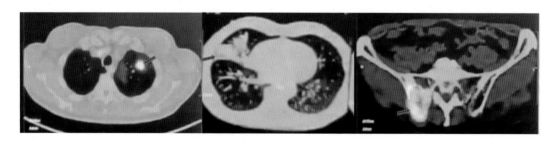

病例 27 图 1　PET-CT（2018-01-24）

2018 年 2 月起予阿法替尼 40mg 口服每日一次靶向治疗，最佳疗效 PR。阿法替尼靶向治疗期间右肺中叶实变影逐渐增大，抗感染治疗无效。遂于 2018 年 11 月 14 日至浙江省肿瘤医院就诊，查胸腹部增强 CT 示（病例 27 图 2）：肺癌靶向治疗后左肺尖实性结节（约 1.2cm×0.9cm），考虑治疗后肺癌病灶；右肺中叶实变，考虑炎症可能大，请结合临床；锁骨上、腋窝多发小淋巴结。2018 年 11 月 19 日血常规＋超敏 C 反应蛋白：白细胞计数 5.0×10^9/L，中性粒细胞计数 2.6×10^9/L，C 反应蛋白 2.38mg/L。一般细菌培养及鉴定（痰液）：大肠埃希菌（＋＋＋＋）。

患者诉咳嗽咳痰，痰色白，无畏寒发热，无胸闷气急，无尿频尿急尿痛，无腹痛腹泻等不适。

既往史：既往吸烟史（30 包 / 年）。

家族史：父亲胃癌。

（二）体格检查

一般情况可，PS 评分＝1 分，右颈部可及数枚黄豆大小、质硬的肿大淋巴结，右肺呼吸音偏低，双肺未闻及干湿性啰音。

（三）诊断

1. 左上肺腺癌伴骨转移（$cT_1N_3M_{1c}$ Ⅳ B 期），EGFR Ex18 G719C 突变，EGFR Ex20 S768I 突变。

2. 肺炎（右肺中叶）？

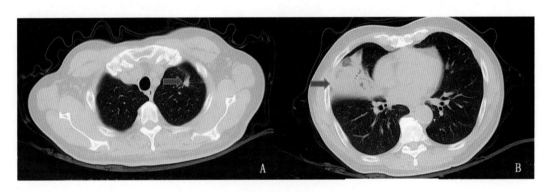

病例 27 图 2　胸腹部增强 CT（2018–11–14）

A：左肺腺癌阿法替尼治疗 9 个月后；B：右肺中叶实变影

二、诊治经过

（一）第一次 MDT 讨论

放射科医师：患者本院胸部增强 CT 见右肺中叶片状实变影，可见分叶征，且病灶中央为相对实性成分，逐渐向四周过渡为磨玻璃密度。此外，病灶内可见空泡征及充气支气管征，病灶沿气道播散，呈弥漫性病变，增强后未见明显强化。结合外院 CT，右肺中叶实变影逐渐增大，抗感染治疗无效，需警惕黏液腺癌可能，建议穿刺活检明确病理。

呼吸内科医师：患者本院及外院 CT 见右肺中叶实变影，且患者出现咳嗽、咳白色黏液痰等症状，痰培养提示大肠埃希菌（+++），首先考虑肺部感染。但患者无发热，白细胞及超敏 C 反应蛋白等炎症指标未见明显升高，外院抗感染治疗后症状及影像学征象均未见好转，需进一步排查其他原因所致的肺占位性病变。

胸部肿瘤内科医师：同意上述意见。该患者右肺中叶实变影逐渐增大，始终无发热，炎症指标未升高，抗感染治疗后症状及影像学表现均未见改善，暂不考虑感染，肿瘤性病变不能除外，建议患者行右肺部肿块穿刺明确病理类型以明确诊断。

讨论小结：患者右肺中叶实变影，恶性肿瘤不除外，择期行 CT 引导下穿刺活检术明确病理。

治疗经过：2018 年 11 月 19 日行右肺实变影穿刺活检（病例 27 图 3），病理提示：（右肺）少量腺癌（黏液性腺癌可能大）。组织基因检测（NGS）：KRAS G12D（14.43%），ATM 突变（12.61%）；PD-L1 TPS = 0%；TMB-L 4.03 Muts/Mb。

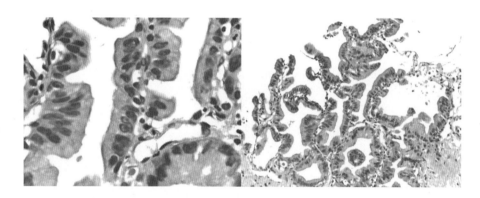

病例 27 图 3　右肺实变影穿刺病理示黏液腺癌

（二）第二次 MDT 讨论

胸外科医师：患者目前双原发肺癌诊断明确，同时存在骨转移，根据 NCCN 指南[1]，确诊为双原发癌且存在胸外转移患者的应遵循转移性疾病的全身治疗原则，不推荐行手术治疗。建议综合考虑患者身体状况、病理类型及基因突变情况给予系统治疗。

放疗科医师：患者目前诊断：左上肺腺癌 $cT_1N_3M_{1c}$ Ⅳ B 期，伴 EGFR G719C、EGFR S768I 突变，右中肺黏液腺癌 $cT_4N_xM_0$，伴 KRAS G12D 突变。患者右中肺黏液腺癌呈弥漫性病变，范围大，且纵隔、两肺门及右颈部淋巴结转移，照射野过大且所需放疗剂量过高，难以保证正常组织限量，放射性肺炎发生可能大；此外患者阿法替尼靶向治疗中，若此时行胸部放疗易发生严重间质性肺炎。综合考虑目前暂不推荐放疗。

胸部肿瘤内科医师：患者两处肺部病灶基因不同，考虑双原发肺癌：①左上肺腺癌 $cT_1N_3M_{1c}$ Ⅳ B 期，伴 EGFR G719C、EGFR S768I 突变；②右中肺黏液腺癌 $cT_4N_xM_0$，伴 KRAS G12D 突变。治疗上需同时兼顾两处肺癌。患者右肺黏液腺癌伴 KRAS G12D 突变，根据 NCCN 指南 [1]，治疗上仍采用无驱动基因突变的晚期腺癌治疗方案，即化疗，首选培美曲塞联合铂类联合 / 不联合抗血管。患者左上肺腺癌基因检测提示 EGFR G719C 和 EGFR S768I 突变，均属于 EGFR 非经典突变。根据 LUX-Lung 系列研究结果显示，阿法替尼治疗 EGFR 非经典突变型 NSCLC 缩瘤效果明显。结合该患者具体情况，既往阿法替尼靶向治疗的疗效达 PR，建议患者继续阿法替尼靶向治疗，同时联合培美曲塞＋铂类方案化疗。

讨论小结：患者目前诊断：双原发肺癌：①左上肺腺癌 $cT_1N_3M_{1c}$ Ⅳ B 期，伴 EGFR G719C、EGFR S768I 突变；②右中肺黏液腺癌 $cT_4N_xM_0$，伴 KRAS G12D 突变。拟加用培美曲塞联合铂类化疗，继续阿法替尼靶向治疗。

治疗经过：2018 年 11 月 21 日、2018 年 12 月 13 日、2019 年 1 月 3 日行 PC 方案化疗 3 周期，具体：培美曲塞 0.78g 静脉滴注 第 1 天＋卡铂 350mg 静脉滴注 第 1 天。2 周期疗效评估 SD（病例 27 图 4）。第 3 周期治疗后出现Ⅳ度贫血，Ⅳ度血小板减少（病例 27 图 5），考虑化疗相关不良反应，暂缓治疗。予输注血小板、红细胞治疗等对症支持治疗后，患者血红蛋白及血小板较前好转。

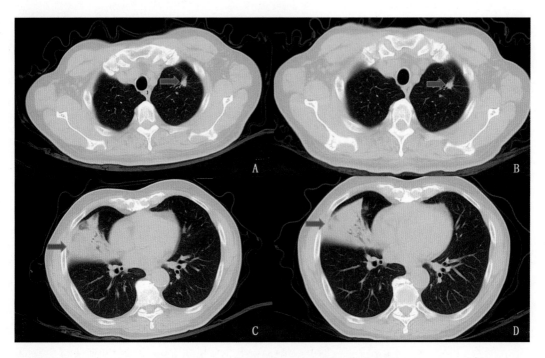

病例 27 图 4　PC 方案联合阿法替尼治疗前后影像

A、C：2018-11-14；B、D：2019-01-02

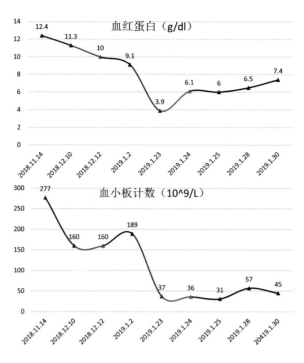

病例 27 图 5　血红蛋白及血小板变化情况

（三）第三次 MDT 讨论

胸外科医师：患者 PC 方案联合阿法替尼治疗后出现Ⅳ度骨髓抑制，考虑化疗相关不良反应。有研究表明黏液腺癌首要治疗手段为手术治疗，且对化疗相对不敏感[2]，且患者右肺黏液腺癌较前仅略吸收，可考虑是否有姑息性减瘤手术可能。目前患者骨转移病灶在靶向治疗后症状较前好转，首先考虑左肺病灶来源可能。建议与患者及家属协商行右肺病灶减瘤手术，减轻肿瘤负荷。

放疗科医师：患者 PC 方案联合阿法替尼治疗中，2 周期评估疗效 SD。患者 3 周期化疗后出现重度骨髓抑制，考虑治疗相关不良反应，建议暂停治疗。但患者疾病晚期，建议内科评估是否可继续靶向治疗。患者双肺均存在病灶，且多发淋巴结转移，若行放疗则照射野过大，所需放疗剂量过大，加大肺毒性，暂不予胸部放疗。必要时可行骨病灶姑息放疗。

胸部肿瘤内科医师：患者行 PC 方案化疗联合 EGFR TKI 治疗，需考虑是否为 EGFR TKI 加重了骨髓抑制。目前免疫治疗在晚期 NSCLC 患者中疗效显著，但该患者 PD-L1 TPS 表达为 0，TMB 低，免疫治疗可能不获益。结合患者身体状况，若患者及家属同意，可遵循外科医师建议行右肺黏液腺癌姑息性切除术。针对出现Ⅳ度骨髓抑制患者，需考虑是否再次启用化疗。有回顾性研究显示，肺浸润性黏液腺癌的侵袭性不如非黏液腺癌，且对比自然病程，化疗无法改善黏液腺癌患者生存获益[2]。结合该患者实际情况，全身化疗虽有获益，但骨髓抑制严重，结合患者意愿可暂停化疗，继续阿法替尼靶向治疗。

讨论小结：暂停 PC 方案化疗，继续阿法替尼靶向治疗。同时与患者及家属协商是否行右肺病灶姑息性减瘤手术。

治疗经过：经与患者及家属协商后，患者及家属拒绝手术。2019 年 2 月起继续阿法替尼 40mg 口服 1 次 / 日靶向治疗，停用化疗。后定期复查，最佳疗效评估 SD。2020 年 3 月 6 日复查胸腹部增强 CT 示（病例 27 图 6）：肺癌靶向治疗后，对比 2019 年 12 月 27 日 CT：①左上肺结节，大小约 1.7cm×1.3cm，较前增大。②右肺中叶实变灶伴结节，结节灶较前明显。③两肺散在小结节，左肺小结节较前增多增大。④双侧锁骨上及腋窝多发小淋巴结，较前相仿。⑤左侧第 9 后肋成骨改变，转移瘤考虑；部分胸椎、左侧肱

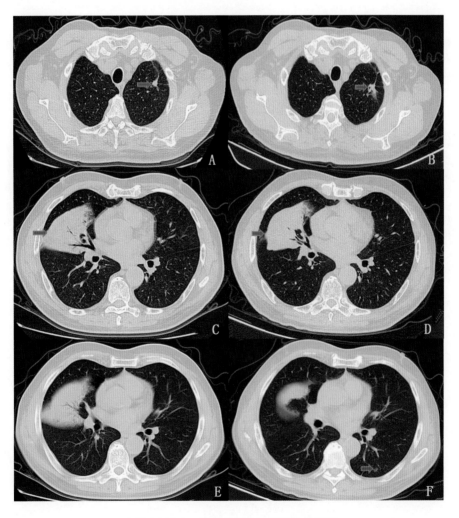

病例 27 图 6　复查 CT 提示病灶较前进展

A、C、E：2019-12-27；B、D、F：2020-03-06

未见 EGFR T790M 突变。患者自行口服阿美替尼。2021 年 8 月复查提示左肺病灶再次进展。再次建议患者行化疗控制疾病进展，患者及家属坚持拒绝，要求试行伏美替尼。2021 年 9 月 30 日起予伏美替尼 80mg、口服、1 次 / 日，同时继续安罗替尼治疗。2021 年 11 月 22 日复查胸腹部增强 CT 提示两肺部炎症样病变较前增大（病例 27 图 8），于骨头、右侧髂骨骨质密度不均，与前大致相仿。患者左肺腺癌病灶较前进展。建议患者行二线标准化疗，患者及家属拒绝化疗。2020 年 4 月 17 日起加用安罗替尼 10mg 口服每日一次（口服 2 周，停 1 周）靶向治疗，同时继续联合阿法替尼，最佳疗效 SD（病例 27 图 7）。2021 年 7 月复查提示左肺病灶进展，行血基因检测（NGS）提示 TP53 突变，2021 年 11 月 30 日行炎症样病变穿刺，病理提示：（左肺穿刺活检组织条）条索状肺组织，局灶见少量异性增生黏液上皮（病例 27 图 9）。继续予伏美替尼联合安罗替尼靶向治疗。最佳疗效 SD。

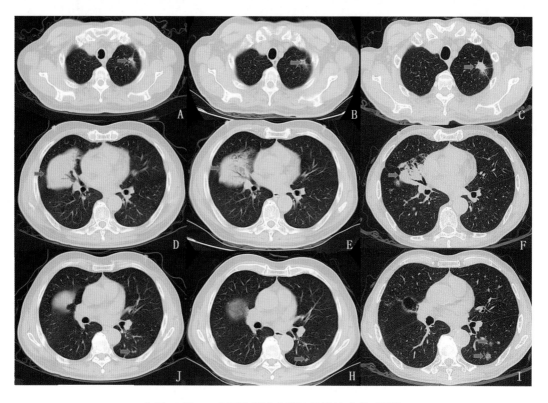

病例 27 图 7　安罗替尼联合阿法替尼治疗前后影像

A、D、J：2020-04-02；B、E、H：2020-06-30 疗效 SD；C、F、I：2021-07-08 疗效 PD

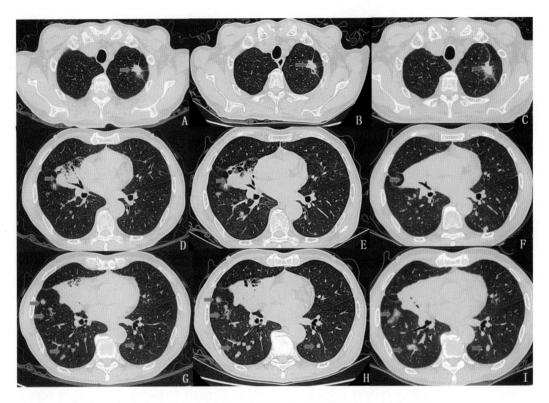

病例 27 图 8　阿美替尼 / 伏美替尼联合安罗替尼治疗前后影像

A、D、J：2021-07-08；B、E、H：2021-08-18 阿美替尼治疗 1 个月后疗效 PD；C、F、I：2021-11-22 伏美替尼联合安罗替尼治疗 2 个月后疗效 SD

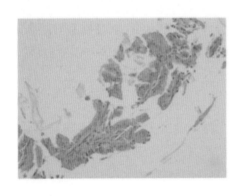
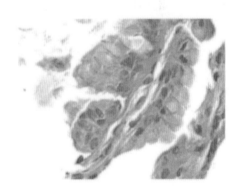

病例 27 图 9　左肺炎症样病变穿刺未见肿瘤依据

（四）诊疗结局与随访

截至随访日期，患者仍继续伏美替尼联合安罗替尼靶向治疗中，最佳疗效 SD。2022 年 9 月 8 日复查胸腹部增强 CT：肺癌治疗后（对比 2022-07-25 CT）：肺癌尖实性结节及两肺多发结节及结片影，多发空洞形成，较前大致相仿；右肺中叶实变病灶，范围较前相仿；右侧少许气胸；左侧第 9 肋成骨转移，部分胸椎及两侧肋骨骨质密度不均，均较前相仿。疗效持续 SD。治疗经过见病例 27 图 10。

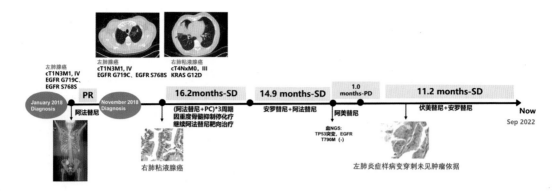

病例 27 图 10　患者治疗过程

三、病例小结

患者 2018 年 1 月确诊左上肺腺癌伴骨转移，$cT_1N_3M_{1c}$ ⅣB 期，EGFR G719C、EGFR S768I 突变。2018 年 2 月起予阿法替尼靶向治疗。2018 年 11 月确诊右肺中叶黏液腺癌 $cT_4N_xM_0$，KRAS G12D。2018 年 11 月 21 日至 2019 年 1 月 3 日予培美曲塞联合卡铂方案化疗 3 周期。由于重度骨髓抑制停止化疗，继续阿法替尼靶向治疗。2020 年 3 月病情进展，患者及家属拒绝化疗，2020 年 4 月 17 日起行安罗替尼联合阿法替尼靶向治疗。2021 年 7 月 8 日复查 CT 提示左肺病灶再次进展，血基因检测提示 TP53 突变，未见 EGFR T790M 突变，患者自行口服阿美替尼治疗。2021 年 8 月 18 日复查 CT 提示左肺病灶仍继续增大，患者及家属坚持拒绝化疗，2021 年 9 月 30 日起予改伏美替尼联合安罗替尼口服至今，疗效持续 SD。

四、诊疗经验总结

原发性肺浸润性黏液腺癌是腺癌的一种特殊类型，约占肺腺癌的 5%，在临床表现及影像学上缺乏特异性，易被误诊为肺炎、肺结核以及其他肺良性病变而耽误治疗[3]。结合该病例，对于胸部 CT 上表现为炎症样病变而无炎症指标升高且长期抗感染治疗无效的患者，需警惕肺黏液腺癌的发生，建议行肺穿刺明确病理。

多原发性肺癌是指同时或异时患有两种或两种以上原发性肺癌的患者，发病率约为 0.2% ~ 8.0%[4]。双原发肺癌是指在同一患者肺内同时或先后出现两个不同起源的原发恶性肿瘤，其组织类型可以相同或不同，是多原发性肺癌中最常见的类型。目前认为，分子分型是鉴别双原发肺癌与肺内转移的重要依据[4]。该患者左肺病灶 NGS 检测为 EGFR G719C、EGFR S768I 突变，右肺病灶 NGS 检测为 KRAS G12D 突变，分子分型不同，因此考虑双原发肺癌。

根据 NCCN 指南 [1]，对于多原发肺癌需行胸部增强 CT、PET-CT 及脑增强 MRI，全面评估分期，明确有无胸外病灶。该患者为双原发肺癌，纵隔、两肺门及右颈部多发淋巴结转移，伴多发骨转移，故行系统治疗。双原发肺癌患者在治疗过程中，需同时兼顾两处病灶。具体到该患者，右肺腺癌伴 EGFR G719C、EGFR S768I 突变，一线行阿法替尼靶向治疗，最佳疗效 PR；左肺黏液腺癌伴 KRAS G12D 突变，目前无针对性靶向药物，且 PD-L1 阴性，故在阿法替尼的基础上加用 PC 方案化疗，最佳疗效 SD。

五、亮点思辨

肺黏液腺癌是肺腺癌的一种特殊类型，约占 5%，临床表现上无明显特异性，影像上可分为结节肿块型（常见）和实变型 [3, 5]。结节肿块型肺黏液腺癌多边界清晰，可出现分叶征、毛刺征、支气管狭窄截断、胸膜牵拉以及伴有卫星灶等独特表现；实变型肺黏液腺癌在影像学表现上与肺炎类似，表现为不规则形斑片状实变影，边缘多模糊，血管造影征在实变型病灶中发生率高于结节肿块型，可作为实变型病灶的特征性表现。此外，肺黏液腺癌的影像特征性表现为平扫密度略低于软组织、呈轻中度延迟不均匀强化及 ^{18}F-FDG 延迟摄取。肺黏液腺癌确诊依靠病理学检查，典型表现为柱状或杯状细胞结构，细胞核位于基底，胞浆内黏液丰富；显微镜下表现为高柱状上皮细胞沿肺泡壁生长，肺泡腔内充满黏液，典型者形成黏液糊；免疫组化表型绝大部分为 CK7（+）和 CK20（+），选择性表达 HNF-4α，TTF-1 和 Napsin A 的阳性率分别约 40% 和 33%[6]。分子分型最常见的是 KRAS 突变（高达 86%），其他还包括 BRAF、ERBB2、ALK 和 PIK3CA 等基因改变，EGFR 突变罕见 [6, 7]。

肺黏液腺癌需要与肺炎、肺结核等相鉴别，对无明确发热病史且肺部病灶呈肿块样、磨玻璃样混杂密度、抗感染治疗后无效的患者，需警惕此病；由于黏液腺癌多见于消化道，因此应注意有无消化道黏液腺癌病史，除外转移性肿瘤可能。

早期肺黏液腺癌的主要治疗方法仍是手术切除。Matsui 等人比较了接受手术治疗的肺黏液腺癌和非黏液腺癌患者的预后，结果显示黏液腺癌组肺内复发的发生率更高（83% VS 17%，$P < 0.01$），但两组 5 年生存率无明显差异（$P = 0.26$）[5]。另一项回顾性研究通过倾向评分匹配排除混杂因素后发现，可切除的黏液腺癌患者比非黏液腺癌患者有更好的 OS（$P = 0.014$）[8]。

由于肺黏液腺癌常见 KRAS 突变，多数晚期患者无法接受靶向治疗，而常规化疗对此类患者的生存获益改善有限 [7]。一项回顾性研究比较了Ⅳ期肺黏液腺癌与非黏液腺癌的治疗方法及疗效[2]。该研究共纳入了 36 例黏液腺癌患者和 210 例非黏液腺癌患者，其中在可检测基因突变的黏液腺癌患者中，60.0% 的患者存在 KRAS 突变。结果显示，黏液腺癌患者与非黏液腺癌患者的 OS 无明显差异（$P = 0.216$）；接受非 TKI 的含铂化疗治疗的黏液腺癌患者与未治疗患者的 OS 无明显差异（$P = 0.667$）。

目前有研究发现肺黏液腺癌患者的肿瘤微环境中 PD-L1 表达下调，CD_8^+ TIL 浸润较少，这可能导致 PD-1/PD-L1 单抗对此类患者的疗效有限[9]。一项纳入了 7 名晚期肺黏液腺癌患者的回顾性研究显示[10]，免疫治疗组的 OS 较未接受免疫治疗组更长（未达到 VS 17.0 个月，$P < 0.001$）；但这仍需在后续大样本前瞻性研究中加以验证。

本例患者后续使用安罗替尼联合伏美替尼疗效可，提示抗血管药物可能对黏液腺癌有效，伏美替尼可能对 EGFR G719C、EGFR S768I 双突变患者有效，但需要大队列的研究来证实。

六、专家点评

1. 双发癌情况复杂，诊治尚缺乏统一标准，是"分而治之"还是参照病理恶性程度高者或者分期晚者治疗，尚存在争议。

2. 黏液腺癌多见于消化道恶性肿瘤，需关注消化道肿瘤相关指标，行胃肠镜等排除消化道来源的肿瘤。

3. 黏液腺癌相对于普通的腺癌，其更可能出现驱动基因如 EGFR/ALK/KRAS 等通路的突变，需常规进行基因检测。黏液腺癌总体相对惰性，对化疗、放疗、免疫治疗反应率均低。因此局部手术治疗可能带来获益。

4. 黏液腺癌影像学表现特殊，对于炎症样表现的病灶，需高度警惕，以免漏诊和误诊。

5. 抗血管药物可能是黏液腺癌潜在有效的内科治疗手段，需要进一步验证。

（病案整理：谢明颖　浙江中医药大学）

（点评专家：徐晓玲　上海市肺科医院）

（审核专家：范　云　浙江省肿瘤医院）

参考文献

[1]Ettinger DS, Aisner DL, Wood D E, et al.NCCN guidelines（R）insights Non-Small cell

lung cancer, version 5.2018 featured updates to the NCCN guidelines[J].J Natl Compr Canc Netw, 2018, 16（7）：807-821.

[2]Cha YJ, Kim HR, Lee HJ, et al.Clinical course of stage Ⅳ invasive mucinous adenocarcinoma of the lung[J].Lung Cancer, 2016, 102：82-88.

[3]Travis W, Brambilla E, Noguchi M, et al.International association for the study of lung cancer/american thoracic society/european respiratory society international multidisciplinary classification of lung adenocarcinoma[J].J Thorac Oncol, 2011, 6：244-285.

[4]Hu C, Zhao L, Liu W, et al.Genomic profiles and their associations with TMB, PD-L1 expression, and immune cell infiltration landscapes in synchronous multiple primary lung cancers[J].J Immunother Cancer, 2021, 9：e003773.

[5]Matsui T, Sakakura N, Koyama S, et al.Comparison of surgical outcomes between invasive mucinous and Non-Mucinous lung adenocarcinoma[J].Ann Thorac Surg, 2021, 112：1118-1126.

[6]Cha YJ, Shim HS.Biology of invasive mucinous adenocarcinoma of the lung[J].Transl Lung Cancer Res, 2017, 6：508-512.

[7]Chang JC, Offin M, Falcon C, et al.Comprehensive molecular and clinicopathologic analysis of 200 pulmonary invasive mucinous adenocarcinomas identifies distinct characteristics of molecular subtypes[J].Clin Cancer Res, 2021, 27：4066-4076.

[8]Xu X, Shen W, Wang D, et al.Clinical features and prognosis of resectable pulmonary primary invasive mucinous adenocarcinoma[J].Transl Lung Cancer Res, 2022, 11：420-431.

[9]Xu X, Li N, Wang D, et al.Clinical relevance of PD-L1 expression and CD_8^+ T Cells' infiltration in patients with lung invasive mucinous adenocarcinoma[J].Front Oncol, 2021, 11：683432.

[10]Jang YJ, Hyun DG, Choi CM, et al.Optimizing palliative chemotherapy for advanced invasive mucinous adenocarcinoma of the lung[J].BMC Cancer, 2021, 21：731.

病例 28　晚期 MET 蛋白高表达的肺腺癌临床治愈病例的处理与实践

一、病历摘要

（一）病史介绍

患者男性，56 岁。因"咳嗽 2 个月"于 2016 年 2 月 26 日至浙江省肿瘤医院就诊，行胸腹部增强 CT 检查：右肺下叶见巨大分叶状软组织肿块，强化不均，横截面约 9cm×7cm，右肺下叶支气管分叉处管腔狭窄闭塞；外周肺内条片模糊影，局部胸膜幕状改变；余两肺未见明显活动性病灶；纵隔部分淋巴结肿大；未见明显胸水或骨质破坏。考虑右肺下叶肺癌伴外周阻塞性肺炎改变，部分纵隔淋巴结肿大。2016 年 2 月 29 日 PET-CT 检查（病例 28 图 1）：右下肺肿块，FDG 代谢升高，与邻近胸膜分界不清，病灶远端感染性病变；双侧锁骨上窝、右肺门、纵隔多发淋巴结肿大；未见明显骨质破坏；考虑为右下肺癌伴肺门、纵隔及双侧锁骨上淋巴结转移。颅脑增强 MRI 未见异常。2016 年 3 月 1 日气管镜检查：右下叶基底段亚支管腔狭窄。病理："纤支镜刷检"找到非小细胞癌细胞。行右肺肿块穿刺，病理：低分化腺癌。右锁骨上淋巴结穿刺，病理示：（右锁骨上）纤维组织内浸润或转移性低分化癌（结合酶标符合腺癌）；免疫组化单克隆抗体及癌基因检测：CK5/6（−）、ALK（D5F3）（−）、ALK-NC（−）、ROS1（+，30%）、c-Met（+++，90%）、CK7（+）、Napsin A（+）、P40（−）、P63（−）、TTF1（+）、Sy（−）、CHG-A\CgA（−）；EGFR-ALK-ROS1 基因（ARMS）检测：EGFR Ex21 L858R 突变；EML4-ALK 融合及 ROS1 融合阴性。组织 NGS 检测：EGFR 基因 Ex21 L858R 突变（丰度 36%），BIM 基因杂合缺失多态性。

既往史：既往吸烟史（30 包/年）。无肿瘤家族史。

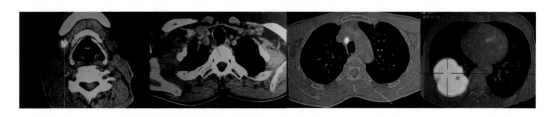

病例 28 图 1　基线 PET-CT（2016-02-29）

（二）体格检查

一般情况可，PS 评分 = 0 分，双锁骨上可及黄豆大小、质硬、多发肿大淋巴结，右下肺呼吸音减弱。

（三）诊断

右下肺腺癌伴右肺门、纵隔、两侧锁骨上淋巴结转移（$cT_4N_3M_0$ ⅢC 期），EGFR 基因 Ex21 L858R 突变。

二、诊治经过

（一）第一次 MDT 讨论

胸外科医生：患者右肺肿块较大，为 9.0cm×7.0cm，贴近胸膜，且锁骨上淋巴结穿刺病理诊断已明确为转移，目前分期：$cT_4N_3M_0$ ⅢC 期。根据 NCCN 指南[1]，明确锁骨上淋巴结转移（N_3）患者不适合手术治疗。建议根据患者身体状况、疾病分期、病理类型及基因突变情况给予综合治疗。

放疗科医生：患者目前分期 $cT_4N_3M_0$ ⅢC 期，根据 NCCN 指南首选根治性放化疗[1]。但该患者肿块较大，贴近胸膜，且已出现双侧锁骨上淋巴结转移，照射野过大，所需放疗剂量过高，难以保证正常组织限量，易发生严重放射性肺炎，目前不推荐行根治性放射治疗。该患者基因检测提示 EGFR 基因 Ex21 L858R 突变，驱动基因阳性患者可先接受靶向治疗[1]，1 个月后评估疗效，若该患者治疗有效、肿瘤退缩明显，可再次评估能否进行放射治疗。

胸部肿瘤内科医生：同意上述意见。该患者分期 $cT_4N_3M_0$ ⅢC 期，伴有 EGFR 基因 Ex21 L858R 突变，对于驱动基因阳性的局部晚期不可手术、不适合同步放化疗患者，可行靶向治疗[1, 2]。临床前研究提示 VEGFR 和 EGFR 通路的双重抑制可提高抗肿瘤疗效[3]。JO25567 研究[3] 结果表明厄洛替尼联合贝伐珠单抗治疗 EGFR 突变的晚期非鳞 NSCLC 患者的 PFS 为 16 个月，而对照组厄洛替尼单药治疗仅 9.7 个月，$P = 0.0015$，且联合组不良反应明显增加。但该患者年龄较轻，PS 评分为 0，可考虑行 EGFR TKI 联合贝伐珠单抗治疗，1 个月后复查 CT，评估疗效。

讨论小结：该患者目前诊断右肺腺癌伴右肺门、纵隔、两侧锁骨上淋巴结转移（$cT_4N_3M_0$ ⅢC 期），EGFR 基因 Ex21 L858R 突变，暂无手术及放疗指征，予 EGFR TKI 联合贝伐珠单抗治疗。

治疗经过：2016 年 3 月 10 日起予吉非替尼联合贝伐珠单抗治疗。2016 年 4 月 6 日复查胸腹部增强 CT：右下肺癌较前有所缩小（7.8cm×6.4cm）；右侧锁骨上、两侧肺门、纵隔多发淋巴结，部分病灶较前缩小，疗效评估 SD（缩小）。吉非替尼治疗后患者转氨酶升高，谷丙转氨酶 99U/L，CTAE 分级 2 级，药物护肝疗效不佳，于 2016 年 4 月 24 日起改为埃克替尼。2016 年 5 月 28 日复查 CT 提示两肺多发转移瘤，疗效评估 PD。行血 PCR 检测提示 EGFR 基因 Ex21 L858R 突变，Ex20 T790M 野生型。2016 年 6 月 1 日、6 月 22 日予二线培美曲塞联合卡铂治疗 2 周期。2016 年 7 月 8 日复查 CT 提示肿瘤退缩不明显，疗效评估 SD。患者及家属有强烈手术治疗意愿。患者一线、二线治疗前后影像详见病例 28 图 2。

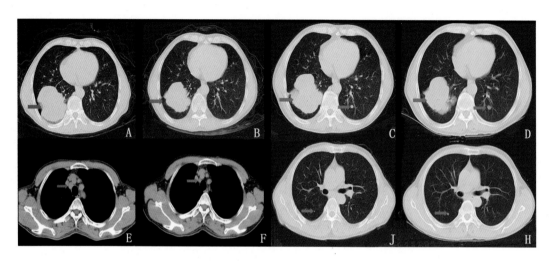

病例 28 图 2 一线 EGFR TKI 联合贝伐珠单抗治疗、二线化疗治疗前后影像

　　A、E：2016-03-10 基线 CT；B、F：2016-04-06EGFR TKI ＋贝伐珠单抗治疗 1 个月 CT；C、J：2016-05-28 EGFR TKI 联合贝伐珠单抗治疗 2 个月 CT；D、H：2016-07-07 PC 方案化疗 2 周期 CT

（二）第二次 MDT 讨论

　　胸部肿瘤外科医生：患者右肺腺癌靶向治疗后出现两肺转移。血液样本行 ddPCR 检测后提示 EGFR T790M 阴性，予 PC 方案化疗，2 周期后复查疗效 SD。目前患者一般情况可，PS 评分＝0 分，患者及家属有强烈手术治疗意愿，可考虑行姑息性减瘤手术，术后再行综合治疗。减瘤术可降低肿瘤负荷，有助于后续治疗控制残留病灶，但存在围术期肿瘤进展可能。

　　放疗科医生：患者经靶向及化疗后原发病灶仍较大，且出现两肺转移，目前分期 $cT_4N_3M_{1a}$ Ⅳ期，无放疗指征，目前暂不考虑行放射治疗。

　　胸部肿瘤内科医生：患者及家属有强烈的手术治疗意愿，若外科评估后可行减瘤手术，则先行手术，降低肿瘤负荷，术后再行综合抗肿瘤治疗。此外，该患者一线靶向耐药后行外周血 PCR 检测提示 EGFR Ex20 T790M 野生型，但使用外周血行 T790M 检测存在假阴性可能，建议术后组织标本再次行基因检测。

讨论小结：患者目前一般情况可，可耐受手术，考虑行减瘤手术后再行综合治疗。

治疗经过：2016年7月18日行"右下肺叶切除＋中叶部分切除＋隆突下淋巴结采样"。术后病理：右下肺腺癌，$cT_4N_3M_{1a}$ Ⅳ期，ALK（D5F3）（－）、c-Met（+++，> 95%）、ROS1（－）、TTF1（+）、P63（－）、P40（－）、Napsin A（+）、CK7（+）、CK5/6（－）；FISH 检测 c-MET 扩增阴性；EGFR-ALK-ROS1 基因（ARMS）检测：EGFR Ex21 L858R 突变；EML4-ALK 融合及 ROS1 融合阴性。组织 NGS 提示 EGFR Ex21 L858R 突变，丰度 45%，BIM 基因杂合缺失多态性，c-MET 扩增倍数 1.39（< 2.0 不属于扩增）。2016 年 8 月 8 日复查 CT 提示两肺转移瘤明显进展，疗效评估 PD（病例 28 图 3）。

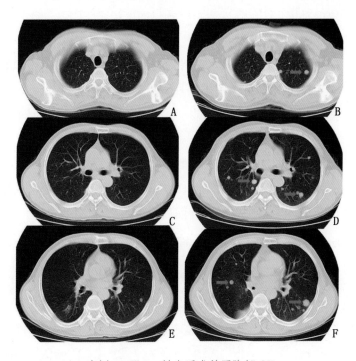

病例 28 图 3　姑息手术前后胸部 CT

A、C、E：2016-07-07 术前；B、D、F：2016-08-08 术后

（三）第三次 MDT 讨论

胸部肿瘤外科医生：患者右肺癌姑息减瘤术后，围术期疾病快速进展。该患者目前两肺多发转移灶，无手术指征。此外，患者已行右下肺叶及部分中叶切除，考虑患者后续生活质量，亦应避免再次手术，建议内科及放疗科评估后行下一步治疗。

放疗科医生：对于晚期 NSCLC 患者，放疗多用于缓解局部症状；对于寡转移灶（包括但不限于脑、肺和肾上腺）可进行根治性 / 巩固性局部治疗，有望改善患者的 PFS，乃至 OS。然而，该患者两肺多发转移灶，围术期病灶快速进展，若选择放疗，则放射野过大，所需剂量过高，正常器官损伤过大，故建议患者至内科行进一步治疗。

胸部肿瘤内科医生：患者术后复查 CT 两肺转移灶明显进展，既往 EGFR TKI 联合贝伐珠单抗及 PC 方案化疗均效果欠佳。注意到该患者有一个特殊情况，初诊时锁骨上淋巴结穿刺标本及本次术后病理免疫组化均提示 c-Met（+++，90%）；尽管患者术后组织标本行 FISH 检测无 c-MET 扩增；初诊时肺部病灶及手术后标本的 NGS 检测均未见 MET 14 跳突及 MET 扩增。但有少量研究显示 c-MET 高表达患者接受 MET 抑制剂存在获益可能。克唑替尼是 MET/ALK/ROS 的多靶点蛋白激酶抑制剂，2016 年 ASCO 会议公布了一项关于克唑替尼治疗 c-MET IHC 过表达的 NSCLC 患者的临床研究，结果显示在 25 例可评估疗效的患者中，16 例患者达到 PR，1 例患者为 SD；值得注意的是，达到 PR 的患者均为 c-MET IHC 高表达。患者目前已经是 EGFR TKI、化疗、抗血管生成药物及手术治疗失败，现无标准治疗方案；但病情进展快速，患者及家属治疗意愿强烈；因此可考虑试行克唑替尼治疗。因患者同时存在 EGFR 基因 Ex21 L858R 突变，建议克唑替尼联合 EGFR TKI 靶向治疗，1 个月后复查 CT，评估疗效。

讨论小结：患者病情进展迅速，故同时予克唑替尼联合埃克替尼靶向治疗，1 个月后复查疗效。

治疗经过：2016 年 8 月 11 日起予克唑替尼联合埃克替尼治疗。2016 年 9 月 9 日复查 CT：两肺多发转移瘤较前缩小；两侧锁骨上、纵隔、右肺门肿大淋巴结较前缩小，疗效评估 PR。克唑替尼联合埃克替尼治疗前后影像见病例 28 图 4。

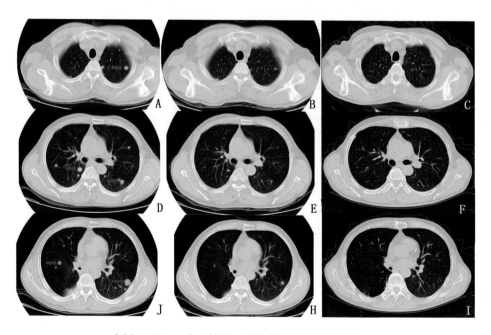

病例 28 图 4　克唑替尼＋埃克替尼治疗前后胸部 CT

A、D、J：2016-08-08 术后；B、E、H：2016-09-09 克唑替尼＋埃克替尼治疗 1 个月；
C、F、I：2022-09-03 克唑替尼＋埃克替尼治疗 6 年

（四）诊疗结局与随访

随访至截稿日期，患者仍继续克唑替尼及埃克替尼双靶治疗中，最佳疗效 CR。2017 年及 2018 年分别予外周血 NGS 检测，均未见 EGFR 基因突变。2022 年 9 月 3 日复查胸部 CT：未见肿瘤征象。

三、病例小结

该患者初诊为右下肺腺癌，$cT_4N_3M_0$ Ⅲ C 期，EGFR 基因 Ex21 L858R 突变，c-MET 蛋白高表达。一线 EGFR TKI 联合贝伐珠单抗治疗后出现两肺转移，二线培美曲塞联合卡铂化疗最佳疗效 SD。在家属及患者强烈要求下于 2016 年 7 月 18 日行姑息性"右下肺叶切除＋中叶部分切除＋隆突下淋巴结采样"，术后复查 CT 提示两肺转移瘤较前明显进展，2016 年 8 月 11 起行三线克唑替尼联合埃克替尼靶向治疗至截稿日期，最佳疗效 CR。患者治疗经过见病例 28 图 5。

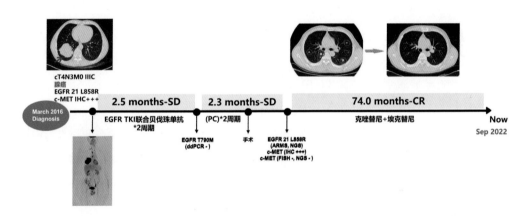

病例 28 图 5　治疗经过

四、诊疗经验总结

目前研究显示 MET 抑制剂例如克唑替尼、卡马提尼及赛沃替尼等，对 MET 14 跳突或 MET 扩增患者具有良好疗效；然而很少研究评估 MET 抑制剂对 MET 蛋白过表达患者的疗效。结合该患者，MET 蛋白高表达而 FISH 及 NGS 检测提示无 MET 扩增，接受克唑替尼联合埃克替尼双靶治疗，疗效达 CR。因此，亟需前瞻性的临床研究评估 MET 抑制剂对 MET 蛋白高表达 ±EGFR 突变 NSCLC 患者的疗效，探索最佳的治疗模式。目前已经有多项大型Ⅲ期临床研究在进行中。SANOVO 研究是一项多中心、随机、双盲的Ⅲ期临床研究，旨在比较沃利替尼＋奥西替尼与安慰剂＋奥西替尼一线治疗

EGFRm+/MET+NSCLC 患者的疗效和安全性（NCT05009836）。SAFFRON 研究纳入了奥希替尼靶向治疗进展后的 MET 过表达 / 扩增、局晚或转移性 NSCLC 患者，旨在比较沃利替尼联合奥西替尼与含铂化疗在此类患者中的疗效与安全性（NCT05261399）。

减瘤手术是指肿瘤瘤体体积较大或者已有明确远处转移，手术治疗已不能达到根治目的，但可以将原发病灶大部分切除，或者将原发与可切除的转移部位肿瘤切除的治疗策略，有助于减少肿瘤负荷，便于后续治疗控制残存癌细胞。因此，对于巨大肿块的患者，在可耐受手术的情况下，行减瘤手术或许是未来潜在的治疗策略。

肺癌患者的生存期达到或超过 5 年，可称为临床治愈。该患者接受双靶治疗 6 年，疗效持续 CR，近期复查 CT 未发现明显病灶，达到临床治愈。目前认为晚期 NSCLC 患者需长期行靶向治疗，直至出现疾病进展或出现不可耐受的不良反应。但对于此类达到临床治愈的患者，是否存在"治疗假期"的机会，有无停药指征，是值得思考的问题。

五、亮点思辨

目前，靶向治疗已成为晚期驱动基因阳性 NSCLC 患者的重要治疗策略，显著延长了患者的生存期[4]。MET 变异可能导致 c-MET 蛋白无法正常降解或过度表达，从而导致 MET 通路的异常激活。在 NSCLC 中，MET 致癌驱动因子改变包括 MET 过表达（75%）、MET 扩增（18%）和 MET 14 外显子跳突（3% ~ 4%）[5]。

MET 扩增的主要检测方式可分为 FISH（金标准）、NGS、IHC 和 dPCR[6]。MET 扩增的倍数越高，患者越能从 MET TKI 靶向治疗中获益，因此找到患者获益的 MET 扩增阈值至关重要[6]。有研究提出 FISH 检测的 MET/CEP7 比率超过 1.8 即为 MET 扩增阳性，然而目前对该阈值仍无定论[6]。此外，以 FISH 检测为标准，组织 NGS 检测能够检出大部分 MET 定点扩增患者，而对多倍体的检出率仍有待提高。

MET 蛋白过表达通常采用 IHC 进行检测。2021 年美国癌症研究协会上公布了一项关于探索 MET 检测方法与双靶疗效之间关系的研究；该研究定义 IHC 3+（≥ 50% 的肿瘤细胞）为 c-MET 阳性。结果显示 c-MET 阳性患者具有潜在的临床获益；在 20 例 c-MET 阳性样本中，16 例表现为 FISH MET 扩增，而在 14 例 c-MET 阴性样本中，亦有 11 例表现为 FISH MET 扩增，提示 IHC 3+ 不能完全反映 MET 基因扩增情况。另一项研究定义 IHC 2+ 或 3+ 为 c-MET 阳性，MET/CEP7 比率 > 2.2 为 MET 扩增；在纳入的 71 例 c-MET IHC 阳性的患者中，1 例为 MET 扩增，2 例为 MET 14 跳突；110 例 c-MET IHC 阴性病例中，存在 2 例 MET 扩增。该项研究结果显示 IHC 检测的 c-MET 阳性与 MET 扩增或 MET 14 跳突无相关性[7]。然而，由于 MET 扩增阈值选择以及抗体种类的不同，可能导致了上述两项研究 MET ICH 阳性患者中 MET 扩增比例不同。因此选择合适的检测手段、阈值以及抗体种类至关重要。

　　MET TKI 在 MET 14 跳突及 MET 扩增患者中表现出良好的疗效；MET 蛋白过表达，尤其是 IHC 3+ 患者，接受 MET TKI 存在潜在获益。吴一龙团队分析了 32 名接受克唑替尼治疗的原发 c-MET 过表达的晚期 NSCLC 患者，结果显示在 25 例可评估疗效的患者中，64%（16/25）患者达到 PR，且均为 c-MET IHC 高表达[8]。

　　基于现有研究，因 c-MET 通路异常激活导致 EGFR TKI 耐药的患者接受 MET TKI 和 EGFR TKI 双靶治疗具有潜在获益趋势，双靶治疗可能是此类患者未来的治疗策略[9, 10]。一项多臂、多中心的 I b 期研究评估了 EGFR TKI 联合 MET TKI 治疗局部晚期或转移性伴有 MET 扩增及 EGFR 突变阳性的 NSCLC 患者，并根据既往是否接受过 EGFR TKI 治疗分成 B、D 两组。结果显示，B 组和 D 组的 ORR 分别为 48%（66/138）和 64%（23/42）。SAVANNAH 研究[11]是一项 II 期、单臂临床研究，旨在评估赛沃替尼联合奥希替尼治疗奥希替尼耐药的 EGFR 突变、MET 过表达 / 扩增 NSCLC 患者的疗效和安全性。结果显示，在 193 名可评估疗效的患者中，ORR 为 32%，中位 DOR、PFS 分别为 8.3 个月和 5.3 个月。亚组分析显示，在 108 名 c-MET IHC 90+ 和 / 或 FISH 10+ 的患者中，ORR 为 49%，中位 DOR 为 9.3 个月，PFS 为 7.1 个月；安全性方面与既往研究一致。

　　该患者两次 IHC 检测均提示 c-MET 蛋白高表达（+++，90% ~ 95%），然而 FISH 及 NGS 检测均未见 MET 扩增，既往 EGFR TKI 及化疗治疗时均快速进展，后续克唑替尼联合埃克替尼取得了显著疗效，双靶治疗可能是 EGFR 敏感突变且 c-MET 通路异常激活患者的一线潜在治疗策略。

六、专家点评

　　该病例是 EGFR Ex21 L858R 突变的患者，但对一代 EGFR-TKI 原发耐药，期间接受了姑息性手术治疗，及双靶治疗。目前 OS 超过 6 年，总体治疗效果显著。有几点值得思考：

　　1. III 期非小细胞肺癌存在显著的异质性，临床治疗手段需要在规范治疗的前提下考虑个体化；此类患者确诊后需要进行 MDT 讨论以决定综合治疗的方案。

　　2. 对于 EGFR 敏感突变但 EGFR-TKI 原发耐药的患者，需要明确原发耐药的原因，此时，基线的基因景观特征显得非常关键；该患者基线既存在 BIM（BCL2L11）基因杂合缺失多态性以及 c-Met 高表达，这可能是该患者对 EGFR-TKI 原发耐药的主要原因。

　　3. 该患者接受姑息性手术主要目的是减轻肿瘤负荷，姑息性手术应用在转移性不可切除非小细胞肺癌患者中时需要严格评估患者的整体情况，并对后续可能出现的疾病进展及时监测、尽早干预。

4. 该患者原发性 c-Met 高表达，但无 MET 扩增及 MET 14 跳读，克唑替尼联合埃克替尼治疗取得了显著疗效；虽然已有研究提示 MET 抑制剂在部分 c-Met 过表达患者中有效，但确切的疗效以及真正能获益的人群还需进一步在前瞻性临床研究中评估。

（病案整理：谢明颖　浙江中医药大学）

（点评专家：徐艳珺　浙江省肿瘤医院）

（审核专家：范　云　浙江省肿瘤医院）

参考文献

[1]Ettinger DS, Wood DE, Akerley W, et al.NCCN guidelines（R）insights：non-small cell lung cancer, version 4.2016 featured updates to the NCCN guidelines[J].J Natl Compr Canc Netw, 2016, 14（3）：255-264.

[2]Mok T, Wu Y, Thongprasert S, et al.Gefitinib or carboplatin-paclitaxel in pulmonary adenocarcinoma[J].The New England journal of medicine, 2009, 361（10）：947-957.

[3]Seto T, Kato T, Nishio M, et al.Erlotinib alone or with bevacizumab as first-line therapy in patients with advanced non-squamous non-small-cell lung cancer harbouring EGFR mutations（JO25567）：an open-label, randomised, multicentre, phase 2 study[J].The Lancet Oncology, 2014, 15（11）：1236-1244.

[4]Kris M, Johnson B, Berry L, et al.Using multiplexed assays of oncogenic drivers in lung cancers to select targeted drugs[J].JAMA, 2014, 311（19）：1998-2006.

[5]Ricciuti B, Lamberti G, Andrini E, et al.Antibody-drug conjugates for lung cancer in the era of personalized oncology[J].Semin Cancer Biol, 2021, 69：268-278.

[6]Guo R, Luo J, Chang J, et al.MET-dependent solid tumours-molecular diagnosis and targeted therapy[J].Nat Rev Clin Oncol, 2020, 17（9）：569-587.

[7]Guo R, Berry LD, Aisner DL, et al.MET IHC is a poor screen for MET amplification or MET exon 14 mutations in lung adenocarcinomas：data from a tri-institutional cohort of the lung cancer mutation consortium[J].Journal of thoracic oncology, 2019, 14（9）：1666-1671.

[8]Li AN, Yang JJ, Zhang X, et al.Impact of different MET alterations on the efficacy of crizotinib in non-small-cell lung cancer[J].The American Society of Clinical Oncology（ASCO）, 2016, e20622：

[9]Engelman J, Zejnullahu K, Mitsudomi T, et al.MET amplification leads to gefitinib resistance

in lung cancer by activating ERBB3 signaling[J].Science，2007，316（5827）：1039-1043.

[10]Sequist LV，Han JY，Ahn MJ，et al.Osimertinib plus savolitinib in patients with EGFR mutation-positive，MET-amplified，non-small-cell lung cancer after progression on EGFR tyrosine kinase inhibitors：interim results from a multicentre，open-label，phase 1b study[J].The Lancet Oncology，2020，21（3）：373-386.

[11]Ahn M-J，Marinis F D，Bonanno L，et al.MET Biomarker-based preliminary efficacy analysis in SAVANNAH：savolitinib+osimertinib in EGFRm NSCLC Post-Osimertinib [J].IASLC 2022 World Conference on Lung Cancer（WCLC 2022），2022，EP08.02-140：EP08.02-140.

病例 29　局部晚期肺肝样腺癌接受围术期 PD-1 抑制剂联合 XELOX 方案化疗获得 pCR 和 MRD 持续阴性病例的临床处理与实践

一、病历摘要

（一）病史介绍

患者男性，58 岁。因"咳嗽 2 个月"于 2021 年 4 月 13 日至浙江省肿瘤医院就诊。胸腹部增强 CT（病例 29 图 1）：右肺下叶占位灶（大小约 8.6cm×6.4cm），肺癌考虑；右肺门多发淋巴结转移（较大者短径约 1.9cm）；右肺上叶实性小结节，转移瘤不能除外。PET-CT（2021-04-20，病例 29 图 1）：右肺下叶不均质占位灶，最大截面约 8.7cm×6.0cm，SUVmax 为 24.0，FDG 代谢增高，肺癌考虑；右上肺结节约 0.7cm，SUVmax 为 11.2，FDG 代谢增高，转移考虑；右肺门及纵隔 7 区多发淋巴结，较大者径约 2.5cm，SUVmax 为 33.2，FDG 代谢增高，考虑转移。颅脑增强 MRI 未见明显异常。肿瘤标志物：AFP 21979.4ng/ml。右肺下叶穿刺病理示（病例 29 图 2）：结合免疫组化，符合肝样腺癌；免疫组化：CK（+）、TTF-1（-）、NapsinA（-）、AFP（+）、GPC3（+）、Hepa（小区 +）、Ki-67（+，约 70%）；hMLH1（+）、hMSH2（+）、hMSH6（+）、PMS2（+）、PD-L1（22C3）（TPS：+，8%）。组织 NGS 检测：TP53 突变、MAP2K1 突变等，TMB：19.6 个突变 /Mb。

既往史：既往重度吸烟者，吸烟 70 包 / 年。

家族史：母亲有食管癌病史。

（二）体格检查

一般情况可，PS = 1 分，浅表淋巴结未扪及肿大，右下肺呼吸音减弱。

（三）诊断

右下肺肝样腺癌伴右上肺叶、右肺门及纵隔淋巴结转移，$cT_4N_2M_0$ ⅢB 期，无 EGFR/ALK/ROS1 等突变，PD-L1 TPS = 8%。

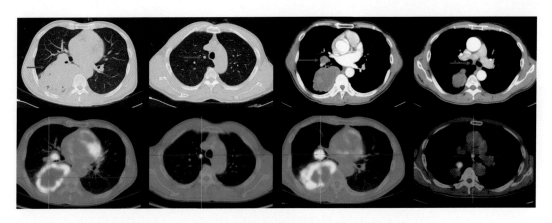

病例 29 图 1　基线胸部增强 CT 及 PET-CT 检查

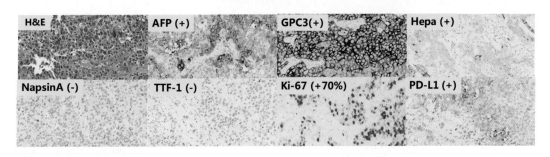

病例 29 图 2　首诊右肺病灶穿刺病理检查及免疫组化结果（200×）

二、诊治经过

（一）第一次 MDT 讨论

病理科医生：肺肝样腺癌属于罕见的肺腺癌亚型，组织学特征与肝癌相似；肿瘤组织中常呈肝样分化、腺泡或乳头状结构，AFP、HepPar-1 和 GPC3 表达是诊断肝样腺癌的关键指标。

胸部肿瘤外科医生：患者诊断为右肺肝样腺癌，$cT_4N_2M_0$ Ⅲ B 期，右下肺不均质占位，长径达 8.6cm，暂无根治性手术指征，建议先行全身系统治疗，若后续缩瘤效果明显可再次评估手术指征。

胸部放疗科医生：基于现有研究，局晚期的肺肝样腺癌可以从放疗中获益[1]，且根据 NCCN 指南，Ⅲ B 期不可切除患者首选根治性放化疗。但该患者右下肺肿块长径 > 7cm，右肺上叶结节转移考虑，暂无行同步根治性放化疗指征，建议先行内科治疗，2 周期后评估疗效，若肿瘤退缩明显，可再次评估能否行序贯放疗。

胸部肿瘤内科医生：同意上述意见，该患者肿瘤分期 $cT_4N_2M_0$ Ⅲ B 期，目前不适合行手术或同步放化疗。肺肝样腺癌是罕见的肺腺癌亚型，目前针对肺肝样腺癌的相关文献多为病例报道和小样本回顾性研究,尚未建立标准治疗模式。根据 NCCN 指南推荐[2],PD-L1 检测 TPS 为 1% ~ 49% 的非小细胞肺癌患者首选 PD-1 单抗联合含铂化疗方案。然而,现有病例报道中接受非小细胞肺癌化疗方案的肺肝样腺癌患者疗效并不理想,局晚期 / 晚期患者的 1 年生存率仅在 50% 左右[3~6];既往有病例报道以肝癌化疗策略即奥沙利铂为主的系统性化疗治疗肺肝样腺癌,疗效可观[7, 8]。因此建议患者尝试 PD-1 单抗联合以奥沙利铂为主的系统性化疗方案。

讨论小结:患者诊断右下肺肝样腺癌 $cT_4N_2M_0$ ⅢB 期,暂无根治性手术及同步放化疗指征,先予 PD-1 单抗联合 XELOX 方案治疗。

诊疗经过:2021 年 4 月 30 日至 2021 年 7 月 2 日予第 1 ~ 4 周期 XELOX 方案联合贝伐珠单抗及 PD-1 单抗治疗,具体方案:奥沙利铂,200mg 第 1 天,1 次 /3 周静脉滴注 + 卡培他滨片,3 片 2 次 / 日 第 1 ~ 14 天口服 + 贝伐珠单抗注射液,500mg 第 1 天,1 次 /3 周静脉滴注 + 卡瑞利珠单抗,200mg 第 1 天,1 次 /3 周静脉滴注治疗。患者第 2、第 4 周期治疗后疗效评估:PR(病例 29 图 3)。AFP 数值由基线的 21979.4ng/ml 降至 20.0ng/ml;2 周期、4 周期后 MRD 检测均为阴性(ctDNA 清除)。

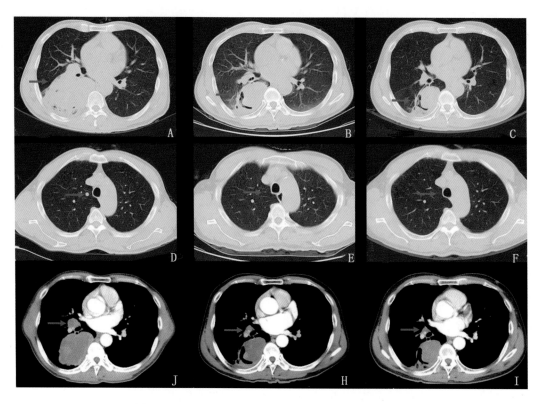

病例 29 图 3 化免联合治疗前后胸部增强 CT 影像对比

A、D、J:2021-04-10 治疗;B、E、H:2021-06-10 治疗后疗效评估 PR;C、F、I:2021-07-22 治疗后疗效评估 PR

（二）第二次 MDT 讨论

胸部放疗科医生：患者 4 周期化免联合治疗后，疗效评估 PR，目前分期 $cT_3N_2M_0$ Ⅲ B 期。既往研究证实局晚期肝样腺癌可以从放疗中获益[1]，目前该患者肿块局限，结合指南推荐[2]，有根治性序贯放疗指征。

胸部肿瘤外科医生：患者经过 4 周期卡瑞利珠单抗联合 XELOX 方案治疗后，右下肺肿块及右肺门淋巴结明显缩小，右上转移瘤消退。值得注意的是，2 周期治疗后 ctDNA 清除，因此影像学显示的肺部及淋巴结病灶是否还存在肿瘤活性有待评估。患者目前肿瘤病灶局限，且患者年纪较轻，手术意愿强烈，ECOG 评分 0 分，建议患者行根治性手术。

胸部肿瘤内科医生：患者目前诊断为 Ⅲ B 期右下肺肝样腺癌；根据分期后续可选择根治性放疗或手术治疗。结合患者肝样腺癌这一特殊病理类型，既往有研究报道提示接受根治性手术可显著改善肺肝样腺癌患者的预后（2 年生存率：62.5% VS 12.5%，$P = 0.011$）[9]；手术是影响患者 OS 的独立预后因素。因此，结合患者体力状态及意愿，同意外科医师意见，建议患者行根治性手术治疗。

讨论小结：转胸部肿瘤外科，完善相关检验、检查，择期行"右下肺癌根治术"。

诊疗经过：2021 年 7 月 27 日在全麻下行"①胸腔镜下肺叶切除术（右肺下叶切除术）；②胸腔镜纵隔淋巴结清扫术"，术程顺利。术后病理示（病例 29 图 4）：①（右下）肺部分区纤维组织增生伴大片坏死及局灶组织细胞反应，并见散在异型细胞巢伴退变（符合治疗后重度反应）。②（右下肺支气管根部）3 只、（4 组）4 只、（7 组）9 只、（9 组）5 只、（10 组）1 只、（11 组）1 只、（12 组）1 只淋巴结慢性炎伴个别结内纤维组织增生、多核巨细胞反应；（10 组）1 只、（11 组）1 只淋巴结内纤维组织增生伴部分区坏死及散在钙化，其中（11 组）淋巴结局灶区见极少量退变异型细胞。术后分期：$ypT_0N_0M_0$，病理完全缓解（pCR）。术后 1 个月 AFP 降至正常；MRD 持续阴性。

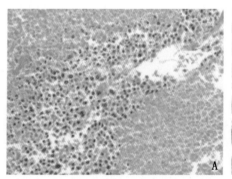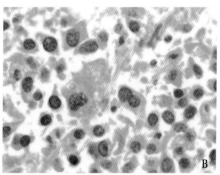

病例 29 图 4　术后病理

A：HE×100；B：HE×200

（三）第三次 MDT 讨论（术后）

胸部肿瘤外科医生：患者术前诊断：$cT_3N_2M_0$ ⅢB 期；新辅助治疗后行根治性手术，术后病理为 pCR，建议内科及放疗科医师结合手术病理及术后血浆 ctDNA 检测，进一步评估术后辅助化疗和放疗的指征。

胸部放疗科医生：患者基线 PET-CT 提示纵隔第 7 组淋巴结转移，但经新辅助治疗后术后病理达 pCR，纵隔淋巴结未见转移，无术后辅助放疗指征，建议内科评估后行辅助治疗。

胸部肿瘤内科医生：患者术后病理提示达 pCR 且 MRD 阴性，但肝样腺癌恶性程度高，术后复发转移风险高。建议术后再行 2 周期原方案（卡瑞利珠单抗＋ XELOX 方案）辅助治疗清除体内可能存在的残留病灶，后续仍建议患者行免疫辅助治疗 1 年。

讨论小结：患者右下肺肝样腺癌术后，结合病理类型和患者耐受性，术后予卡瑞利珠单抗＋ XELOX 方案辅助治疗 2 周期，后续行免疫辅助治疗 1 年，监测 AFP 指标变化及 MRD 状态。

诊疗经过：2021 年 9 月 1 日、2021 年 9 月 23 日行术后第 1 ~ 2 周期 XELOX 方案联合 PD-1 单抗治疗，具体方案：奥沙利铂 200mg 第 1 天，1 次 /3 周静脉滴注＋卡培他滨 3 片，2 次 / 日第 1 ~ 14 天口服＋卡瑞利珠单抗 200mg 第 1 天，1 次 /3 周静脉滴注。后续行术后第 3 ~ 17 周期免疫辅助治疗 1 年，具体：卡瑞利珠单抗 200mg 第 1 天，1 次 /3 周静脉滴注治疗。期间定期复查胸腹部 CT，均未见明显异常；AFP 正常（病例 29 图 5）；MRD 持续阴性。

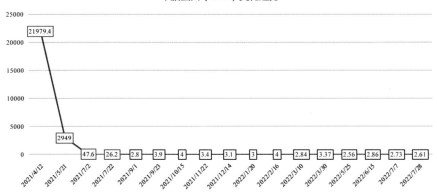

病例 29 图 5　治疗前后 AFP 变化趋势（单位：ng/ml）

（四）诊疗结局与随访

随访至截稿日期（2022 年 9 月），患者免疫辅助治疗中，2022 年 9 月 16 日复查

AFP 正常，胸腹部 CT 均未见肿瘤复发征象，MRD 持续阴性；无病生存时间已超 1 年。

三、病例小结

该患者首诊为局部晚期右肺肝样腺癌，$cT_4N_2M_0$ ⅢB 期，血清 AFP 明显升高；一线予 PD-1 单抗联合 XELOX 方案治疗 4 周期，经转化治疗后肿瘤退缩明显；经 MDT 团队评估后行"右肺癌根治术"，术后病理示 pCR；术后继续予 2 周期原方案化免联合治疗，后续行 PD-1 单抗免疫辅助治疗 1 年。目前胸腹部增强 CT 未见肿瘤复发征象，AFP 数值正常，MRD 持续阴性，肝样腺癌达到了临床治愈的状态（病例 29 图 6）。

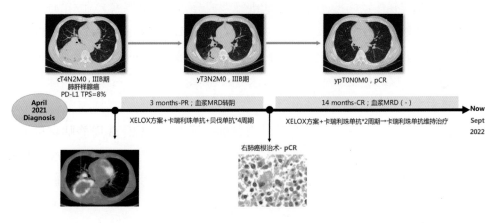

病例 29 图 6　治疗过程

四、诊疗经验及总结

该患者初诊发现右下肺大肿块，AFP 显著升高，但肝脏及生殖系统未见异常病灶，应考虑到罕见病理类型肺肝样腺癌的可能。病理诊断时，除根据镜下观察到肝细胞癌样形态外，应加做免疫组化，该患者免疫组化提示 AFP（＋）、GPC3（＋）、Hepa（小区＋），强烈支持肺肝样腺癌的诊断。目前肝样腺癌无标准治疗方案，对比采用非小细胞肺癌常用的化疗方案，使用免疫治疗联合肝癌化疗方案给本例患者带来了极大的生存获益。因此对于一些特殊亚型的肺癌，化疗方案的选择并非一定局限于原发器官，或许可追溯到组织学起源。肺和肝具有同源性，在胚胎发育过程中均属于原始的前肠衍生物。由于本例患者属于个案报道，XELOX 方案联合免疫治疗仍需更多病例进行前瞻性的验证。该患者 PD-L1 表达阳性，新辅助免疫联合化疗治疗后肿瘤退缩明显，术后病理提示疾病完全缓解。为监测患者术后是否发生复发转移，AFP 和 MRD 检查提供了强有力的监测手段。

五、亮点思辨

肝样腺癌是一类发生于肝外且癌细胞具有肝细胞样分化、有类似肝细胞癌组织病理特征的特殊类型腺癌。肝样腺癌的肝外发生率分别为：胃（63%），卵巢（10%），肺（5%），子宫（4%）。原发于肺的肝样腺癌发病平均年龄约 60 岁，多有吸烟史，预后差。1985 年 Ishikura 等报道了第一例外周血 AFP 升高的肝样腺癌[10]，并确定病理学检查为肝样腺癌诊断的主要依据，定义肝样腺癌镜下细胞形态应具有肝细胞腺泡样或乳头状腺癌成分，并伴有 AFP 免疫组化阳性表达。但是后续临床病例实践中发现，部分肝样腺癌也可具有神经内分泌癌和印戒细胞癌成分，且血清及免疫组化 AFP 可为阴性。因此，2013 年 Haninger 等人重新定义了肺肝样腺癌诊断标准[11]：肿瘤组织成分可以是单纯的肝样腺癌或肝样腺癌伴有典型腺泡或乳头状腺癌、神经内分泌癌或印戒细胞癌成分；有其他肝癌的免疫组化标记物表达（如 Hepatocyte、Arginase、CD34 等），而不仅局限于 AFP。

由于肺肝样腺癌的发病率低，目前针对肺肝样腺癌的相关文献多为病例报道和小样本回顾性研究，尚无针对性治疗的循证医学证据。现有研究显示，针对早期肺肝样腺癌，手术切除对改善预后有重要意义。基于 42 例肺肝样腺癌患者的病例汇总分析显示，接受根治性手术的患者 2 年生存率为 62.5%，而未接受根治性手术的患者 2 年生存率仅为 12.5%（$P = 0.009$）[9]。针对局部晚期 / 转移性肺肝样腺癌患者，治疗方案参照驱动基因阴性的非小细胞肺癌人群。不同于肺腺癌常伴随驱动基因变异，肝样腺癌 EGFR、ALK 突变率仅为 6.7% 和 10%。

肺癌标准化疗方案在肺肝样腺癌患者中的临床疗效并不理想，1 年生存率仅在 50% 左右[3~6]；而以奥沙利铂为主的肝癌标准化疗方案在此类患者显示出良好的应用前景。2020 年报道了 1 例Ⅳ期 AFP 阳性的肺肝样腺癌患者一线接受多西他赛联合奥沙利铂治疗，PFS 达 14 个月；后因肝功能损伤改用培美曲塞联合奥沙利铂及贝伐珠单抗，仅 2 周期后肺部病灶进展，二线继续使用多西他赛联合奥沙利铂治疗，PFS 仍有 22 个月；该患者总生存期达 4 年 5 个月[7]。此外，根据现有肺肝样腺癌患者接受 PD-1/PD-L1 单抗治疗的报道提示，肺肝样腺癌有望从免疫检查点抑制剂的治疗中获益[4, 12]，PD-L1 ≥ 1% 或 dMMR 的肝样腺癌患者可能是免疫治疗的优势人群。

基于 NADIM 及 CheckMate816 研究结果，新辅助免疫联合化疗已成为可切除 NSCLC 患者的优选治疗策略。NADIM Ⅱ研究纳入可切除的ⅢA/ⅢB期 NSCLC 患者，分别接受新辅助免疫联合化疗和新辅助化疗，后续评估后行根治性手术。2022 年 WCLC 会议公布了该研究的 PFS 和 OS 数据，中位 PFS 分别为未达到和 18.3 个月（*HR*

= 0.48；95% CI：0.25 ~ 0.91；P = 0.025），两组的中位 OS 均未达到（HR = 0.40；95% CI：0.17 ~ 0.93；P = 0.034），新辅助免疫联合化疗组的 12 个月和 24 个月 PFS 率和 OS 率均显著优于单纯化疗组[13]。该研究结果显示ⅢA/ⅢB 期 NSCLC 患者可在新辅助免疫治疗＋根治性手术的治疗策略中获益。进一步分析发现，研究中达到 pCR 的患者均未出现疾病进展或死亡，pCR 或可最终转化为 OS 获益。

与此同时，NADIM 团队进一步分析了相关生物标志物在可切除 NSCLC 患者中的预后预测价值[13]。TMB 和 PD-L1 表达均不能预测该人群的预后；新辅助治疗后未检测到 ctDNA（MRD 阴性）与 PFS（HR = 0.26）和 OS（HR = 0.04）的改善显著相关；对比 RECIST v1.1 标准，ctDNA 可以更好的预测患者生存。该研究首次证明了在可切除的 NSCLC 患者中，新辅助治疗后 ctDNA 水平与 OS 远期结果显著相关。

该患者新辅助治疗后及术后多次 MRD 检测均为阴性，且术后病理为 pCR，均提示患者较好的预后信息。对于可切除非小细胞肺癌患者，MRD 监测或可在临床实践中预测长期生存并指导治疗。

六、专家点评

该病例是局部晚期肺肝样腺癌患者接受围术期免疫治疗联合肝癌化疗方案，获得 pCR 和 MRD 持续阴性的首例病例报告，总体治疗效果显著，为该亚型患者提供了宝贵的临床实践经验。有几点值得思考：

1. 随着对少见或罕见肺癌认识的加深，疾病确诊率不断提高；临床医生应全面掌握某亚型肺癌特征，从鉴别诊断到全程管理不断优化。

2. Ⅲ期非小细胞肺癌是一组高度异质性的疾病，临床治疗策略需要在规范治疗的前提下考虑个体化；此类患者确诊后需要进行 MDT 讨论以决定综合治疗方案。

3. 新辅助免疫治疗显著提高ⅠB ~ ⅢA 期可切除 NSCLC 的 pCR 率，部分初诊不可切除的局部晚期 NSCLC 在经 MDT 团队讨论商议后可尝试免疫诱导治疗，降期后重新评估手术可能性。

4. 本例肝样腺癌患者对肝癌化疗策略 XELOX 方案和免疫疗法产生良好应答，免疫疗效可能与其 PD-L1 表达、高肿瘤突变负荷相关。术后 pCR 和 MRD 持续阴性提示患者较好的预后。但此方案的确切疗效还需进一步在前瞻性临床研究中评估。

（病案整理：周子超　浙江中医药大学）

（点评专家：陈凯燕　浙江省肿瘤医院）

（审核专家：范　云　浙江省肿瘤医院）

参考文献

[1]Papatsimpas G，Kamposioras K，Goula K，et al.Hepatoid pancoast tumor.A case report and review of the literature[J].Lung Cancer，2012，77（2）：239-245.

[2]Ettinger DS，Wood DE，Aisner DL，et al.Non-Small cell lung cancer，version 3.2022，NCCN clinical practice guidelines in oncology[J].J Natl Compr Canc Netw，2022，20（5）：497-530.

[3]Ayub A，Nunez Lopez O，Booth A，et al.Pulmonary hepatoid adenocarcinoma[J].J Thorac Cardiovasc Surg，2019，158（4）：e139-e140.

[4]Basse V，Schick U，Gueguen P，et al.A mismatch repair-deficient hepatoid adenocarcinoma of the lung responding to Anti-PD-L1 durvalumab therapy despite no PD-L1 expression[J].J Thorac Oncol，2018，13（7）：e120-e122.

[5]Gavrancic T，Park Y H.A novel approach using sorafenib in alpha fetoprotein-producing hepatoid adenocarcinoma of the lung[J].J Natl Compr Canc Netw，2015，13（4）：387-391；quiz 391.

[6]Qian GQ，Yin FY，Li GX，et al.Hepatoid adenocarcinoma of the lung[J].QJM，2016，109（9）：619-620.

[7]Chen L，Han X，Gao Y，et al.Anti-PD-1 therapy achieved disease control after multiline chemotherapy in unresectable KRAS-Positive hepatoid lung adenocarcinoma：a case report and literature review[J].Onco Targets Ther，2020，13：4359-4364.

[8]Shen Z，Liu X，Lu B，et al.Hepatoid adenocarcinoma of the stomach：a case report of a rare type of gastric cancer[J].Oncol Lett，2016，11（2）：1077-1080.

[9]Hou Z，Xie J，Zhang L，et al.Hepatoid adenocarcinoma of the lung：a systematic review of the literature from 1981 to 2020[J].Front Oncol，2021，11：702216.

[10]Ishikura H，Fukasawa Y，Ogasawara K，et al.An AFP-producing gastric carcinoma with features of hepatic differentiation.A case report[J].Cancer，1985，56（4）：840-848.

[11]Haninger DM，Kloecker GH，Bousamra IM，et al.Hepatoid adenocarcinoma of the lung：report of five cases and review of the literature[J].Mod Pathol，2014，27（4）：535-542.

[12]Li J，Qi H，Xu B，et al.Genomic profiles of a patient of pulmonary hepatoid adenocarcinoma with high AFP level：a case report[J].Front Oncol，2019，9：1360.

[13]Provencio M，Serna-Blasco R，Nadal E，et al.Overall survival and biomarker analysis of neoadjuvant nivolumab plus chemotherapy in operable stage ⅢA Non-Small-Cell lung cancer（NADIM phase Ⅱ trial）[J].J Clin Oncol，2022，40（25）：2924-2933.

第四篇

小细胞肺癌

病例 30　广泛期小细胞肺癌多线联合局部治疗病例的临床实践

一、病历摘要

（一）病史介绍

患者男性，65 岁。2020 年 11 月因发现右侧颈部肿块至当地人民医院行超声检查示：右侧颈部及锁骨上多发低回声包块。后至浙江省肿瘤医院就诊，2020 年 11 月 30 日超声示：右下颈及右锁骨上淋巴结肿大（恶性考虑）。2020 年 12 月 2 日胸部增强 CT：右肺下叶见一大小约 1.5cm×1.3cm 结节灶，需除外恶性肿瘤。右侧锁骨上及气管右旁、隆突下多发肿大淋巴结，首先考虑转移。2020 年 12 月 7 日 PET-CT：①右肺下叶实性结节，大小约 1.3cm×1.6cm，SUVmax 约 4.5，FDG 代谢增高，倾向肺癌；②右下颈部及右侧锁骨上、纵隔 2R、7 区多发肿大淋巴结，SUVmax 约 9.3，FDG 代谢增高，转移考虑；③右肝两枚稍低密度灶，SUVmax 约 6.7，FDG 代谢增高，转移考虑。穿刺病理：（右下颈肿块穿刺）低 - 未分化癌，结合免疫组化符合低分化神经内分泌癌（首先考虑小细胞癌）转移或浸润。免疫组化：TTF-1（＋）、CK5/6（－）、P40（－）、CK7（＋）、CgA（少量＋）、Ki-67（＋，90%）、CK（＋）。影像检查见病例 30 图 1、病例 30 图 2。

既往史：吸烟史 40 包 / 年。高血压病史 10 余年。无肿瘤家族史。

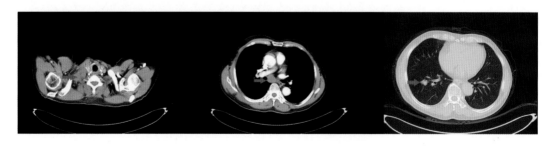

病例 30 图 1　胸部增强 CT（2020-12-02）

（二）体格检查

一般情况可，PS 评分＝ 1 分，体温 36.5℃，脉搏 85 次 / 分，呼吸 18 次 / 分，血压 121/76mmHg。神志清楚，自主体位。全身皮肤无黄染、皮疹及出血点。右下颈及右侧锁骨上可及多枚肿大淋巴结，最大直径约 2cm，质中，活动欠佳，两肺呼吸音清，未闻及明显干湿性啰音。心率 85 次 / 分，律齐，无杂音。腹软，无压痛及反跳痛，四肢无水肿。

（三）诊断

右肺小细胞癌伴右下颈、右锁骨上、纵隔淋巴结转移，肝脏转移，$cT_1N_3M_{1c}$ ⅣB 期，广泛期。

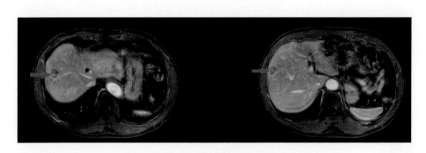

病例 30 图 2　上腹部增强 MRI 影像（2020-12-11）

二、诊治经过

（一）第一次 MDT 讨论

胸部外科医生：根据 AJCC 分期患者目前是小细胞肺癌 $cT_1N_3M_{1c}$ ⅣB 期，广泛期，但是远处转移部位只有肝脏，2 枚病灶。非小细胞肺癌寡转移治疗 ASTRO/ESTRO 临床实践指南对于寡转移的定义：最多有 5 个远处转移灶。该患者可以定义为寡转移，通常寡转移的积极局部治疗是指非小细胞肺癌，小细胞肺癌因为恶性程度高，预后差，手术治疗仅在早期 $T_{1\sim2}N_0M_0$ 患者中考虑，因此该患者不考虑手术治疗。

放疗科医生：小细胞肺癌的分期一直沿用美国退伍军人肺癌协会的二分法[1]，局限期和广泛期，是基于根治性放疗的地位。该患者有肝转移，归属于广泛期。但正如外科医生评估，该患者在 TNM 分期上可以归为寡转移，目前对于广泛期小细胞肺癌放疗的价值的研究主要集中于胸部姑息放疗和预防性全脑放疗。根据当时 2020 版 CSCO 指南[2]推荐广泛期小细胞肺癌经过标准 EP 方案化疗后治疗有反应的患者考虑给予胸部原发肿瘤放疗和预防性全脑放疗。目前广泛期小细胞肺癌一线推荐免疫联合化疗，在免疫维持治疗阶段联合放疗可能在不显著提高毒副反应的情况下进一步提高疗效，是值得进一步研究的方向。

胸部肿瘤内科医生：广泛期小细胞肺癌患者目前标准的治疗方案是免疫联合化疗，化疗方案可以选择依托泊苷联合顺铂 / 卡铂，根据 IMPOWER133[3] 和 CASPIAN[4] 研究，免疫治疗可以选择阿替利珠单抗或度伐利尤单抗。2020 版 CSCO 指南[2] 中对于 CR/PR 疗效的患者可以后续接受胸部姑息放疗和预防性全脑放疗，但一线免疫治疗加入之后，免疫维持期间放疗的安全性，特别是胸部姑息放疗的价值仍有待考量，可以等治疗后评估疗效再讨论。

讨论小结：该患者目前诊断：左肺小细胞癌伴右下颈、右锁骨上、纵隔淋巴结转移，肝脏转移，$cT_1N_3M_{1c}$ ⅣB 期，广泛期。建议一线使用依托泊苷联合铂类及免疫联合治疗方案，免疫药物可选择阿替利珠单抗或度伐利尤单抗。

治疗经过：2020 年 12 月 11 日至 2021 年 2 月 23 日予以第 1 ~ 4 周期 EC 方案化疗＋免疫治疗：依托泊苷 180mg 第 1 ~ 3 天＋卡铂 520mg 第 1 天＋度伐利尤单抗 1500mg 第 1 天。化疗后Ⅱ度血小板下降（最低值 $58 \times 10^9/L$），予特比奥治疗后恢复。2021 年 3 月 17 日至 2021 年 4 月 14 日予第 5 ~ 6 周期免疫维持治疗：度伐利尤单抗 1500mg 第 1 天。复查疗效 PR（病例 30 图 3）。

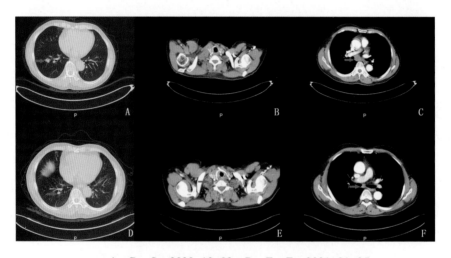

A、B、C：2020-12-02；D、E、F：2021-01-25

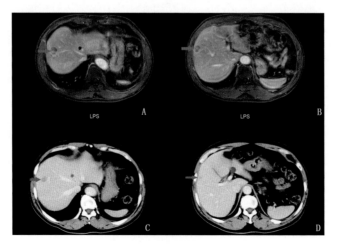

A、B：2020-12-11；C、D：2021-01-25

病例 30 图 3　一线治疗疗效对比影像

2021 年 5 月 11 日复查胸腹部 CT 提示肺部病灶稳定, 肝脏转移瘤增大, 考虑疾病进展。影像检查见病例 30 图 4。一线 PFS = 5 个月。

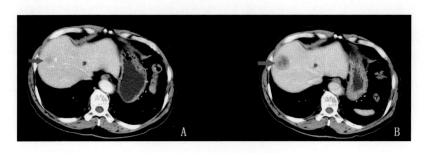

病例 30 图 4　肝脏进展影像

A: 2021-03-16; B: 2021-05-11

(二) 第二次 MDT 讨论

胸部放疗科医生: 患者在一线免疫维持治疗期间出现一枚肝脏转移瘤增大, 胸部原发病灶仍控制佳, 可以在治疗上联合肝脏转移瘤的局部放疗, 提高局部疾控率。因肝脏转移瘤数量少, 放疗方式可以选择 SBRT。

介入治疗科医生: 通常肺癌铂类耐药后的肝脏转移灶难以从全身治疗方案中获益, 介入治疗可以控制局部肿瘤。肝脏的血供 70% 来自门静脉, 30% 来自肝动脉, 而肝脏转移瘤中超过 90% 血供来自肝动脉, 因此选择肝动脉进行栓塞可以在损伤肿瘤组织的同时保证正常肝组织的血供。肝动脉化疗栓塞 (transarterial chemoembolization, TACE) 可以将化疗药物直接注入动脉, 起到动脉栓塞阻断肿瘤血供, 诱导肿瘤坏死的作用, 又能起到局部化疗的作用, 并且栓塞后流速降低, 化疗药在肝部肿瘤部位可滞留较长时间, 局部缓慢释放, 从而能起到更长时间的化疗效果。通常肿瘤数量不超过 4 个, 该患者目前符合 TACE 治疗适应证。该患者肝脏转移瘤的局部治疗也可以选择射频消融治疗, 射频消融术的原理是根据肿瘤组织的热耐受远低于正常组织, 将探针导入肿瘤组织发出射频波, 激发产热破坏肿瘤组织。在肺癌肝转移治疗方面, 有回顾性研究提示射频消融术可以改善局部控制率。射频消融术的疗效主要与转移灶位置、数目和大小相关。适应证为: 肿瘤最大径 < 5cm, 远离重要血管, 以及肿瘤数目最好不超过 4 个。该患者目前肝脏转移瘤符合射频治疗指征。

胸部肿瘤内科医生: 患者一线化疗联合免疫治疗 PFS 时间 5 个月, 肝脏转移瘤增大, 提示疾病进展, 属于耐药型复发。二线治疗可以选择拓扑替康, 或者其他单药化疗。除此之外, 在二线及以上的研究中也有一些新的探索, PASSION 研究 [5] 提示阿帕替尼联合卡瑞利珠单抗成为潜在有效的治疗方案。KEYNOTE 028/158 研究汇总分析 [6] 结果显示, 帕博利珠单抗三线及以上治疗 SCLC 中有一定的获益。基于此结果, FDA 批准帕博利珠单抗单药用于治疗既往接受过含铂方案化疗以及至少一种其他疗法后疾病进展的转移性 SCLC 患者，但在国内暂未获批 SCLC 适应证。患者目前仅肝脏病灶进展，局部治疗有一定的价值；在全身治疗的选择上，患者一般情况较好，二线治疗可以选择联合治疗，包括免疫联合化疗，或者抗血管联合免疫治疗。基于一线使用的是 PD-L1 抑制剂，二线继续考虑免疫治疗可以考虑 PD-1 抑制剂。

讨论小结：建议更换全身抗肿瘤治疗方案，并联合肝脏增大转移瘤局部治疗。

治疗经过：2021 年 5 月 13 日予二线化疗联合免疫治疗：白蛋白紫杉醇 0.2g 第 1 天、第 8 天＋帕博利珠单抗 200mg 第 1 天。于 2021 年 5 月 20 日行肝动脉化疗栓塞术（TACE）：紫杉醇 200mg 维持 30 分钟，并在透视监视下注入顺铂 30mg 与碘油 3ml 制成的乳剂，碘油在病灶内沉积，无明显血管内反流现象。2021 年 6 月 2 日行第 2 周期化疗联合免疫治疗。为进一步控制肝脏转移瘤，2021 年 6 月 11 日在 CT 室行肝脏转移瘤微波消融治疗。在 CT 导引下将微波消融针插入右肝病灶部位，后接通微波电极，功率为 60W，时间持续 6 分钟。2021 年 6 月 10 日复查胸部 CT：肝脏病灶缩小，肺部病灶较前稍有增大。影像见病例 30 图 5、病例 30 图 6。

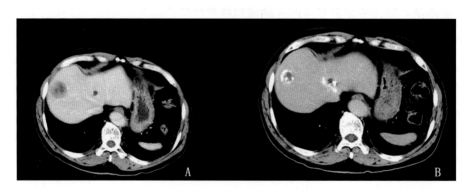

病例 30 图 5　肝脏病灶治疗疗效影像

A：2021-05-11；B：2021-06-10

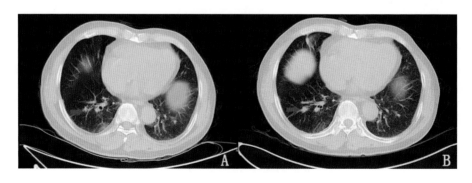

病例 30 图 6　肺部病灶变化影像

A：2021-05-11；B：2021-06-10

（三）第三次 MDT 讨论

胸部放疗科医生：患者二线帕博利珠单抗联合白蛋白紫杉醇治疗 2 周期，同时联合肝脏转移瘤局部 TACE 和射频治疗，肝脏病灶有缩小，但肺部病灶有所增大。考虑患者既往一线化疗胸部原发灶缩小后并未行胸部残留病灶放疗，目前肝脏转移灶控制佳，可考虑针对目前肺部残留病灶和区域淋巴结行放疗，CREST 研究[7]采用 30Gy/10F 放疗，可改善 2 年的生存率。但患者目前仅肺部原发灶稍有增大，位于右下肺，且患者基线的淋巴结转移部位广（下颈部、锁骨上、纵隔淋巴结），如行肺部病灶联合区域淋巴结放疗范围太广，且考虑患者目前免疫治疗中，建议可行仅针对增大的肺部原发灶 SBRT 治疗。

胸部肿瘤内科医生：患者二线白蛋白结合型紫杉醇联合帕博利珠单抗治疗 2 周期，肺部病灶有所增大，考虑全身治疗效果不佳，即使在联合肺部原发灶局部放疗的治疗下，仍需考虑更换全身治疗方案。小细胞三线治疗方案可选择安罗替尼，考虑患者帕博利珠单抗治疗时间短，PASSION 研究[5]也显示在小细胞肺癌中免疫联合抗血管治疗方案可以带来获益。因此，可以考虑三线选择安罗替尼联合帕博利珠单抗治疗。

讨论小结：建议安罗替尼或联合帕博利珠单抗治疗，并联合肺部病灶 SBRT 治疗。

治疗经过：2021 年 6 月 24 日至 2021 年 8 月 5 日予以三线第 1 ~ 3 周期抗血管＋免疫治疗：安罗替尼 12mg 第 1 ~ 14 天＋帕博利珠单抗 200mg 第 1 天，1 次 /3 周。2021 年 7 月 1 日起行右肺病灶 SBRT 放疗，靶区包括右肺病灶，PTV DT 50Gy/5F。患者治疗期间曾出现高血压、偶有腹泻。2021 年 8 月 4 日复查 CT 提示右肺下叶外基底段结节，较前缩小。右肝新增轻度强化结节，考虑转移瘤。影像检查见病例 30 图 7、病例 30 图 8。

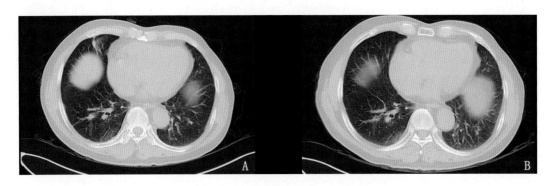

病例 30 图 7　肺部病灶 SBRT 治疗后变化影像

A：2021-06-10；B：2021-08-04

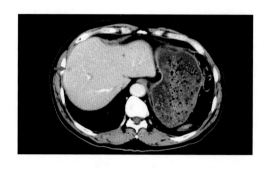

病例 30 图 8　肝脏新发病灶影像（2021-08-04）

2021 年 7 月 1 日起行右肝新发病灶 SBRT 放疗，靶区包括肝脏病灶，PTV DT 48Gy/6F。2021 年 9 月 24 日复查 CT 示右肝病灶有缩小。影像见病例 30 图 9。后继续安罗替尼联合帕博利珠单抗治疗至 2021 年 11 月 9 日。

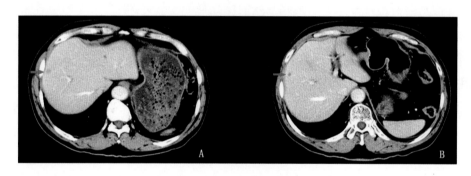

病例 30 图 9　肝脏病灶治疗疗效影像

A：2021-08-04；B：2021-09-24

2021 年 11 月中旬患者突然出现腹泻，最多每天 10 余次，水样便，伴腹痛，恶心，食欲下降。入院后查：谷丙转氨酶 537U/L，谷草转氨酶 256U/L，总胆红素 47.7μmol/L，直接胆红素 41.9μmol/L。查体：左下腹部轻压痛，无明显反跳痛。

（四）第四次 MDT 讨论

消化内科医生：患者在三线帕博利珠单抗联合安罗替尼治疗期间出现腹泻，次数多，最多超过 10 次 / 日，且伴腹痛症状。免疫检查点抑制剂相关腹泻 / 结肠炎的临床表现通常不具有特异性，需要与消化道感染、其他药物相关等鉴别，诊断依赖于临床症状与用药的时间关系，实验室检查以及内镜、组织学特征。可以先通过血常规、肝肾功能、粪便常规、病原学检查等排除感染相关肠炎。该患者是免疫联合安罗替尼治疗，也要考虑安罗替尼的药物不良反应，安罗替尼腹泻的发生率约 35%，但≥ 3 级的腹泻只有 1% 左右。但我们注意到患者正好是在安罗替尼停药期出现的，排除了感染性腹泻，且出现了腹痛、腹膜刺激症状，首先要考虑免疫相关结肠炎可能。根据 CTCAE 分级，按照次数，可分为 3 级，暂停免疫治疗。预约肠镜检查，腹盆腔增强 CT。免疫检查点抑制剂相关结肠炎处理原则是及时有效控制症状、减少复发及并发症。2021 版 CSCO 指南[8] 指出 3 ~ 4 级腹泻无需等待肠镜即可开始激素，静脉应用甲基泼尼松龙 2mg/kg，如 48 小时激素无效考虑加用英夫利昔单抗。激素治疗效果差的需尽快肠镜检查排除感染性肠炎等。

肝病科医生：患者帕博利珠单抗联合安罗替尼治疗期间出现肝功能相关指标明显升高，包括转氨酶和胆红素都升高。免疫治疗相关肝毒性的发生率约为 2% ~ 10%[9]，特别是跟抗肿瘤靶向药物连用时可能导致肝毒性加重。同时与患者本身肝脏的基础状态也有关，肝脏肿瘤、自身免疫性肝病、慢性病毒性肝炎均可增加免疫治疗相关肝毒性的发生率[10]。免疫治疗相关肝毒性通常无特殊临床表现，少数患者表现为发热[11]，但多数患者以实验室检查发现肝脏转氨酶升高为特征。影像学表现通常无特异性[12]。免疫相关性肝毒性的诊断通常也是排他性，结合免疫治疗史，且排除了其他原因导致的可能，则可以考虑诊断，但也需警惕合并因素导致的可能性，应结合患者病情综合判断。该患者应完善病毒性肝炎全套检验，复查 CT 排除肝脏肿瘤进展的原因、或自身免疫性肝炎等。免疫相关性肝脏毒性根据分型可分为肝细胞型、胆汁淤积型和混合型，大多数为肝细胞型。在治疗上根据 CSCO 指南，按照分级可分为 CTCAE 3 级，静脉甲基泼尼松龙起始量可使用 1 ~ 2mg/kg，同时联合护肝、降黄等对症治疗，3 天复查肝脏指标变化。临床上评价肝功能有较多指标，如 ALP、γ-GGT、白蛋白、凝血指标及临床症状等，可更好地指导免疫治疗相关肝毒性的管理。

肿瘤内科医生：患者帕博利珠单抗免疫治疗 6 个月左右，联合安罗替尼治疗 5 个月，现出现腹泻、肝酶升高、胆红素升高，考虑为多器官免疫相关不良反应。同一患者可以发生一种以上的免疫相关不良反应，可以是同时性，也可以是异时性。既往的临床研究中对于多器官免疫相关不良反应的数据统计比较少，有研究[13] 显示 5.4% 的患者经历过多器官 irAE，且免疫治疗疗效更佳。治疗方面是按照 CTCAE 分级中最高的 irAE 的治疗原则来处理。该患者肝毒性和结肠炎都分到 3 级，激素的使用建议 2mg/kg，同时加强对症支持治疗，密切监测症状变化，及时调整治疗方案。

讨论小结：考虑出现多器官 irAE，建议停用免疫治疗，使用激素治疗，同时加强对症支持治疗。

治疗经过：2021 年 11 月 30 日起予以甲强龙 120mg（2mg/kg）静脉滴注 1 次/日治疗，同时注射用丁二磺酸腺苷蛋氨酸、异甘草酸镁注射液、注射用还原型谷胱甘肽联合护肝降黄治疗；禁食，善宁抑制肠液分泌，止泻，静脉营养等对症支持治疗。治疗有效，腹泻、肝功能及胆红素逐步恢复，后甲强龙逐步减量。

后续抗肿瘤治疗：2022 年 1 月 4 日复查 CT：①右肺下叶片状影，较前范围相仿。

②肝内结节碘油沉积，较前相仿。③肝门区及腹膜后多发肿大淋巴结，转移考虑。2022年1月6日开始行四线单药化疗：伊立替康85mg静脉滴注第1天、第8天、第15天。姑息放疗：靶区包括腹膜后多发肿大淋巴结，45Gy/15F。2022年5月16日复查CT：①右肺下叶片状影范围较前有缩小。②肝门区及腹膜后多发肿大淋巴结，转移考虑，较前缩小。影像见病例30图10。

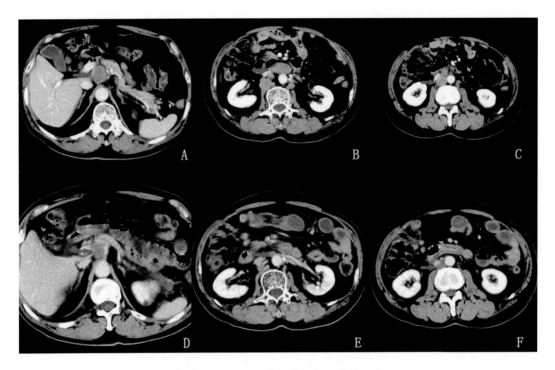

病例30图10　腹膜后病灶治疗疗效影像

A、B、C：2022-01-04；D、E、F：2022-05-16

2022年10月7日复查CT：肝内多发结节，结合病史，考虑转移，较前明显增多。考虑四线治疗进展。2022年10月12日开始五线治疗：奥拉帕利450mg口服 第1～7天（早上2粒，晚上1粒）联合替莫唑胺120mg口服 第1～7天，1次/3周，疗效PD。2022年11月30日开始六线治疗：依托泊苷胶囊50mg口服 每天1次，第1～20天，1次/4周，2022年12月27日复查CT肝脏病灶稍缩小，腹膜后多发淋巴结稍缩小。疗效SD。2023年2月22日复查CT肝脏病灶增大，疾病进展。

（五）诊疗结局与随访

随访至截稿日期（2023年3月4日），患者目前行七线治疗：紫杉醇联合替吉奥，疗效待评估。

二、病例小结

该患者初诊为小细胞肺癌广泛期，肝脏转移，$cT_1N_3M_{1c}$ ⅣB 期。经过一线依托泊苷联合卡铂联合度伐利尤单抗标准治疗，疗效 PR，肝脏病灶进展后，二线治疗白蛋白结合型紫杉醇联合帕博利珠单抗，联合 TACE 术及肝脏微波消融局部治疗。肺部病灶进展后，三线治疗是安罗替尼联合帕博利珠单抗治疗，联合肺部及肝脏病灶 SBRT 治疗。在四线治疗期间出现了结肠炎、肝脏毒性多器官 irAE，经过激素等对症治疗后恢复。四线治疗采用的是伊立替康单药化疗，再次针对进展的腹膜后病灶性姑息放疗，疗效 PR。五线治疗是奥拉帕利联合替莫唑胺治疗，疗效待评估。治疗汇总见病例 30 图 11。

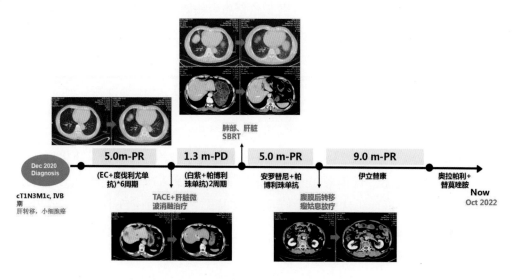

病例 30 图 11　治疗经过

三、诊疗经验总结

既往广泛期小细胞肺癌（ES-SCLC）的一线治疗是含铂双药方案的化疗，指南中对于化疗疗效佳（CR/PR）的患者可以在化疗结束后考虑给予胸部残留病灶的放疗和预防性全脑放疗（PCI）。近年来，免疫检查点抑制剂联合化疗改变了 ES-SCLC 的一线治疗方案，但临床研究中均未探讨联合放疗的问题。在免疫药物维持治疗阶段联合放疗是否能在不显著提高毒副反应的基础上进一步提高疗效，将是后续需要进一步研究的方向。该病例在一线选择免疫联合含铂化疗治疗疗效 PR，肺部原发灶几乎 CR，锁骨上、纵隔淋巴结缩小明显，肝脏病灶也均缩小，但基于没有免疫维持治疗期间联合残留病灶放疗的更多证据，因此患者未选择放疗。但患者在疾病进展的后线治疗中，针对不同的病灶进行了多次局部治疗，治疗手段包括介入、消融、SBRT、姑息放疗，每次均获得了局部肿瘤的控制。因此，对于一名初诊时即存在肝转移的广泛期小细胞肺癌患者，目前已经获得了接近 2 年的生存时间，远远超过了 IMpower133 研究[2]、CASPIAN 研究[14]中 12 ~ 13 个月的生存数据。特别是小细胞肺癌目前的治疗药物相对有限，多种治疗手段的联合使用，是未来探索的治疗方向。

患者在一线度伐利尤单抗维持治疗期间进展后，二线选择了免疫再挑战，PD-L1单抗更换为 PD-1 单抗：帕博利珠单抗，并联合白蛋白结合型紫杉醇化疗。既往研究数据[13]也提示既往免疫有效的患者在进展后免疫再挑战仍有部分获益，目前研究显示主要的治疗探索模式大多为两类：免疫联合模式，如联合化疗、放疗、靶向治疗，或者双免疫治疗等，第二种为更换另一免疫通路药物模式，如 PD-1 耐药后更换 PD-L1 单抗、更换 CTLA-4 抗体或者双免联合等。我们这例患者帕博利珠单抗联合化疗、靶向药物安罗替尼跨线治疗，在治疗同时联合局部放疗，获得了接近 8 个月的治疗时间，对于小细胞肺癌二线和三线治疗疗效而言也是有所突破。

四、亮点思辨

在过去的 30 年，广泛期小细胞肺癌的标准治疗一线治疗为含铂双药化疗，患者中位 OS 为 10 个月左右。近年来，免疫检查点抑制剂的加入改善了这部分患者的预后，但患者的整体生存时间仍然较短。在免疫治疗时代之前，RTOG 0937 研究[15]提示广泛期小细胞肺癌一线化疗后联合预防性脑放疗（PCI）、胸部残留病灶和寡转移灶放疗相对单纯 PCI 治疗组，虽然没有改善 1 年的 OS，但延缓了疾病的局部进展。CREST 研究[7]显示广泛期 SCLC 化疗后 PR/CR 的患者接受胸部原发病灶和区域淋巴结采用 30Gy/10F巩固放疗可以改善 2 年总体生存率（13% VS 3%，$P = 0.004$），目前在 CSCO 指南上仍是 2A 类推荐。这些研究都提示了广泛期小细胞肺癌在全身治疗的基础上联合局部放疗是有一定的获益的。

那么在免疫治疗时代，放疗在广泛期小细胞肺癌的治疗中又将扮演怎样的角色？从免疫与放疗的作用机制来看，免疫应答受肿瘤微环境影响，放疗通过多种机制重塑免疫微环境，具有协同效应。但放疗也可能引起免疫抑制效应，放疗后外周血淋巴细胞及 NK 细胞减少，放疗可能导致细胞外基质重塑，纤维化增加，乏氧环境进一步加重。因此，放疗联合免疫治疗受很多因素的影响，包括放疗的模式、时机、剂量、部位等。目前也有一些转化研究和临床试验优化联合方案在探索。2022 年 ELCC 大会上一项多中心回顾性研究[16]显示，ES-SCLC 患者含铂化疗联合度伐利尤单抗 / 阿替利珠单抗治疗有效，比较接受胸部巩固放疗（ConsRT）和未巩固性放疗（noConsRT）的疗效。ConsRT 组的中位 PFS 为 8.5 个月 VS 5.6 个月（$HR = 0.48$，$P < 0.003$），中位 OS 为 27.7 个月 VS 13.2 个月（$HR = 0.33$，$P < 0.007$），提示胸部巩固放疗有获益，且并未提高免疫相关不良反应的发生率。中国医学科学院肿瘤医院 11 例 ES-SCLC 患者的小样本研究探索发现[17]，经系统治疗（化疗 / 化疗联合 PD-1/PD-L1 抑制剂）后的 ES-SCLC 患者胸部放疗后序贯 PD-1/PD-L1 抑制剂治疗安全可行，该治疗模式的有效性值得进一步探索。其他许多随机临床研究也在探索化疗联合免疫治疗广泛期小细胞肺癌患者胸部巩固放疗及转移灶放疗的获益，包括 NRG LU007 和 TREASURE 研究，在这些研究结果出来之前，我们仍需保持谨慎的态度。美国镭学会（ARS）放射肿瘤学专家小组[18]讨论了目前对于 ES-SCLC 患者的放疗，包括 PCI、胸部巩固放疗、转移灶姑息放疗，以及免疫治疗相关的临床问题，并达成了以下共识：①无脑转移证据的患者，可行 PCI（25Gy/10F）或每 3 个月一次的 MRI 监测；②全脑照射（30Gy/10F）作为最佳脑转移瘤的治疗模式。SRS 的应用仍在研究探索中，可能适用于特定的患者；③对于不适合接受化疗联合免疫治疗的患者，通常选择 4 ~ 6 个周期的依托泊苷联合铂类后可选择观察，或采用胸部放疗加 PCI（单独的 PCI 或单独的胸部放疗也可能适用，最佳胸部照射剂量 30 ~ 54Gy）；④对于接受一线化疗联合免疫治疗的患者，胸部巩固放疗（30 ~ 54Gy）加 PCI 通常是适合的，但相关的证据是有限的。⑤其他以下情况可能是适合的：包括仅用于姑息作用的照射；单纯 PCI；胸部放疗而无 PCI；对转移性病变进行 SBRT。

五、专家点评

该病例为广泛期小细胞肺癌患者，合并肝转移，疾病晚，预后差。虽然免疫治疗将这类患者的生存有所延长，但结果并不令人满意。该例患者在全身抗肿瘤治疗期间，多次联合转移灶局部治疗，取得了局部肿瘤控制，目前生存时间已接近 2 年，在整个治疗过程中，有几点值得思考：

1. 广泛期小细胞肺癌一线免疫联合化疗治疗有效的情况下，可以考虑序贯胸部巩固放疗加 PCI 治疗，提高局部肿瘤控制率，目前有限的数据提示安全性可控。

2. 在全身治疗控制基础上，转移灶的积极治疗可以减轻肿瘤负荷，改善相关症状。

3. 小细胞肺癌后线治疗中采用免疫联合抗血管、联合化疗、或联合局部介入或放疗的多种联合治疗模式，对于目前药物选择有限的小细胞肺癌治疗而言，是值得探索的方向。

4. 小细胞肺癌的治疗仍需要新药来突破，目前新的研发药物优势初见端倪，包括

PARP 抑制剂、DLL3 单克隆抗体耦联 DNA 损伤剂 Rova-T 等。

（病案整理：邵　岚　浙江省肿瘤医院）

（点评专家：邵　岚　浙江省肿瘤医院）

（审核专家：娄广媛　浙江省肿瘤医院）

参考文献

[1]Almquist D，Mosalpuria K，and Ganti AK.Multimodality therapy for limited-stage small-cell lung cancer[J].J Oncol Pract，2016，12（2）：111-117.

[2]CSCO 小细胞肺癌诊疗指南（2020 版）.

[3]Liu SV，Reck M，Mansfield AS，et al.Updated overall survival and PD-L1 subgroup analysis of patients with extensive-stage small-cell lung cancer treated with atezolizumab，carboplatin，and etoposide（IMpower133）[J].J Clin Oncol，2021，39（6）：619-630.

[4]Paz-Ares L，Dvorkin M，Chen Y，et al.Durvalumab plus platinum-etoposide versus platinum-etoposide in first-line treatment of extensive-stage small-cell lung cancer（CASPIAN）：a randomised，controlled，open-label，phase 3 trial[J].Lancet，2019，394（10212）：1929-1939.

[5]Fan Y，Zhao J，Wang Q，et al.Camrelizumab plus apatinib in extensive-stage SCLC（PASSION）：a multicenter，two-stage，phase 2 Trial[J].J Thorac Oncol，2021，16（2）：299-309.

[6]Chung HC P-PS，Lopez-Martin J，et al.Pembrolizumab after two or more lines of prior therapy in patients with advanced small-cell lung cancer（SCLC）：Results from the KEYNOTE-028 and KEYNOTE-158 studies[J].2019 AACR Annual Meeting.Abstract CT073.April 1，2019.

[7]Slotman BJ，van Tinteren H，Praag JO，et al.Use of thoracic radiotherapy for extensive stage small-cell lung cancer：a phase 3 randomised controlled trial[J].Lancet，2015，385（9962）：36-42.

[8]CSCO 免疫检查点抑制剂相关的毒性管理指南（2021V1）.

[9]Brahmer JR，Lacchetti C，Schneider BJ，et al.Management of immune-related adverse events in patients treated with immune checkpoint inhibitor therapy：american society of clinical oncology clinical practice guideline[J].J Clin Oncol，2018，36（17）：1714-1768.

[10]Argentiero A，Solimando AG，Ungaro V，et al.Case report：lymphocytosis associated with fatal hepatitis in a thymoma patient treated with anti-PD1：new insight into the immune-related storm[J].Front Oncol，2020，10：583781.

[11]Puzanov I，Diab A，Abdallah K，et al.Managing toxicities associated with immune checkpoint inhibitors：consensus recommendations from the Society for immunotherapy of cancer（SITC）toxicity management working Group[J].J Immunother Cancer，2017，

5（1）：95.

[12]Anderson MA, Kurra V, Bradley W, et al.Abdominal immune-related adverse events: detection on ultrasonography, CT, MRI and 18F-Fluorodeoxyglucose positron emission tomography[J].Br J Radiol, 2021, 94（1118）：20200663.

[13]Kichenadasse G, Miners JO, Mangoni AA, et al.Multiorgan immune-related adverse events during treatment with atezolizumab[J].J Natl Compr Canc Netw, 2020, 18（9）：1191-1199.

[14]Goldman JW, Dvorkin M, Chen Y, et al.Durvalumab, with or without tremelimumab, plus platinum-etoposide versus platinum-etoposide alone in first-line treatment of extensive-stage small-cell lung cancer （CASPIAN）：updated results from a randomised, controlled, open-label, phase 3 trial[J].Lancet Oncol, 2021, 22（1）：51-65.

[15]Gore EM, Hu C, Sun AY, et al.Randomized phase Ⅱ study comparing prophylactic cranial irradiation alone to prophylactic cranial irradiation and consolidative extracranial irradiation for extensive-disease small cell lung cancer （ED SCLC）：NRG Oncology RTOG 0937[J].J Thorac Oncol, 2017, 12（10）：1561-1570.

[16]Daher SN AA, Rottenberg Y, et al.Real-world data of consolidative radiotherapy for extensive stage （ES）-SCLC treated by chemo-immunotherapy （chemo-IO）[J].Annals of Oncology, 2022, 33（suppl_2）：S97-S104.

[17] 刘文扬，韩梓铭，王健仰，等 . 广泛期小细胞肺癌诱导治疗后胸部放疗序贯 PD-1/PD-L1 抑制剂的安全性研究 [J]. 中华放射肿瘤学杂志，2022，31（3）：236-241.

[18]Expert Panel Thoracic M, Higgins KA, Simone CB, et al.American radium society appropriate use criteria on radiation therapy for extensive-stage SCLC[J].J Thorac Oncol, 2021, 16（1）：54-65.

病例 31　广泛期小细胞肺癌的多程治疗

一、病历摘要

（一）病史介绍

患者男性，65 岁。于 2020 年 10 月因"咳嗽、咳痰，痰中带血"就诊当地医院，肺部 CT 示：①右上肺结节状密度增高影；②双肺多发结节影。PET-CT 示：①右肺上叶尖段高代谢病灶，双肺门及纵隔 8R、9R 组高代谢淋巴结，考虑右上叶 MT，伴双肺门及纵隔淋巴结转移可能；双肺多发结节，考虑转移。②肝多发囊肿可能；③右侧大圆肌脂肪瘤。颅脑 MRI 示：脑白质少许脱髓鞘病变。2021 年 1 月 20 日行"右肺上叶肿物穿刺活检术"，病理示：小细胞癌。免疫组化：TTF-1、Syn、CD56、CK56 阳性、CgA 部分阳性，P40（-），Ki-67 约 90% 阳性。肿瘤标志物：胃泌素释放肽前体 141.5pg/ml，神经元特异性烯醇化酶 13.27ng/ml。后转诊我院，行胸部 CT 检查如病例 31 图 1，肺功能及心脏彩超检查均未见异常。

既往史：抽烟 30 年，20 ~ 40 支 / 日，未戒烟。偶有饮酒，未戒酒。

家族史：家族史无特殊。

（二）体格检查

ECOG 评分＝1 分，全身浅表淋巴结未扪及肿大，右上肺呼吸音减弱。余肺呼吸音清，未闻及干湿性啰音及胸膜摩擦音。无杵状指（趾）。

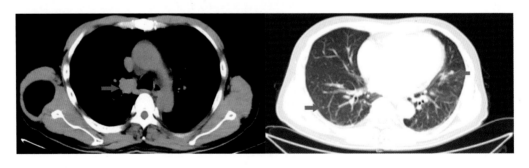

病例 31 图 1　基线胸部 CT（2021–01）

（三）诊断

右肺上叶小细胞癌双肺门及纵隔淋巴结、双肺转移（广泛期）。

二、诊治经过

（一）第一次科内讨论

患者明确诊断为广泛期小细胞肺癌，一线治疗原则为化疗联合免疫治疗，根据 Impower133 和 Caspian 研究[1, 2]，建议采用"EC"方案联合免疫治疗。

一线治疗：2021 年 1 月至 2021 年 2 月予以"VP-16 ＋顺铂＋ Durvalumab"化疗 2 周期，化疗后出现Ⅲ度骨髓抑制，予以对症处理后好转。疗效评价为 PR。胸部 CT 影像见病例 31 图 2。

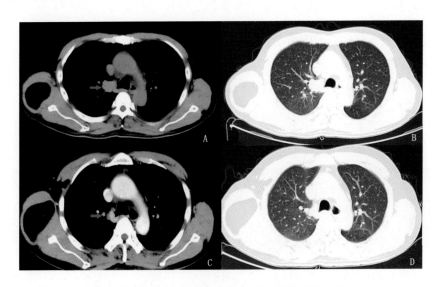

病例 31 图 2　一线化疗联合免疫治疗前后胸部 CT

A、B：2021-01；C、D：2021-02

患者 2021 年 3 月 16 日复查胸部 CT 示双肺炎症较前增多（病例 31 图 3）。完善痰涂片、痰革兰染色、痰培养＋药敏、肺泡灌洗液细菌培养加药敏、肺泡灌洗液 NGS 检测等检测均阴性，考虑Ⅱ级免疫性肺炎，予以甲泼尼松对症处理后好转。

2021 年 4 月 27 日胸部 CT 示左肺下叶炎症较前增多（激素减量期）（病例 31 图 3）。肺泡灌洗液 NGS 示莫拉菌属，相对丰度 29.21%。肺泡灌洗液细菌培养加药敏示大肠埃希菌。

考虑免疫性肺炎伴感染，加用抗生素抗感染至足疗程后好转。激素至 2021 年 5 月 5 日停药（病例 31 图 3）。

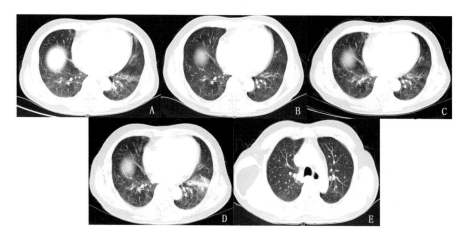

病例 31 图 3　第一次免疫相关性肺炎处理后肺部影像学变化

A ～ C：2021-03，免疫性肺炎逐渐好转；D：2021-04；E：2021-05

2021 年 5 月 6 日胸部 CT 示：①右上肺病灶并右肺门肿大淋巴结较前增大；②双肺多发结节，较前略增大。胃泌素释放肽前体由正常升至 242pg/ml。考虑因免疫性肺炎治疗停药 2 个月余，于 2021 年 5 月至 2021 年 6 月再次予以"VP-16 ＋顺铂"治疗 2 周期，化疗后出现Ⅱ度骨髓抑制，予以对症处理后好转（病例 31 图 4）。胃泌素释放肽前体由 242pg/ml 降至 192pg/ml。疗效评价 PR，后患者拒绝继续治疗。

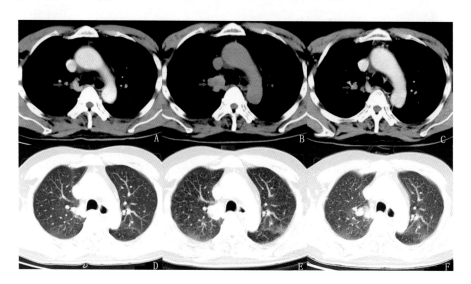

病例 31 图 4　第二次予以"VP-16 ＋顺铂"治疗 2 周期后肺部病灶明显缩小

A、D：2021-03；B、E：2021-05；C、F：2021-06

2021 年 8 月胸部 CT 示（病例 31 图 5）：右上肺癌并右肺门淋巴结肿大治疗后较前增大，双肺多发小结节与前相仿。胃泌素释放肽前体由 192pg/ml 升至 637pg/ml。

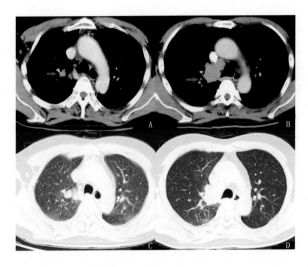

病例 31 图 5　复查胸部 CT 示病灶较前明显增大（2021-08）

A、C：2021-06；B、D：2021-08

（二）第二次科内讨论

考虑患者右上肺病灶及右肺门淋巴结增大，未出现远处脏器转移，可考虑加用局部放疗以控制肿瘤，同时可加用铂类增强疗效。

二线治疗：2021 年 8 月至 2021 年 9 月针对肺部病灶放疗，放疗靶区：右上肺病灶并右肺门淋巴结，剂量 45Gy/15F；肿瘤中心加量至 52.5Gy/15F。同时予以"卡铂（AUC = 2）250mg 第 1 天、第 8 天、第 15 天，28 日 /1 周期"治疗 1 周期，治疗过程顺利。胃泌素释放肽前体由 637pg/ml 降至正常。疗效评价 PR。胸部 CT 影像见病例 31 图 6。

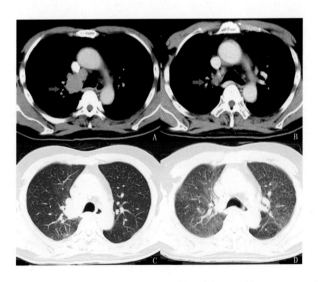

病例 31 图 6　二线治疗前后胸部 CT 结果

A、C：2021-08；B、D：2021-09

2021年12月PET-CT示（病例31图7）：①右肺上叶尖段支气管旁小结片影，轻度代谢，建议密切随诊除外肿瘤活性残留。②胰头后方、下腔静脉后方小淋巴结，代谢增高，考虑转移。③纵隔、双侧肺门多发淋巴结伴钙化，与本院2021年1月30日CT旧片比较形态、大小与前大致相仿，代谢增高，倾向淋巴结炎可能，转移待排。④双肺小结节，低代谢。双肺散在炎性病变。肿瘤标志物：胃泌素释放肽前体由正常升至265pg/ml。

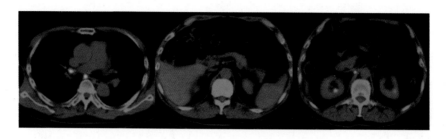

病例31图7　复查PET-CT结果（2021-12）

（三）第三次科内讨论

根据ALTER1202研究，广泛期小细胞肺癌三线治疗采用安罗替尼，PFS相较于安慰剂组延长3.4个月[3]，且该治疗方案也写入小细胞肺癌CSCO指南。因此，若患者无治疗禁忌，三线治疗方案可考虑安罗替尼。

三线治疗：2021年12月31日至2022年1月13日予以"安罗替尼10mg、1次/日口服、第1～14天"治疗1周期。2022年1月19日胸部CT示（病例31图8）：①右肺上叶小细胞癌治疗后较前增大，右肺门及纵隔淋巴结部分较前增大、双肺多发小结节与前相仿；②右侧胸膜增厚并少量胸腔积液，考虑胸膜转移。胃泌素释放肽前体由265pg/ml升至363pg/ml。疗效评价PD。

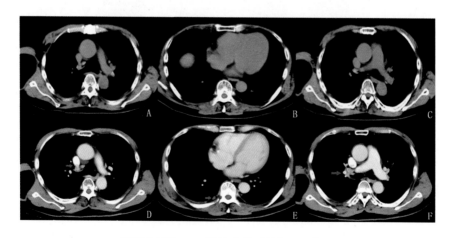

病例31图8　三线治疗前后肺部CT表现

A、B、C：2021-12；D、E、F：2022-01

（四）第四次科内讨论

后线治疗无标准方案，考虑既往卡铂治疗效果良好，且患者目前一般情况可耐受化疗，建议可在保留安罗替尼情况下，加用卡铂化疗。

四线治疗：2022年1月22日开始予以"卡铂＋安罗替尼"治疗1周期。复查PET-CT示（病例31图9）：①右肺上叶尖段结片影较前增大、增多，代谢程度增高；②纵隔、双侧肺门及腹膜后淋巴结部分较前增大，腹膜后及左颈部新增肿大淋巴结，高代谢，考虑肿瘤转移；③新增右侧多根肋骨及T_8右侧横突、胸膜及肝左叶外侧段高代谢灶，考虑肿瘤转移可能性大。胃泌素释放肽前体升至819pg/ml。疗效评价PD。

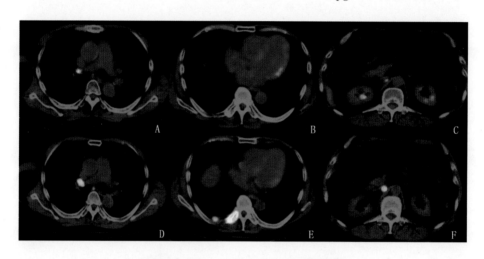

病例31图9　四线治疗前后PET-CT

A、B、C：2021-12；D、E、F：2022-02

（五）第五次科内讨论

患者病情再次进展，后线无标准治疗方案，考虑患者既往尚未采用紫杉醇类药物治疗，下一步可尝试采用该治疗方案以控制肿瘤进展。

五线治疗：2022年3月1日至2022年3月11日予以"白蛋白结合型紫杉醇"治疗2次，同时针对局部转移灶行调强放疗，设左侧颈部转移淋巴结，腹膜后转移淋巴结，T_8右侧横突转移灶为GTV，予95% GTV-P DT 22.5Gy/5F，过程顺利。肿瘤标志物：胃泌素释放肽前体由819pg/ml降至477pg/ml。疗效评价SD。

2022年3月31日复查胸部CT示（病例31图10）：①右肺上叶小细胞癌治疗后较前范围相仿，右肺门及纵隔淋巴结较前相仿；左肺上叶结节较前退缩，余双肺多发小结节较前相仿；②右侧胸膜增厚较前稍明显，考虑转移；右侧胸腔少量积液较前减少；③双肺散在炎症，较前范围增大；④门腔间隙肿大淋巴结较前退缩，倾向转移。排除感染后，考虑Ⅲ度免疫性肺炎，予以甲泼尼松对症处理后好转（病例31图11）。

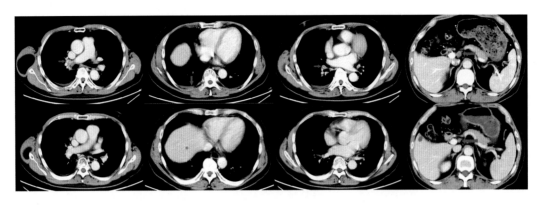

病例 31 图 10 五线治疗前后胸部 CT

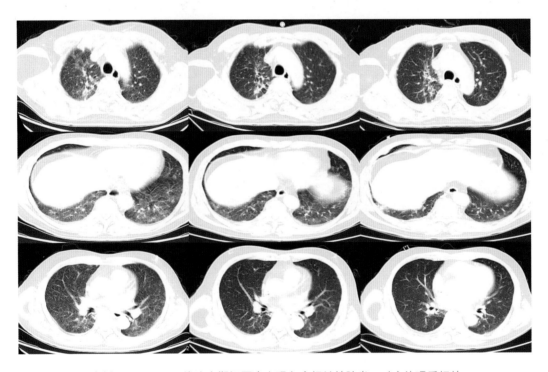

病例 31 图 11 五线治疗期间再次出现免疫相关性肺炎，对症处理后好转

患者处理免疫相关性肺炎期间出现病情进展，疼痛加重。2022 年 4 月 22 日胸部 CT 示：右胸膜转移较前多见，肝多发转移瘤较前增多、增大，肝周腹膜转移较前明显，病情进展，但免疫性肺炎激素减量至 24mg 后出现加重（病例 31 图 12），甲泼尼龙又升至 30mg。

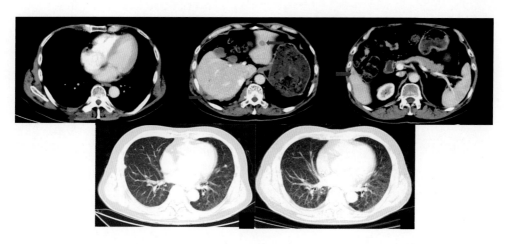

病例 31 图 12 免疫相关性肺炎治疗期间病情再次加重

（六）第六次科内讨论

患者后线治疗无标准方案，抗血管药物索凡替尼在小样本临床研究中对小细胞肺癌有一定疗效，考虑尝试索凡替尼治疗。

六线治疗：2022 年 5 月 6 日予以"索凡替尼 250mg、1 次 / 日"靶向治疗，同时甲泼尼龙继续减量治疗免疫性肺炎。2021 年 5 月 17 日胸部 CT 示（病例 31 图 13）：①右肺上叶小细胞癌治疗后较前范围较前增大，右胸膜转移较前增大，双肺多发小结节、右肺门及纵隔淋巴结较前相仿；②双肺散在炎症部分较前稍增多；③右肺低 5、7、9 肋骨高密度结节灶，建议骨 ECT 检查；④肝内多发低 – 稍低密度灶，肝周腹膜转移，请结合腹部影像学检查。胃泌素释放肽前体由正常升至 5000pg/ml 以上。病情进展，患者右季肋区疼痛明显，常规止痛药已无法控制。

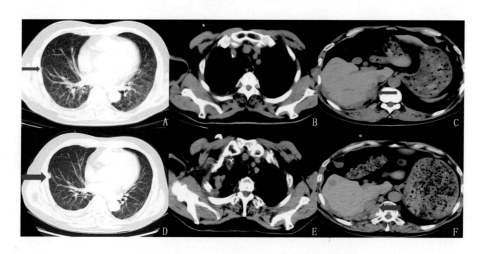

病例 31 图 13 六线治疗前后胸部 CT 表现

A、B、C：2022-04；D、E、F：2022-05

（七）第七次科内讨论

1. 患者右季肋区疼痛明显，目前药物止痛效果不佳，请疼痛科会诊协助诊治。

2. 继续治疗免疫相关性肺炎。

3. 抗肿瘤可考虑"CAP"联合免疫治疗，但需警惕免疫相关性肺炎的复燃。

七线治疗：

1. 止痛治疗　右季肋区麻木痛，2022年5月18日、2022年5月20日在局麻下行"DSA引导下麻醉药交感神经注射术（右侧胸交感）"。2022年5月23日在全麻下行"DSA引导下经皮下穿刺脊髓神经根射频消融术（右侧胸椎背根神经节）"，术顺。同时予"盐酸羟考酮缓释片30mg、1次/12小时＋普瑞巴林10mg、1次/12小时"止痛治疗，疼痛控制好，NRS评分2分。

2. 免疫性肺炎治疗　"甲泼尼龙"继续减量治疗。

3. 化疗　予以"环磷酰胺900mg第1天＋表柔比星50mg第1天＋长春新碱2mg静脉注射 第1天"联合"斯鲁利单抗300mg第1天"化疗（因患者血小板多次化疗恢复缓慢，故化疗药物减半）。2022年6月复查胸部CT示（病例31图14）：①右肺上叶小细胞癌右胸膜、双肺转移较前增大、右肺门及纵隔淋巴结较前相仿；②右侧胸腔积液较前增多；③肝多发转移瘤较前增多、增大，肝周腹膜转移较前明显。病情进展。胃泌素释放肽前体＞5000pg/ml。

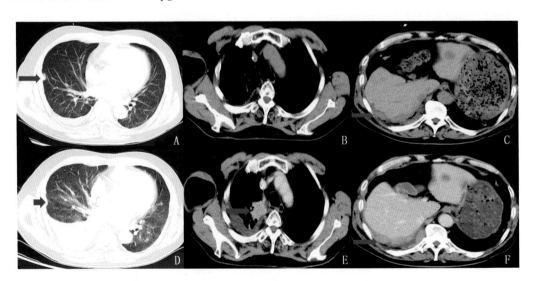

病例31图14　七线治疗前后胸部CT表现

A、B、C：2022-05；D、E、F：2022-06

（八）第八次科内讨论

既往国外文献报道胃泌素释放肽会导致EGFR释放增加，激活EGFR通路[4]，故采用 EGFR-TKI 对此类患者可能有一定疗效，且该患者未使用过伊立替康治疗，建议采用 TKI 联合伊立替康治疗。

八线治疗：2022 年 6 月开始予以"伊立替康＋厄洛替尼"方案治疗，但肝脏转移灶继续进展，PFS 为 0.6 个月，疗效为 PD。

（九）诊疗结局与随访

随访至 2022 年 6 月，患者接受"伊立替康＋厄洛替尼"方案治疗再次出现进展。

三、病例小结

患者为广泛期小细胞肺癌，一线采用"VP-16＋顺铂＋Durvalumab"方案治疗，2 周期后出现免疫相关性肺炎，处理后好转。复查肺部病灶增大，再次予以"VP-16＋顺铂"化疗 2 周期，但患者感疲乏，拒绝继续全身化疗（PFS 6.7 个月，最佳疗效 PR）。休息期间肺部病灶出现进展，二线予以肺部病灶局部放疗联合卡铂全身治疗，后出现免疫相关性肺炎复发，再次停药处理免疫相关性肺炎，好转后建议再次化疗，患者拒绝（PFS 4 个月，最佳疗效 PR）。三线予以"安罗替尼"治疗（PFS 1 个月，最佳疗效 PD）。四线予以"安罗替尼＋卡铂"（PFS 1 个月，最佳疗效 PD）。出现肺部及骨进展，五线予以"白蛋白结合型紫杉醇"联合局部颈部淋巴结、骨放疗（PFS 1.8 个月，最佳疗效 PD），期间出现免疫性肺炎复发，予以对症处理。处理免疫性肺炎期间出现病情进展，六线予以"索凡替尼"治疗（PFS 0.3 个月，最佳疗效 PD）。七线予以"环磷酰胺＋表柔比星＋斯鲁利单抗"化疗一周期（PFS 0.7 个月，最佳疗效 PD）。病情进展后八线改用"伊立替康＋厄洛替尼"方案治疗（PFS 0.6 个月，最佳疗效 PD）。病情继续进展。

四、诊疗经验总结

小细胞肺癌（SCLC）具有分化程度低、侵袭性高、转移早等特点，初期对传统化疗较为敏感，但大部分患者在短时间内出现复发及耐药，预后差。免疫药物等的出现则打破了广泛期小细胞肺癌治疗领域的僵局，为临床治疗提供更多选择。根据 IMpower133 和 Caspian 研究[1, 2]，免疫联合化疗治疗广泛期小细胞肺癌，无论是 PFS 还是 OS 均较单纯化疗有明显获益。结合该病例，患者采用化疗联合免疫治疗，PFS 达到 6.7 个月，取得不错的疗效。

该患者反复出现免疫相关性肺炎，是制约患者继续使用免疫药物及制约生存期的关键因素。根据 IMpower133 研究，免疫相关性不良反应主要为皮疹和甲状腺功能减退等，其中免疫相关性肺炎发生率为 2%。因此，在小细胞肺癌的治疗过程中，免疫治疗是一把双刃剑，如何发挥其最大疗效，降低免疫相关性不良反应，这将是临床工作者需要长期研究的课题。

五、亮点思辨

小细胞肺癌约占肺癌的 13% ~ 15%，临床分为局限期和广泛期。它具有复发率高和转移早等特点，患者病情进展迅速，五年生存率仅 5% 左右[5]。

既往广泛期小细胞肺癌标准一线治疗方案是依托泊苷联合含铂双药化疗，该方案对小细胞肺癌初始阶段有较高反应率，但多数患者在短时间内出现疾病进展，免疫药物的问世为广泛期小细胞肺癌的临床治疗带来曙光。IMpower133 和 Caspian 研究为广泛期小细胞肺癌一线治疗的里程碑式研究[1, 2]：患者接受化疗联合免疫治疗无论是 PFS 还是 OS 均较单纯化疗有明显获益。斯鲁利单抗是我国自主研发的人源化抗 PD-1 单克隆抗体，Ⅲ期的临床研究取得了惊人的结果，化疗联合斯鲁利单抗组较单纯化疗组可显著提高患者 OS（15.4 VS 10.9 个月），两组 ORR 分别为 80.2% 和 70.4%。

二线治疗药物种类有限，如拓扑替康等，疗效较差，有效率为 7% ~ 24%[6, 7]，且毒副反应大，患者耐受性差。

在抗血管药物方面，安罗替尼是由我国自主研发的一款多靶点酪氨酸酶抑制剂（TKI），可有效抑制 VEGF/PDGF/FGFR 所介导调控的肿瘤血管生成调控通路[8]。在 Alter-1202 研究中，入组三线及以上的 SCLC 患者，安罗替尼较安慰剂可显著延长 PFS 3.4 个月，延长 OS 2.4 个月，显示出一定的抗肿瘤疗效[9]。除此之外，还有帕唑帕尼、舒尼替尼、索拉非尼等药物均在小细胞肺癌中开展相关研究，但其疗效并不尽如人意。

小细胞肺癌作为一种难治性肿瘤，既往药物疗效差，近些年免疫药物、抗血管生成药物等的出现为临床提供新的治疗选择，但其长期生存率仍未得到跨越式的突破。因此，进一步了解小细胞肺癌发生发展机制、探索疗效的可靠标志物，做到精准诊疗、提高患者生存期，是未来研究的重点方向。

六、专家点评

该病例为广泛期小细胞癌，经历多程治疗，期间反复出现免疫相关性肺炎，总生存期超过 18 个月，有如下几点值得注意：

1. 小细胞肺癌侵袭性强，容易复发转移，治疗疗效维持时间短，目前诊疗进展缓慢，未来如何突破方向？

2. 免疫治疗是一把双刃剑，如何发挥其最大疗效，降低免疫相关性不良反应，这将是临床工作者需要长期研究的课题。

3．国外文献报道小细胞肺癌患者部分会出现 EGFR 通路的激活，采用 EGFR-TKI 对此类患者有一定疗效，但该患者 TKI 联合化疗治疗效果差，如何改进或者优化诊疗方案？未来靶向药在小细胞肺癌是否有应用前景？

（病案整理：蒋　侃　徐贻佺　福建省肿瘤医院）

（点评专家：林　根　福建省肿瘤医院）

（审核专家：林　根　福建省肿瘤医院）

参考文献

[1]Horn L，Mansfield AS，Szczesna A，et al.First-Line atezolizumab plus chemotherapy in Extensive-Stage Small-Cell lung cancer[J].N Engl J Med，2018，379（23）：2220-2229.

[2]Paz-Ares L，Dvorkin M，Chen Y，et al.Durvalumab plus platinum-etoposide versus platinum-etoposide in first-line treatment of extensive-stage small-cell lung cancer （CASPIAN）：a randomised，controlled，open-label，phase 3 trial[J].Lancet，2019，394（10212）：1929-1939.

[3]Mattei J，Achcar RD，Cano CH，et al.Gastrin-releasing peptide receptor expression in lung cancer[J].Archives of pathology & laboratory medicine，2014，138（1）：98-104.

[4]Pavan A，Attili I，Pasello G，et al.Immunotherapy in small-cell lung cancer：from molecular promises to clinical challenges[J].J Immunother Cancer，2019，7（1）：205.

[5]Goto K，Ohe Y，Shibata T，et al.Combined chemotherapy with cisplatin，etoposide，and irinotecan versus topotecan alone as second-line treatment for patients with sensitive relapsed small-cell lung cancer （JCOG0605）：a multicentre，open-label，randomised phase 3 trial[J].The Lancet Oncology，2016，17（8）：1147-1157.

[6]Horita N，Yamamoto M，Sato T，et al.Topotecan for relapsed small-cell lung cancer：systematic review and meta-analysis of 1347 patients[J].Sci Rep，2015，5：15437.

[7]Shen G，Zheng F，Ren D，et al.Anlotinib：a novel multi-targeting tyrosine kinase inhibitor in clinical development[J].Journal of hematology & oncology，2018，11（1）：120.

[8]Cheng Y，Wang Q，Li K，et al.Anlotinib vs placebo as third-or further-line treatment for patients with small cell lung cancer：a randomised，double-blind，placebo-controlled Phase 2 study[J].Br J Cancer，2021，125（3）：366-371.